Hans Tilscher, Manfred Eder
**Manuelle Medizin**

Die Autoren:

**Univ.-Prof. Dr. med. Hans Tilscher,**
geb. 1935. Medizinstudium in Wien. Seit 1969 Facharzt für Orthopädie und von 1971–2003 Primarius der Abteilung für Rehabilitation und Konservative Orthopädie im Orthopädischen Spital Wien. 1969-1982 Leiter der Neuro-Orthopädischen Ambulanz an der Neurologischen Universitätsklinik. Seit 1969 Kursleiter für Manuelle Medizin. Seit 1982 Venia docendi für die Konservative Orthopädie unter besonderer Berücksichtigung der Manuellen Medizin.
Seit 1973 Leiter eines Ludwig Boltzmann-Instituts.
Zahlreiche Publikationen. Wissenschaftliche Schwerpunkte: Entstehung von Lumbalsyndromen, Maximalpunkte, vertebragene Schmerzsyndrome, Wirbelsäule der Frau, Hypermobilität, Muskelfunktionsstörungen.

**Univ.-Prof. Dr. med. Manfred Eder,**
geb. 1927. Medizinstudium in Graz. Tätigkeit an verschiedenen Kliniken. 1956 Niederlassung in Graz. Spezialisierung auf Erkrankungen des Bewegungsapparates. Intensive Beschäftigung mit der Manuellen Medizin, Physiotherapie, Kinesiologie und Rehabilitationsmedizin. Seit 1972 Lehrauftrag an der medizinischen Fakultät der Universität Graz. 1984 Venia docendi.
Zahlreiche Publikationen. Wissenschaftliche Schwerpunkte: Erkrankungen der Wirbelsäule, Diagnostik und Therapie, insbesondere Chirotherapie.

**Anschrift der Verfasser:**

Univ.-Prof. Dr. med. Hans Tilscher
LBG, Cluster Orthopädie
Ludwig Boltzmann-Institut für konservative Orthopädie
Speisinger Straße 109
1130 Wien, Österreich

Univ.-Prof. Dr. med. Manfred Eder
Schönaugasse 4
8010 Graz, Österreich

Hans Tilscher, Manfred Eder

# Manuelle Medizin

KONSERVATIVE ORTHOPÄDIE

Vom Befund zur Behandlung

5., überarbeitete und ergänzte Auflage 2008

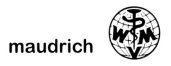

1.–4. Auflage, erschienen im Hippokrates Verlag GmbH, Stuttgart 1988, 1990, 1995, 1998
unter dem Titel „Chirotherapie".

---

**Wichtiger Hinweis**
Wie jede Wissenschaft ist die Medizin ständigen Entwicklungen unterworfen. Forschung und klinische Erfahrung erweitern unsere Erkenntnisse, insbesondere was Behandlung und medikamentöse Therapie anbelangt. Soweit in diesem Werk eine Dosierung oder eine Applikation erwähnt wird, darf der Leser zwar darauf vertrauen, dass Autoren und Verlag große Sorgfalt darauf verwandt haben, dass diese Angabe dem Wissensstand bei Fertigstellung des Werkes entspricht. Für Angaben über Dosierungsanweisungen und Applikationen kann jedoch vom Verlag keine Gewähr übernommen werden. Jeder Benutzer ist angehalten, durch sorgfältige Prüfung der Beipackzettel der verwendeten Präparate und gegebenenfalls nach Konsultation eines Spezialisten festzustellen, ob die dort angegebene Empfehlung für Dosierungen oder die Beachtung von Kontraindikationen gegenüber der Angabe in diesem Buch abweicht. Eine solche Prüfung ist besonders wichtig bei selten verwendeten Präparaten oder solchen, die neu auf den Markt gebracht
worden sind. Jede Dosierung oder Applikation erfolgt auf eigene Gefahr des Benutzers. Autoren und Verlag appellieren an jeden Benutzer, ihm etwa auffallende Ungenauigkeiten dem Verlag mitzuteilen. Geschütze Warennamen (Warenzeichen) werden nicht besonders kenntlich gemacht. Aus dem Fehlen eines solchen Hinweises kann also nicht geschlossen werden, dass es sich um einen freien Warennamen handele.

---

Bibliografische Information der Deutschen Nationalbibliothek
Die Deutsche Nationalbibliothek verzeichnet diese Publikation in der Deutschen Nationalbibliografie; detaillierte bibliografische Daten sind im Internet über http://dnb.d-nb.de abrufbar.

Copyright © 2008
Wilhelm Maudrich Nfg. GmbH & Co KG, Verlag für medizinische Wissenschaften,
Lazarettgasse 1, 1096 Wien, Österreich
Alle Rechte, insbesondere das Recht der Vervielfältigung und der Verbreitung sowie der Übersetzung in fremde Sprachen sind vorbehalten.
Fotomaterial: Kooperation von
    H. Tilscher, LBI für konservative Orthopädie (www.tilscher.at)
    SOS-Körper (www.sos-koerper.at)
    ÖÄGMM – Österr. Ärztegesellschaft für Manuelle Medizin
    Fotostudio Stephan Huger, Wien
Satz: Facultas Verlags- und Buchhandels AG Wien
Druck: Druckerei Berger Horn
Printed in Austria
ISBN 978-3-85175-871-9

# Inhaltsverzeichnis

Vorwort .................................................................................................... 9

## Allgemeiner Teil

1 **Medizingeschichtlicher Überblick** ........................................................ 13

2 **Das Denkmodell: Bewegungssegment – Vertebron – Arthron** ............ 17

3 **Das Schmerzgeschehen** ........................................................................ 20
   3.1 Nozizeption und Reaktion ................................................................ 20
   3.2 Bedeutung der algetischen Substanzen ........................................... 23
   3.3 Schmerzprojektion ........................................................................... 24
   3.4 Pseudoradikulärer Schmerz ............................................................. 26
   3.5 Triggerpunkte .................................................................................. 28
   3.6 Vegetative Reizbeantwortung ......................................................... 28

4 **Die Störungen des Achsenorgans** ........................................................ 31
   4.1 Störbarkeit der Gelenkfunktion ....................................................... 32
   4.2 Muskuläres Störungspotential ........................................................ 40
   4.3 Ligamentäres Störungspotential ..................................................... 46
   4.4 Bandscheibe und Störungspotential ............................................... 48
   4.5 Bedeutung bindegeweblicher Störungen ....................................... 51

5 **Die Strategie in der Diagnostik** ............................................................ 54
   5.1 Untersuchung des Bewegungsapparates ........................................ 55
      5.1.1 Anamnese ............................................................................... 57
      5.1.2 Körperliche Untersuchung ...................................................... 58
           Inspektion .............................................................................. 58
           Palpation ................................................................................ 59
           Beweglichkeitsprüfung ......................................................... 61
           Muskeltests ........................................................................... 63
   5.2 Röntgendiagnostik der Wirbelsäule – spezielle Aufnahmetechniken ... 64
      5.2.1 Röntgenologische Darstellung der Lenden-Becken-Hüftregion .... 66
      5.2.2 Röntgenologische Darstellung der Halswirbelsäule ............... 68

## Spezieller Teil

**6 Die Strategie in der Therapie** ............ 73
- 6.1 Prinzipielles zur Chirotherapie ............ 77
- 6.2 Weichteiltechniken ............ 79
- 6.3 Mobilisationen ............ 80
- 6.4 Muskeldehnungsbehandlungen – neuromuskuläre Therapien (NMT) .... 81
- 6.5 Manipulationen ............ 85
  - 6.5.1 Zwischenfallbilanz ............ 86
  - 6.5.2 Memorandum zur Verhütung von Zwischenfällen ............ 87
  - 6.5.3 Prinzipielles zur technischen Ausführung der Manipulation ............ 88
  - 6.5.4 Indikation und Kontraindikation der Manipulation ............ 89
- 6.6 Der Behandlungstisch ............ 90

**7 Vom Befund zur Behandlung** ............ 92
- 7.1 Die Lenden-Becken-Hüftregion (LBH-Region) ............ 95
  - 7.1.1 Untersuchung am stehenden Patienten – Ergebnisse und Konsequenzen ............ 95
  - 7.1.2 Ergänzende Untersuchung am sitzenden Patienten ............ 102
  - 7.1.3 Untersuchung in Rückenlage ............ 102
  - 7.1.4 Untersuchung in Bauchlage ............ 117
  - 7.1.5 Weiterführende Untersuchungen an der Lendenwirbelsäule ............ 125
  - 7.1.6 Iliosakralgelenke – Störungsarten und Behandlungstechniken ............ 132
  - 7.1.7 Behandlungstechniken für die LBH-Region ............ 141
  - 7.1.8 Muskuläres Störungspotential der LBH-Region ............ 152
    - 7.1.8.1 Rückenstrecker ............ 152
    - 7.1.8.2 M. iliopsoas ............ 159
    - 7.1.8.3 Die ischiokrurale Muskulatur ............ 162
    - 7.1.8.4 Der M. piriformis ............ 162
- 7.2 Die Thorakalregion ............ 167
  - 7.2.1 Testung der Beweglichkeit ............ 169
  - 7.2.2 Behandlungstechniken für die Brustwirbelsäule ............ 176
  - 7.2.3 Rippenfunktionsstörungen ............ 189
    - 7.2.3.1 Rippenuntersuchungs- und Behandlungstechniken am sitzenden Patienten ............ 189
    - 7.2.3.2 Rippenuntersuchungs- und Behandlungstechniken am liegenden Patienten ............ 196
  - 7.2.4 Muskuläres Störungspotential der Thorakalregion ............ 203
- 7.3 Der zervikothorakale Übergang ............ 207
  - 7.3.1 Untersuchung und Behandlung des zervikothorakalen Übergangs ............ 207

7.4 Die Halswirbelsäulenregion .................................................. 216
    7.4.1 Diagnostik und Chirotherapie radikulärer Läsionen ..... 217
    7.4.2 Zur Differentialdiagnostik von Schultergelenkstörungen ............ 218
    7.4.3 Untersuchung der Halswirbelsäule .............................. 220
    7.4.4 Entscheidungshilfen – Probebehandlung ..................... 230
        7.4.4.1 Die manuelle Traktion der Halswirbelsäule ..................... 230
        7.4.4.2 Die Traktionsmobilisation ................................................. 232
    7.4.5 Segmentale Funktionstestung ...................................... 234
    7.4.6 Behandlung der gestörten Gelenkfunktion ................... 240
        7.4.6.1 Verriegelung als therapeutisches Prinzip ..................... 240
        7.4.6.2 Erkennung und Behandlung von Seitneigungsstörungen ................................................. 241
        7.4.6.3 Erkennung und Behandlung von Rotationsstörungen ................................................................ 250
    7.4.7 Muskuläres Störungspotential der HWS-Region ........ 256
7.5 Die Kopfgelenkregion ............................................................ 265
    7.5.1 Instabilitätsuntersuchung – Ergebnisse und Konsequenzen ...... 266
    7.5.2 Kopfgelenkblockierungen – Untersuchung und Behandlung ...... 269

# 8 Zur Chirotherapie der Extremitäten ................................................ 293

# 9 Viszerale Osteopathie ............................................................................ 298

# 10 Kraniosakrale Osteopathie .................................................................. 303

Literatur .................................................................................................. 307

Sachverzeichnis ..................................................................................... 313

# Vorwort

Seit dem ersten Kontakt mit der Manuellen Medizin Ende der 60er Jahre hat sich entsprechend der Dynamik des Lebens vieles verändert. Die nun mehr als 40 Jahre lange intensive Beschäftigung mit der Manuellen Medizin konnte zeigen, dass sich im Sinne der sogenannten Übergänge in der Epidemiologie Beschwerdebilder des Bewegungsapparates speziell die der Wirbelsäule gewandelt haben.
Immerhin musste bei der Nachuntersuchung von Krankheitsfällen über einen Zeitraum von 25 Jahren in der Abteilung für konservative Orthopädie, die 32 Jahre lang von H. Tilscher geleitet wurde, festgestellt werden, dass nicht nur das Durchschnittsalter der Patienten und deren Erkrankungsdauer gestiegen war, sondern dass auch die sogenannten Blockierungen als vorrangige Krankheitsursache gegenüber den segmentalen Hypermobilitäten bzw. Instabilitäten seltener geworden waren. Die routinemäßig durchgeführten Schmerzpalpationen von etwa 50 Punkten des Körpers zeigten eine durchschnittliche Erhöhung von schmerzhaften Arealen, welche auf eine Erniedrigung der Schmerzschwelle schließen lässt. So hatten in ihrer Zahl auch Nacken-Schulter-Arm-Syndrome zugenommen, d. h. dass es innerhalb der konservativen Orthopädie als Fach, das trotz seiner steigenden Bedeutung auszusterben droht, gilt, sich an neue Gegebenheiten anzupassen – auch die Manuelle Medizin. Letztere hat sich als Kernpunkt bzw. Kristallisationspunkt der konservativen Orthopädie erwiesen, speziell durch ihre Untersuchungsmöglichkeiten, welche vor allem bei unspezifischen Wirbelsäulenerkrankungen unverzichtbar sind und ohne welche eine entsprechende zur Therapie führende Diagnose nicht möglich ist.
Die Manuelle Medizin hat sich, was therapeutische Möglichkeiten anbelangt, als Aktivator vieler anderer reflextherapeutischer Maßnahmen gezeigt und ist auch eine Voraussetzung für eine gezielte Rehabilitation bzw. Prävention von Wirbelsäulenproblemen. Das Phänomen, dass die Manuelle Medizin bzw. konservative Orthopädie beispielsweise bei jedem niedergelassenen Arzt in der Allgemeinpraxis für einen Großteil der Patienten eine notwendige Wissensvoraussetzung darstellt, dass aber bis heute die genannten Ärzte keine Ausbildung erhalten, mag ebenso erstaunen wie jenes, dass es bei der Ausbildung der Fachärzte für Orthopädie und orthopädische Chirurgie derzeit keine entsprechenden Ausbildungsorganisationen gibt, außer der Österreichischen Gesellschaft für Manuelle Medizin, welche schon lange die eigentlichen Lehrinhalte der Manuellen Medizin und somit große Teile der konservativen Orthopädie lehrt und unterrichtet. So ist die 5. Auflage der Manuellen Medizin vor allem der ursprünglichen Chirodiagnostik und Chirotherapie gewidmet, wurde aber um wichtige Wissensinhalte der konservativen Orthopädie erweitert.

Wien, im Dezember 2007 H. Tilscher

# ALLGEMEINER TEIL

# 1 Medizingeschichtlicher Überblick

Die Manuelle Medizin ist so alt wie die Menschheit.

Die menschliche Hand mit ihrer vollendeten Harmonie sensorischer und motorischer Fähigkeiten ist sicherlich der ursprünglichste Ausgangspunkt diagnostischer und therapeutischer Maßnahmen. So verwundert es auch nicht, dass entsprechende Behandlungen des menschlichen Bewegungsapparates schon in den ältesten Aufzeichnungen (bis zum Jahre 3000 v. Chr.) Erwähnung finden. Die von vielen alten Kulturvölkern erhalten gebliebenen derartigen Berichte, unter anderem auch solche von prominenten Ärzten der Antike und des Altertums, wie Hippokrates, Apollonius von Kitium und Galen, um nur einige der bekanntesten zu nennen, sprechen in einer stellenweise fast modern anmutenden Weise bereits von einer Streckung der Wirbelsäule, wobei die Behandler mit Hilfe ihrer Hände und Füße eine regelrechte Drucktherapie betrieben. Iatromechanische Behandlungsmethoden haben dann auch weiterhin in den nachfolgenden Jahrhunderten und bis in unsere Zeit hinein stets einen allerdings in ihrem Stellenwert wechselnden Platz behalten.

## Geschichte der Manuellen Medizin

Die Hand des Arztes war und ist trotz aller Technisierung immer Basis für ärztliche Diagnostik sowie Therapie – Zeugnisse der Manuellen Medizin sind über 5000 Jahre alt.

Die altägyptische Medizin beginnt um 2900 v. Chr. und ist in 7 Papyri – die bekanntesten sind von Ebers (Salbeneinreibung) und Smith (Einrenkung) – überliefert. Berichte aus dem Zweistromland Mesopotamien (Hammurabi) um 2100 v. Chr. beschreiben Manipulationen am Rücken oder allgemeine Mechanotherapie. In der Sammlung des Susruta (1500 v. Chr.) aus der indischen Heilkunde sind die ältesten Darstellungen von Wirbelsäulenbehandlungen. Schon hier ging es um die Extension der Wirbelsäule und um die Einrenkung von Gelenken. „Heilende Hände", „der menschliche Rücken", die „Einrichtung der verschobenen Gelenke" sind Begriffe, die sich über fünf Jahrtausende als Grundlage durch die Medizin ziehen.

Erst viel später ist Asklepius, ein thessalischer Heilheros, der bedeutendste Arzt der mythologischen Epoche, welcher für die Schule der Heilkundigen (Asklepiaden) steht. Teile des Körpers soweit wie möglich in ihre natürliche Lage zu bringen, notfalls mit Bandagen, war u. a. ein wesentlicher Teil dieser Medizin. Hippokrates um 460 v. Chr. auf der Insel Kos geboren, hat in seinem Gesamtwerk, dem „Corpus hippocraticum" viele Darstellungen über eine Mechanotherapie oder Wirbelsäule gegeben. Er kannte

Begriffe wie Kyphose, Lordose, Skoliose und Erschütterung. Von Apollonius von Kitium (60 v. Chr.) stammen die bedeutendsten, auch plastisch bebilderten Schriften „über die Gelenke". Bei den Römern spielten Asklepiades (91 v. Chr.) in Rom mit Wasserkuren und Mechanotherapie, vor allem aber Galen aus Pergamon (131–206 n. Chr.) die bedeutendste Rolle. Letzterer war Leibarzt von Kaiser Marc Aurel und hatte als ärztlicher Leiter der Gladiatorenschule einmalige Möglichkeiten therapeutische Erfahrungen zu sammeln. Er sagt, dass „Sesis" die Bezeichnung für eine Zerrung der Bänder ohne Verrenkung der Wirbel ist. Nur in der Schule von Salerno unter ihrem hervorragenden Leiter Africaneus wurde systematisch ausgebildet. Im frühen Mittelalter (1200 bis 1500) waren Bader, Barbiere und Scharfrichter diejenigen, welche aufgrund ihrer praktischen Erfahrung die Manipulation an Gelenken ausübten. Andreas Vesalius aus Padua (urspr. aus Wesel) hat 1543 sein bedeutendes anatomisches Werk über die „fabricia" des menschlichen Körpers herausgebracht, Leonardo da Vinci (1513) seine anatomischen Zeichnungen.

Als Vater der unblutigen wie blutigen Chirurgie gilt Ambroise Paré aus Paris (1510–1590). Als Sohn des Barbiers des Grafen von Laval wirkte er später im Hôtel Dieu dem berühmten Spital in Paris. Er hat sich sehr intensiv mit der Mechanotherapie der Wirbelsäule beschäftigt und die Behandlung in 5 „Intentions" eingeteilt – wie Immobilisierung („tenir"), Extension („tirer"), Druck („pousser"), Retention und Bekämpfung übler Zufälle („corriger les accidents"). Er hat ebenfalls mit Flaschenzug und Schlinge behandelt. Der Anatomchirurg Fabrizius ab Aquapendente (1537–1609) hat sich besonders mit dem Apparatebau beschäftigt.

Ein Großer ist Sir Francis Glisson (1597–1677), der ursprünglich in Cambridge, später in London wirkte und sich sehr intensiv mit Extension und Heilgymnastik befasste.

Das 18. Jahrhundert war insgesamt eine Blütezeit der manuellen Wirbelsäulentherapie. Interessant ist die Geschichte der „Bone-setter" in England – erstmalig 1583 erwähnt (St. Bartholomeus-Hospital in London) und bis 1880 eine der bedeutendsten Randgruppen, die ihr Wissen oft über viele Generationen in der Familie weitergegeben haben.

Nicht zuletzt hat auch die Familie Cyriax hier ihr großes Wissen erlangt. 1816 hat der Instrumentemacher Jörg G. Heine im ehemaligen Stephanskloster in Würzburg die erste orthopädische Heilanstalt, die bald Weltruf erlangte, eröffnet. Auch von anderen wurden Streckstühle, Extensionssäulen, spezielle Betten oder Fortbewegungsfahrzeuge mit gleichzeitigen Therapieeffekten entwickelt.

Genannt werden müssen die Osteopathen Still (um 1840) oder der Chiropraktiker Palmer um 1890.

Die Neuzeit ist mit Namen wie Zukschwerdt, Lewit, Stoddard, Menell, Cyriax, Maigne, Sell, Gutmann oder Tilscher u. a. m. verbunden.

Für die spezielle Materie dieses Buches müssen aus medizinhistorischer Sicht zwei Entwicklungsrichtungen aus den späteren Jahren des 19. Jahrhunderts hervorgehoben werden. Einmal ist es die von dem Schweizer Arzt Otto Nägeli angegebene Methode, die unter dem Titel „Nervenleiden und Nervenschmerzen, ihre Behandlung und Heilung durch Handgriffe" (1899) publiziert wurde und überwiegend bei der Therapie von Kopfschmerzen zum Einsatz kam, wobei Nägeli vor allem eine durch die Handgriffe geförderte Durchblutung vermutete, und zum anderen ist es jene Entwicklung der modernen Handgrifftherapie, die in Amerika ihren Ursprung nahm. Hier war es Andrew Taylor Still (1830–1917), der die Lehre von der Osteopathie begründete. Er selbst litt bereits seit seinem zehnten Lebensjahr an migräneartigen Kopfschmerzen, die er letztlich damit kurierte, dass er sich mit dem Nacken auf ein zwischen zwei Bäumen befestigtes, knapp über dem Erdboden hängendes Lasso legte. Dies war sicherlich ein Schlüsselerlebnis für seinen späteren Werdegang. Still studierte Medizin und widmete nach diesen eigenen Erfahrungen und späteren Beobachtungen am Patienten sein Interesse voll den Zusammenhängen von Wirbelsäulenstörungen und deren Auswirkungen auf die menschliche Gesundheit. 1894 gründete er in Kirksville „The American School of Osteopathy". Die von ihm empfohlenen subtilen manuellen Untersuchungs- und Behandlungsmethoden bilden auch heute noch die Basis der modernen wissenschaftlich orientierten Manuellen Medizin. Vom amerikanischen Senat wurde im Laufe der weiteren Entwicklung der Osteopathie eine Reihe darauf spezialisierter Universitäten anerkannt und heute ist es so, dass die dort graduierten Ärzte denen gleichgesetzt sind, die an konventionellen Universitäten ihren MD erworben haben.

Parallel dazu hat sich in Amerika auch eine Heilpraktikerbewegung ausgebreitet, deren Mitglieder, mit der Bezeichnung Chiropraxis, Handgriffsbehandlungen ausführen. Diese zuerst von David D. Palmer in Davenport ins Leben gerufene und ausgebildete Berufsgruppe kapselte sich von der Osteopathie ab und entwickelte darüber hinaus eine eigene theoretische Vorstellung zur Wirkungsweise ihrer Behandlungen.

Er gründete um 1890 eine Schule für Chiropraktik, welche von seinen Söhnen und Enkeln weitergeführt wurde. Hier spielt das Spirituelle, das Magnetisieren eine Rolle, Wirbelverschiebungen halten durch Druck auf die Rückennerven den normalen Lebensstrom auf und müssen alleine mit den Händen zurechtgeschoben werden. Atlas-axis-Blockierungen werden mit dem sogenannten HiO (Hole in One), einem einzigen gekonnt rotierenden Schubstoß, zurechtgerückt.

Aus dieser Ausgangsrichtung hervorgegangene Laienchiropraktoren gelangten nach Europa und verbreiteten hier nicht nur ihre Behandlungsart, sondern auch die von ihnen propagierte Subluxationstheorie, der zufolge Wirbelverschiebungen an allen möglichen Krankheitsentwicklungen Schuld tragen sollten. Die Subluxationstheorie war es dann auch hauptsächlich, die in dem berühmt gewordenen, von namhaften Klinikern ausgearbeiteten „Schweizer Gutachten" eine vernichtende Beurteilung erfuhr. Damit wurden aber nicht nur falsche theoretische Vorstellungen vom Tisch gefegt, sondern die Handgrifftherapie an sich aus akademischen Kreisen verbannt. An diesem Urteil hat die Manuelle Medizin heutiger Prägung lange zu leiden gehabt.

Erst nach dem Zweiten Weltkrieg begann in Europa und im deutschsprachigen Raum eine Renaissance der Manuellen Medizin. Sie ist mit den Namen der Chirurgen Junghanns und Zukschwerdt verbunden.

Mit der Gründung ärztlicher Gesellschaften, besonders jene in der Bundesrepublik Deutschland, Österreich und der Schweiz in den 50er Jahren unseres Jahrhunderts konnte über die völlige Lösung von althergebrachten mechanistischen Anschauungen und der Zugrundelegung neurophysiologischer Forschungsergebnisse ein ideologisches Modell entwickelt werden, das auch universitären Ansprüchen gerecht wurde. In Graz, Österreich, gelangte 1973 erstmals im deutsprachigen Raum ein Lehrauftrag für Manuelle Medizin im Rahmen der neurologischen Klinik zur Vergebung. In Deutschland folgte bald die Universität Münster nach. Hier kam es zur Eingliederung in die Orthopädie. Die volle akademische Integration gelang dann Tilscher (1982) und Eder (1984) mit entsprechenden Habilitationen und der Venia legendi für Manuelle Medizin bzw. Vertebrologie und Arthrologie.

Nach diesem medizingeschichtlichen Abriss der Entwicklung der Handgrifftherapie müssen, vor dem Eingehen auf die technischen Details des Diagnostik- und Therapieprogramms, noch einige wesentliche Punkte angeschnitten werden, die zum Verständnis verbundener Abläufe unerlässlich sind.

## 2 Das Denkmodell: Bewegungssegment – Vertebron – Arthron

Mit der Einführung des Denkmodells Bewegungssegment in die Vertebrologie stand der Manuellen Medizin erstmals ein von der rein deskriptiven Anatomie gelöstes ideologisches Gebilde zur Verfügung, das die theoretische Basis der Chirotherapie untermauern konnte. Der Begriff der vertebralen Funktionsstörung, Kernstück und Ausgangspunkt theoretischer Überlegungen, ist ohne dieses Funktionsmodell, das aus jeweils zwei Wirbelkörpern, der verbindenden Bandscheibe, den Wirbelgelenken und dem Bandapparat besteht, nicht erklärbar. Gleichzeitig wird damit der Weg frei, den ätiopathogenetischen Stellenwert des traditionsverhafteten Abnützungsbegriffes, mit der zwangsläufig verbundenen Überwertung degenerativer pathomorphologischer Veränderungen zu korrigieren.

> **An diese Stelle tritt das Prinzip: Krankheit ist Fehlfunktion**

Als logische Konsequenz ergibt sich daraus für die Manuelle Medizin die Aufgabe, Ort und Art der gestörten Funktion zu erkennen und anschließend zu versuchen, durch geeignete Behandlungsmaßnahmen die Normalfunktion wiederherzustellen. Aus der gewählten Formulierung lässt sich bereits herauslesen, dass Ort und Art der Funktionsstörung jeweils Differenzierungen erforderlich machen. Die notwendigen Überlegungen richten sich dabei in erster Linie auf die Selektion jener Strukturen des Bewegungssegmentes, die im anliegenden Falle Hauptträger der Functio laesa sind. Mit zunehmenden Fortschritten in der Erkenntnisfindung und hier vor allem bei neurophysiologischen und biokybernetischen Problemen, hat sich auch das ursprüngliche Modell Bewegungssegment als zu eng erwiesen, da nicht nur Diskus, Wirbelgelenk oder Ligamente als Störungsträger zu betrachten sind. Praktisch alle weiteren segmental zugehörigen Strukturen, etwa Muskulatur, Bindegewebe, vaskuläres System, etc. müssen ebenfalls in entsprechende Überlegungen einbezogen werden. *Gutzeit* hat ein derart erweitertes System als Vertebron vorgestellt und wenn von peripheren Gelenken und verbundenen Strukturen die Rede ist, kann die entsprechende Funktionseinheit in analoger Weise als Arthron bezeichnet werden.

Über die strukturellen Aspekte des Vertebrons oder Arthrons hinaus gilt es aber auch, die informationellen und regulationsbezüglichen Zusammenhänge zu bedenken. So wie viszerokutane, viszeroviszerale, viszerovertebrale bzw. vice versa Reflexabläufe bekannt sind, genauso stehen alle weiteren segmentalen Strukturen und Systeme in gegenseitiger, reflektorischer Verknüpfung.

## 18  Das Denkmodell: Bewegungssegment – Vertebron – Arthron

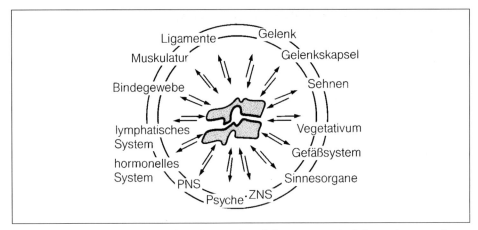

Abb. 1: Die schematisierte Darstellung des Denkmodells „Segmentalreflektorischer Komplex" will die horizontal und vertikal orientierte Reaktionsverknüpfung aller Strukturen und Systeme mit dem Bewegungssegment bzw. Vertebron versinnbildlichen.

Erwähnt werden muss an dieser Stelle, dass aber nicht nur das mit segmentalen Abläufen verknüpfte Denken in horizontal orientierten Reflexzusammenhängen zu bedenken ist, sondern auch vertikal ausgerichtete Regulationsvorgänge mitwirken, wobei durch segmentüberschreitende Querverbindungen, durch die die segmentale Ordnung sprengenden Einbindungen des vegetativen Systems, über Axonreflexe und nicht zuletzt durch zentrale Einflüsse des Gammasystems aus der Formatio reticularis und dem limbischen System, die Segmentalreflektorik zusätzlich ausgedehnt und kompliziert wird. Diese fast unüberschaubare Vermaschung reagiert als **segmentalreflektorischer Komplex** (*Bergsmann, Eder*) in toto auf alle Irritationen. Das erklärt auch, warum je nach Vorbelastung der einzelnen Untersysteme des Komplexes Funktionsstörungen eine der Vorsensibilisierung und Ausgangslage entsprechende variable Symptomatik entwickeln können.

> Als häufigste Störungsträger wirken:
> Gelenke, Muskulatur, Bandscheiben und Bänder.

Für den klinischen Bereich bzw. für den Einsatz der Manuellen Medizin, bedeutet das prinzipielle Verstehen dieser gesamten komplexen strukturellen und reflektorischen Mechanismen den Schlüssel zum Verständnis der täglichen Realitäten. Erleichtert wird die Durchschaubarkeit und die Beurteilbarkeit des Einzelfalles durch die Tatsache, dass sich der Störungsursprung auf einige wenige stets betroffene Hauptstrukturen beschränkt und dabei je nach befallener Region weitere Präferenzen gegeben sind. Während z. B. im Lumbalbereich diskogene Krankheitsentwicklungen vorherrschen und radikuläre Sensationen häufig sind, haben diese in der Zervikalregion nur eine ganz untergeordnete Bedeutung. Störungen der Gelenkfunktion dominieren in der Symptomatik der Halswirbelsäule und spielen bei Lumbalsyndromen eine geringere Rolle. Ligamentäre und muskuläre pseudoradikuläre Pathomechanismen, aber auch reflektorische Auslöser oder entzündliche Vorgänge, lassen sich entsprechend ihrer Häufigkeit und Regionsbezüglichkeit ebenso zuordnen. Das Wissen um solche Gegebenheiten schafft mithin erst die Voraussetzung für den Einsatz der Chirotherapie, die ihrerseits einen genau abgegrenzten Indikationsbereich besitzt. Als zweiter ideologischer Merksatz steht demzufolge:

> Ohne Beherrschung der Wirbelsäulennosologie bleibt
> die Chirotherapie auf Zufallserfolge beschränkt.

Die gesamte vorgegebene Materie bildet des Weiteren den Boden für das den Patienten am meisten belastende Hauptsymptom und das ist zweifellos das Schmerzgeschehen in seinen verschiedenen Varianten. An dieser Stelle wäre gleich vorwegzunehmen, dass Schmerzen an sich nicht nur Reaktionen auf schädigende Reize darstellen, sondern dass sie darüber hinaus eine Eigenpathotrophie besitzen, die rückwirkend das betroffene System, also den ganzen segmental-reflektorischen Komplex sensibilisieren. Um nun die Schmerzsyndrome des Bewegungsapparates besser durchschauen zu können, müssen daher im Anschluss auch jene Pathomechanismen Erwähnung finden, die jedes Schmerzgeschehen begleiten.

# 3 Das Schmerzgeschehen

> Der ursprünglichste Sinn der Schmerzwahrnehmung
> ist die protektive Wirkung.

Das Auftreten von Schmerzgefühlen zeigt eine örtliche Gewebsirritation an, die durch alle Reize, unbeschadet ihrer Qualität, ausgelöst werden können, sobald diese eine bestimmte Intensität überschreiten. Wesentlich ist dabei, dass das Schmerzgeschehen nicht nur vom peripheren Geschehen abhängig ist, sondern auch durch zentrale Gegebenheiten mitbestimmt wird. Gleiches gilt für Lokalisierbarkeit und Differenzierbarkeit des Schmerzgeschehens. Hinsichtlich der Tiefenempfindung zeigt ein heller, klarer, scharf umrissener Schmerz eine Schädigung der Körperoberfläche an, dumpfe, drohende und unheimliche Schmerzgefühle weisen auf tiefliegende Störungen hin. Beide Schmerzqualitäten konkurrieren miteinander, ein Umstand, der therapeutisch nutzbar wäre, auf den schon *Head* Ende des vergangenen Jahrhunderts verwiesen hat, der aber leider viel zu selten praktisch verwertet wird. Das liegt wahrscheinlich „an einer Art kritischer Redlichkeit der Ärzte, welche sich diesen Effekt nicht erklären können und an der fast reflektorischen Anwendung von Narkotika bei starken Schmerzen" (*Hoff*).

> Die häufigste und wichtigste Schmerzart des Bewegungsapparates
> ist der Rezeptorenschmerz.

Ausgangspunkte sind die ubiquitären Nozizeptoren, die sogenannten freien Nervenendigungen. Über dünne myelinisierte A-Delta-Fasern vermittelte Signale imponieren dabei als Erstschmerz mit hellem, scharfem oder schneidendem Charakter. Via dünne, marklose aber langsam leitende C-Fasern aufsteigende Reize lösen den dumpfen, tiefen, schlecht lokalisierbaren Zweitschmerz aus. A-Delta-Nozizeptoren konzentrieren sich demzufolge besonders in der Haut, zu den C-Fasern gehörigen tiefen Strukturen des Bewegungsapparates und in inneren Organen.

## 3.1 Nozizeption und Reaktion

> Schmerzen sind Signale zur Schadensmeldung –
> das gilt auch für therapeutische Belange.

Die erste Station der aufsteigenden Nozizeption liegt im Hinterhorn. Hier, im ersten Verrechnungszentrum, wo auch aus allen anderen Rezeptoren (Mechano-, Thermo-, Propriozeptoren) einlaufende Afferenzen gesammelt und integriert werden, entscheiden einerseits die eintreffende Reizintensität der Nozizeption, andererseits absteigende hemmende Impulse aus höheren Steuerebenen, ob eine Weiterleitung erfolgt. Da die Schmerzschwelle selbst deutlich höher liegt als die Erregungsschwelle der Nozizeptoren, bewirkt erst die räumliche und zeitliche Summierung im zentralen Nervensystem eine Schmerzwahrnehmung. Schon aus diesem Grund sollte man den Nozizeptorenbegriff nicht mit der zu einfachen Formulierung Schmerzrezeptor abtun. Nozizeptoren dienen, wenn schon verallgemeinert werden soll, primär der Schadensmeldung. Bei zunehmender Reizintensität steigt dann die Frequenz der Aktionspotentiale des Nozizeptors linear im Sinne einer Intensitätskodierung an, bis der Schmerzschwellenwert überschritten wird. Zusätzlich ist zu bedenken, dass jeweils viele afferente C-Fasern ein Hinterhornneuron ansprechen, damit zur Reizsummation beitragen (Konvergenzprinzip) und darüber hinaus auch das Erregungsniveau auf spinaler Ebene nur langsam abklingt, ein Vorgang, der als Korrelat der Schmerznachempfindung anzusehen ist. Wesentlich für therapeutische Überlegungen erscheint der Umstand, dass bereits im Hinterhorn die ersten hemmenden Mechanismen ablaufen, die teils über absteigende Bahnen aus dem periaquäduktalen Grau, dem Locus caeruleus, den Raphekernen und der Formatio reticularis vermittelt werden, aber auch durch afferente Stimulation zustande kommen können. Dazu wird vermutet, dass zum Beispiel die periphere therapeutische Stimulation über Mechanorezeptoren und A-Beta-Fasern die spinale Aktivität anregt, die nach Eintreffen in periaquäduktalem Grau wiederum über absteigende Signale die Schmerzhemmung bewerkstelligt.

Im Hinblick auf die zwar nicht unwidersprochene, aber bis heute kaum ersetzbare **Gate-control-Theorie** des Schmerzgeschehens wäre einzufügen, dass therapeutische Stimulierungen über dicke myelinisierte Fasern das „Tor für Schmerzen" auch direkt im Hinterhorn selbst schließen sollen.

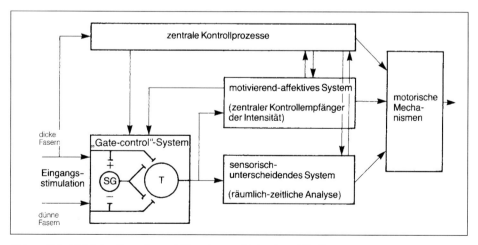

Abb. 2: Schaltbild der Gate-Control-Theorie von *Melzack* und *Wall*.

Die im Zentralnervensystem aufsteigende nozizeptive Information, die nach Umschaltung auf das zweite Neuron im Hinterhorn über den Vorderseitenstrang der Gegenseite verläuft (Tractus spinothalamicus und spinoreticularis), erreicht teils direkt, teils multisynaptisch zuerst die Gehirnstammumschaltebene, aus der affektive und emotionale Reaktionen resultieren und schließlich die kortikalen Zentren, die das nozizeptive Signal zum bewussten Schmerzerlebnis machen.

> Die Stärke des Schmerzerlebnisses hängt auch
> von der zugemessenen Bedeutung ab.

Auf diesen höheren Schaltebenen differenzieren sich das Schmerzgeschehen in die situationsgebundene, verschieden vordergründig in Erscheinung tretenden psychischen Schmerzdimensionen, die
- sensorisch-unterscheidende,
- motivierend-affektive und
- kognitiv abwägende

Qualitäten beinhalten. Hier entwickeln sich auch die seelisch-körperlichen Rückkoppelungen, die über zentrifugale Aktivitäten das primäre Schmerzgeschehen fördern oder hemmend beeinflussen und über vegetative Begleiterscheinungen, Emotionen und kortikal psychischen Reaktionen das klinische Bild variieren.

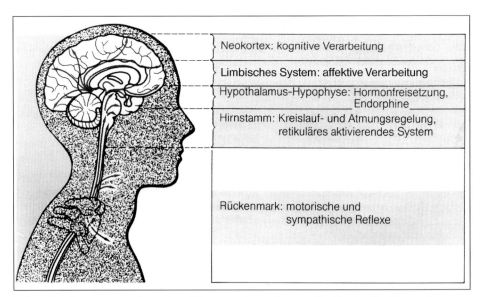

Abb. 3: Das Schema zeigt die in den differenten Schaltebenen ablaufenden Reaktionen beim Schmerzgeschehen (nach *Zimmermann*).

> Chronische Schmerzen verändern die psychische Grundsituation oft in Richtung depressiver Verstimmungszustände.

Darüber hinaus haben neuere Ergebnisse der Schmerzforschung gezeigt, dass jedes Schmerzgeschehen möglichst umgehend behandelt und unterbunden werden muss, um zu verhindern, dass sich das sogenannte „Schmerzgedächtnis" und die verbundene Basis zur Chronifizierung etablieren können.

## 3.2 Bedeutung der algetischen Substanzen

> Algetische Substanzen bestimmen maßgeblich die Schmerzintensität.

Die Erregungsübertragung selbst wird in allen Abschnitten durch biochemische Reaktionen gesteuert, die schon deshalb praktisches Interesse erwecken, weil einerseits Verlauf und Intensität des Schmerzgeschehens von diesen Reaktionen abhängen, andererseits hier auch schmerztherapeutische Maßnahmen angreifen.

Bereits im Bereich der Nozizeptoren wirkt das umgebende Mikromilieu auf die Erregbarkeit ein. Bei erhöhter Freisetzung bestimmter körpereigener Substanzen wie $KCl$, $H^+$-Ionen, Serotonin, Bradykinin und Prostaglandinen kommt es zur Stimulierung der Erregungsbereitschaft, wobei gleichzeitig in Erinnerung gerufen werden muss, dass diese Stoffe ja auch an Entzündungsvorgängen maßgeblich beteiligt sind. Bei hoher Konzentration wirken die erwähnten algetischen Substanzen, wie der dafür gewählte Name schon aussagt, schmerzerregend, unterschwellig immer noch sensibilisierend, so dass die Schwelle der Nozizeption für Reize (z. B. thermische, mechanische) absinkt (siehe Abb. 4).

Die Hemmung der für diese Abläufe entscheidenden Prostaglandinsynthese ist durch die Gabe nichtsteroidaler Antirheumatika (NSAR) zu erreichen, eine Maßnahme, die millionenfach täglich therapeutisch genützt wird, beim Andauern des Reizgeschehens (z. B. Functio laesa!) aber nur temporär Erleichterung bringen kann.

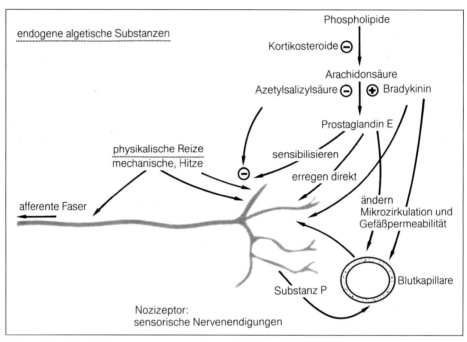

Abb. 4: Algetische Substanzen erregen und sensibilisieren die Nozizeption (nach *Zimmermann*).

## 3.3 Schmerzprojektion

Die Erforschung der Projektionsschmerzen geht auf *Head* (1889) zurück, der die nach ihm benannten hyperalgetischen Zonen als stereotype Muster von Organerkrankungen nachweisen konnte. Die Erklärung dafür, die auch heute noch Geltung besitzt, kam allerdings erst viele Jahre später aus der Neurophysiologie, und man nimmt an, dass das gemeinsame Einströmen der Afferenzen aus den verschiedensten Körperstrukturen ins Hinterhorn bzw. die Weiterleitung der nozizeptiven Signale über den Tractus spinothalamicus bis zum Kortex dort eine Wahrnehmungstäuschung hervorruft, die darauf zurückgeht, dass die Haut als Angriffspunkt der meisten Reize in den kortikalen Zentren am stärksten repräsentiert wird. Das bedeutet, dass alle eintreffenden Schadensmeldungen entsprechend der segmentalen Ordnung in zugehörige Regionen projiziert empfunden werden. Die Untersuchungen von Head, die auf Zusammenhangsfragen zwischen Organen und Hautzonen beschränkt waren, brachten wegen der multisegmentalen Organversorgung klarerweise keine gleich erkennbaren Analogien für entsprechende monosegmentale Projektionen aus den Strukturen des Bewegungsapparates. Hält man sich allerdings vor Augen, was über Reiz und Reizbeantwortung bzw. Schmerzentstehung und -empfindung bereits gesagt wurde, so wird ohne weiteres klar, dass hauptsächlich die metamere Ordnung und der

Umstand der Mono- oder Plurisegmentalität der nozizeptiven Signale für die Ortung der Schmerzausgangspunkte und die Ausstrahlungs- bzw. Projektionsschmerzempfindung maßgeblich sind.

Prinzipiell gesehen, müssen auch radikuläre Schmerzen bezüglich Lokalisierbarkeit und Ausstrahlungsmechanismen ähnlich interpretiert werden. Voraussetzung für ihr Auftreten bzw. jenes echter Neuralgien ist die Schädigung der Leitungsbahnen zwischen Rezeptor und Synapse.

Solche Ereignisse bewirken im peripheren Körperbereich echte Neuralgien oder, wenn es prolapsbedingt im Foramen intervertebrale geschieht, die radikuläre Läsion, die je nach Ausdehnung und Lage der Kompressionsmassen sensorische, motorische, aber auch kombinierte Läsionen verursacht. Erst lang anhaltende Dauerkompressionen, wie sie etwa beim erwähnten Bandscheibenvorfall im Foramen intervertebrale oder beim Karpaltunnelsyndrom zur Wirkung kommen, führen zur Faserentartung, die dann die Eigenschaften sensorischer Rezeptoren annimmt. Der bei langer Kompression resultierende Leitungsblock schädigt zuerst die myelinisierten Fasern, vorwiegend der Gruppe A-Delta, mit Ausfall der Tast- und Berührungswahrnehmung unter gleichzeitiger Steigerung der nozizeptiven Afferenzen, eine Kombination, die eine besonders unangenehme Schmerzform aufbaut.

> **Das Charakteristikum radikulärer Syndrome ist die Defizitsymptomatik (Hypalgesie, Reflexausfälle, Paresen).**

Einfache muskuläre Verspannungen, wie sie gelegentlich noch immer als Erklärungsversuch für die Irritation peripherer Nerven – somit als Neuralgieursache – angegeben werden, etwa bei der sogenannten Okzipitalneuralgie (die schon aus anatomischen Gründen meist keine echte Neuralgie ist!), führen hingegen nicht zu den erwähnten Schädigungen.

Der radikuläre Schmerz wird nicht am Ort der Kompression empfunden, sondern in das distale Ausbreitungs- bzw. Versorgungsgebiet projiziert. Auch hier kommt es zur bereits erwähnten Fehlinterpretation, so als ob die afferenten Signale aus den zugehörigen peripheren Rezeptoren kommen würden. Bei der Kompression von Spinalwurzeln richtet sich die Schmerzempfindung genau nach der segmentalen Ordnung. Sensorische Ausfälle wirken sich daher nur im entsprechenden Dermatom oder motorische nur in den Muskeln des Myotoms aus. Für segmentdiagnostische Überlegungen ist der Umstand von Bedeutung, dass bei der Nadeluntersuchung der Dermatome nur das Algesieverhalten streng segmentgebunden gefunden werden kann, denn die Oberflächenempfindlichkeit der Haut und solcherart entstandene hypästhetische Zonen sind durch überlappende Versorgung unscharf begrenzt. Darüber hinaus treten Dysästhesien auch bei pseudoradikulärer Symptomatik in Erscheinung, hypalgetische Zonen findet man hingegen nur bei echten radikulären oder peripheren Läsionen als Ausdruck des Leitungsblocks.

## 3.4 Pseudoradikulärer Schmerz

> Pseudoradikuläre Schmerzen sind ein Resultat der reflektorischen Schmerzverarbeitung. Ihr Haupteffektor ist die Muskulatur.

Wie schon erwähnt, stellt der Rezeptorenschmerz, der am Entstehungsort empfunden wird, den Hauptanteil am Schmerzgeschehen des Bewegungsapparates. Da aber auch ihm Ausstrahlungstendenzen zugeschrieben werden müssen, die vielfach segmentalen Ausbreitungsgebieten ähneln, wurde er und wird er gelegentlich noch heute mit radikulären Schmerzmechanismen verwechselt. Dabei hat *Kellgren* schon 1938 zur Differenzierung beigetragen, als er nachwies, dass die Reizung verschiedener paravertebraler Strukturen (Gelenke, Bänder, Muskulatur) mittels Injektionen von hypertoner Kochsalzlösung einen segmentähnlichen Ausstrahlungsschmerz hervorrief. Erhärtet wurden seine Versuchsergebnisse von *Taillard*, der identische Experimente bei gleichzeitiger Wurzelblockade mit einem Lokalanästhetikum durchführte, um den Einwand einer für die Ausstrahlung verantwortlichen Mitirritation der Nervenwurzeln zu entkräften. Später beschrieb dann der bekannte Neurochirurg *Cloward* ähnliche Beobachtungen bei Diskographien und trug so ebenfalls zur Erkenntnisfindung bei Ausstrahlungsschmerzen bei. Auf *Brügger* (1962) geht schließlich die Benennung dieser Schmerzform als pseudoradikulär zurück, ein Ausdruck, der nicht unwidersprochen blieb, der aber nach Meinung der Autoren ruhig beibehalten werden kann, weil dieser Terminus das radikuläre Schmerzbild deutlich abtrennt.

> Pseudoradikuläre Syndrome unterscheiden sich von radikulären hauptsächlich durch das Fehlen von neurologischen Ausfallserscheinungen.

Das Wesentliche der pseudoradikulären Symptomatik liegt darin, dass sie praktisch die gesamte Reizbeantwortung auf die eingetretene Nozizeption beinhaltet und deshalb als Repräsentationsmodell der Schmerzäußerung und begleitender Pathomechanismen am Bewegungsapparat bestens geeignet erscheint.

Wie schon angesprochen, wirkt die Nozizeption nach Umschaltung im Hinterhornkomplex, vereinfacht ausgedrückt, auf drei Wegen als Nozireaktion weiter:
- Über die Vorderseitenstrangbahnen zu Hirnstamm und Kortex,
- via Seitenhorn auf das sympathische Kerngebiet und
- durch direkte Umschaltung auf das motorische Vorderhorn.

# Pseudoradikulärer Schmerz

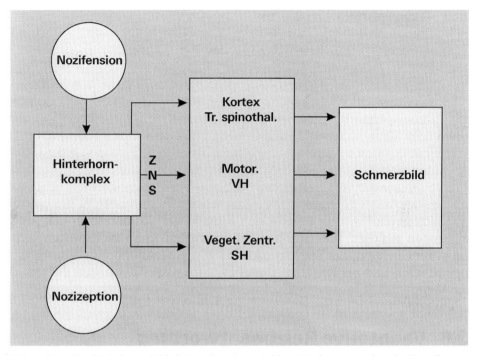

Abb. 5: Das aktuelle Schmerzbild als Resultat der variablen Mischung gestaltender Einzelkomponenten (Projektion, muskuläre und vegetative Nozireaktion).

Diese Direktschaltung zu den Motoneuronen des Vorderhorns bedingt, dass neben der Schmerzwahrnehmung via Kortex als erste Begleitreaktion der Nozizeption eine segmentale Tonuserhöhung eintritt. Bei anhaltenden Reizen entgleisen die Rückkoppelungsmechanismen mit dem Gammasystem, die Tonuserhöhung eskaliert zum Hypertonus und Hartspann mit konsekutiver Hypoxämie und schließlichen Strukturschäden im Sinne der Myotendinopathie. Eingebunden in diese Entwicklung wirken die vom sympathischen Kerngebiet ausgehenden Efferenzen über Gefäßsystem und Kapillarfiltration mit Veränderungen des segmentalen Kolloidzustandes und des Bindegewebsmilieus (Schmerzchemismus!) am Symptomenaufbau mit.

Die ursprünglich segmental beschränkte muskuläre Reaktion greift infolge der meist multisegmentalen Muskelinnervation und durch das Eingebundensein der Muskeltätigkeit in Funktionsketten auf benachbarte Myotome über, wobei die Richtung der Hartspannentwicklung eine unscharfe Pseudoradikularität wahrt.

Bei lange bestehender Krankheitsdauer kann sich auf diesen Wegen eine Systematisierung, ja schließlich und endlich eine Generalisierung der Symptomatik entwickeln, ein Vorgang, der in die Überlegungen zur Ausbildung des sogenannten Weichteilrheumatismus einbezogen gehört.

## 3.5 Triggerpunkte

> Triggerpunkte sind ein Ergebnis der chronifizierten muskulären Nozireaktion.

Auch die von den verschiedenen Autoren als muskulofasziale Triggerpunkte bezeichneten druckempfindlichen Irritationsstellen im Einzelmuskel mit typischen zugehörigen Ausstrahlungszonen dürften auf die vorerwähnte Pathomechanismen zurückzuführen sein. Nach *Travel* und *Simons*, die sich mit den Triggerpunktproblemen ausführlich beschäftigt haben, soll es vor allem dann über die lokale Druckschmerzhaftigkeit hinaus zu fortgeleiteten Schmerzen kommen, wenn im irritierten Muskel viele Fasern von der Überspannung betroffen sind. Des weiteren wird je nach Aktivitätsgrad zwischen latenten Triggerpunkten, die erst bei deutlicher Punktreizung (Nadel oder starker Druck) Ausstrahlungen zeigen und aktiven Triggerpunkten, die bereits anlässlich physiologischer Belastung fortgeleitete Schmerzen in den Referenzzonen auslösen, unterschieden. Für therapeutische Überlegungen wichtig ist der Umstand, dass Triggerpunkte ein gewisses Autonomisierungsbestreben besitzen und bei längerem Bestehen auch nach Ausschalten der primären Verursacher schmerzerhaltend weiterwirken.

## 3.6 Vegetative Reizbeantwortung

Die Einbindung des Vegetativums in die Abläufe des Schmerzgeschehens wurde bereits im Zusammenhang mit der Vorstellung des pseudoradikulären Symptomenaufbaues kurz erwähnt. Aber nicht nur dabei, sondern praktisch bei allen Schmerzformen sind vegetative Begleiterscheinungen gegenwärtig und müssen auch therapeutische Berücksichtigung finden. Um diese nicht leicht durchschaubaren Reaktionen verständlicher zu machen, sollten zumindest einige Sätze die anatomischen Gegebenheiten skizzieren.

Von der sympathischen Kernsäule des Seitenhorns, die sich von C8 bis L3 erstreckt, verlassen sympathische Efferenzen über das Vorderhorn und markhaltige präganglionäre Fasern das Rückenmark und ziehen als Rami communicantes albi zu den Grenzstrangganglien, wo sie teilweise umgeschaltet werden und als postganglionäre Fasern über die Rami communicantes grisei zurück zum Spinalnerv oder mit peripheren Nerven weiter zu Erfolgsorganen gelangen, bzw. auch über die Adventitia der Gefäße die Peripherie erreichen. Während die Rami communicantes albi für die Versorgung mehrerer Segmente zuständig sind, zeigen die Rami communicantes grisei ein segmentgebundenes Verhalten, ein Umstand der dazu beiträgt, dass diese Fasern, die im Ramus dorsalis des Spinalnervs weiterziehen, über die segmentale Bindegewebsbeeinflussung in segmentdiagnostische Überlegungen hineinspielen. Erschwerend für die Durchschaubarkeit sympathischer Aktivitäten ist die Ungültigkeit des Bell-Magendie-Gesetzes für das Vegetativum, denn sowohl afferente wie auch efferente Fasern benutzen Vorder- und Hinterhörner, um mit dem Rückenmark in Kontakt zu treten, das heißt, dass bei weitem nicht alle sympathischen Fasern über den Grenzstrang laufen. Bezüglich der Schmerzthematik wäre noch besonders zu vermerken, dass afferente sympathische Fasern ebenfalls in der Lage sind, Schmerzempfindungen zu vermitteln.

Bei Erwähnung der peripheren Schmerzvermittlung bleibt noch anzuführen, dass in den dafür hauptsächlich vorgesehenen C-Fasern nicht nur nozizeptive Afferenzen laufen, sondern diese auch efferente sympathische Signale vermitteln. Aus alldem wird klar, dass schon von der anatomischen Konzeption her speziell das sympathische System mit allen ablaufenden Schmerzmechanismen verwoben ist. Der thematisch relevante Angriffspunkt der sympathischen Efferenzen ist das Gefäßsystem, also Durchblutungsgröße, Kapillarfiltration und Quellungs- bzw. Kolloidalzustand des betroffenen Bindegewebes.

> **Die vegetative Reizbeantwortung wirkt als Katalysator im Syndromenaufbau.**

Auf einen einfachen Nenner gebracht, lässt sich sagen, dass die vegetative Komponente der Schmerzgestaltung in drei Phasen abläuft.
- Als erstes bewirkt die Nozizeption über die anlaufende Sympathikusaktivierung im zugehörigen segmentalen Bereich über die veränderte Durchblutungsgröße eine Verquellung des Bindegewebes. Außerdem ziehen wie bereits aufgezeigt, in den die nozizeptiven Afferenzen führenden C-Fasern auch efferente sympathische Signale zum Reizgebiet und verändern dort das Mikromilieu.
- Die damit eingeleitete zweite Stufe der sympathischen Nozireaktion wird durch die bekannten freiwerdenden algetischen Substanzen, aber auch durch die Neurotransmitter des Sympathikus (Adrenalin, Noradrenalin) im Sinne einer weiteren Erregungsförderung und Herabsetzung der Schmerzschwelle begünstigt. Eine so gestartete Regelkreisentgleisung über ablaufende positive Feedbacks lässt das Geschehen sowohl der Intensität nach, als auch dimensionsmäßig eskalieren. Die segmentüberschreitende und quadrantenorientierte Entwicklung der sympathischen Stimulation trägt schließlich und endlich auch zur Verwischung und Ausbreitung der ursprünglich segmental gebundenen Pathomechanismen bei.

# Das Schmerzgeschehen

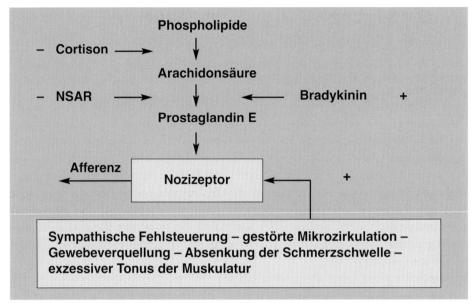

Abb. 6: Schematische Darstellung einer Aufschaukelung der Nozireaktion durch übermäßige Sympathikusaktivierung.

▌ Die dritte und intensivste Stufe der vegetativen Schmerzbegleitreaktion bleibt stärksten und dramatischen Nozizeptionen vorbehalten. Sie ist der Alarmreaktion des Adaptionssyndroms nach *Selye* gleichzusetzen.

Nach Vorstellung des ideologischen Grundmodells und integrierter Schmerzmechanismen werden im folgenden Buchabschnitt das Störungspotential der einzelnen Strukturen des Vertebrons bzw. Arthrons und des weiteren die diagnostischen und therapeutischen Konsequenzen aufgezeigt.

# 4 Die Störungen des Achsenorgans

Die menschliche Wirbelsäule wird nicht von ungefähr als Achsenorgan bezeichnet und dieser Terminus erscheint durchaus berechtigt, wenn man Organe als Zusammenschluss differenter Strukturen zu einer Funktionsgemeinschaft definiert. Daraus ergibt sich, dass im Störungsfalle zwar ein oder mehrere Partner dieses Funktionsverbundes in verschieden hohem Ausmaß die Pathogenese und den Krankheitsverlauf bestimmen, dass aber andererseits immer das Organ als Ganzes funktionell betroffen ist. Für das Organ Wirbelsäule bedeutet dies sinngemäß, dass man wohl von diskogenen, arthrogenen, ligamentären oder muskulären Syndromen sprechen kann, um damit sozusagen die pathogenetische Führungsstruktur in den Vordergrund zu rücken, darüber hinaus jedoch nicht vergessen werden sollte, die mitlaufende Funktionsbeeinträchtigung der „Nebenstrukturen" zu beachten, da auch hier im Zuge einer länger dauernden Reizaussetzung sekundäre Reizzentren entstehen können. Solchen Entwicklungen begegnet man auf Schritt und Tritt und, um nur ein typisches Beispiel zu nennen, seien Wurzelkompressionssyndrome bei Bandscheibenvorfällen angeführt. Hier steht die diskogene Komponente so deutlich im Vordergrund, dass pathologische Begleitmechanismen, die das Vertebron an verschiedenen Stellen tangieren und die Symptomatik mitbeeinflussen können, oft zu wenig Beachtung finden. Dies führt häufig dazu, dass nach Laminotomien bestehen bleibende oder neuerlich auftretende Ausstrahlungsbeschwerden nicht als pseudoradikulär erkannt, sondern wiederum als radikulär interpretiert werden. Aus dieser Einstellung heraus resultieren gar nicht so selten unnötige und klarerweise erfolglose Reoperationen. Um Missverständnisse zu vermeiden sei aber ausdrücklich vermerkt, dass radikuläre Irritationen bei echten Rezidivien oder nicht aufgedeckten Doppelprolapsen etc. sicherlich ebenfalls vorkommen und selbstverständlich eventuell einer weiteren Operation bedürfen.

Alle Überlegungen zur Ätiopathogenese und Krankheitsentwicklung von schmerzhaften Störungen des Bewegungsapparates müssen folgerichtig stets berücksichtigen, dass kein übertriebenes monokausales Denken aufkommt. Die nachfolgenden Ausführungen zur Störungspotenz der wichtigsten Strukturen des Vertebrons bzw. Arthrons sind in diesem Sinne aufzufassen und nur aus didaktischen Gründen in Einzelkapitel separiert.

> Die Summe der Struktursymptome ergibt das klinische Bild.

## 4.1 Störbarkeit der Gelenkfunktion

> Die Feststellung gestörter Arthrone respektive Vertebrone ist eigentlich Domäne der Manuellen Medizin.

Dabei erscheint es wesentlich, gleich darauf zu verweisen, dass alle Gelenke des Bewegungsapparates, also nicht nur die der Wirbelsäule, entsprechenden Vorgangsweisen zugänglich sind. Während die peripheren Gelenke hinsichtlich ihrer Mechanik, Funktionstüchtigkeit oder Störungsmanifestation relativ wenige Beurteilungsschwierigkeiten bereiten, liegen die Verhältnisse beim Gelenkapparat des Achsenorgans ganz anders. Sie sind zum einen schwieriger wegen der Funktionsverschiedenheit der different ausgebildeten Gelenke der einzelnen Wirbelsäulenregionen, schwieriger aber auch wegen des gegebenen kleinen Bewegungsrahmens der Einzelsegmente.

Entsprechende Details, deren Kenntnis für Diagnostik und Therapie von Gelenkstörungen unverzichtbar sind, sollen im Folgenden aufgezeigt werden. Für chirotherapeutische Überlegungen haben nicht nur die Funktionsanatomie, sondern vor allem neurophysiologische Einzelheiten, die den Gelenkapparat als peripheres Steuerungsorgan der Propriozeption betreffen, vorrangige Bedeutung.

In der allgemeinen Gelenklehre findet man praktisch keine Gelenkkonstruktion, die in ihrer Bewegungsart den Wirbelbogengelenken entsprechen würde. Abgesehen von gewissen Ausnahmen im Kopfgelenkbereich sind die Wirbelbogengelenke paarig angelegt, ein Umstand, der bei Funktionsdetails insofern betrachtet werden muss, als sich speziell bei Lateroflexion und Rotation die Partnergelenke des Bewegungssegments gegenläufig verschieben, wobei die Grundbewegung eine Gleitbewegung darstellt. So versenken sich etwa die Gelenkflächen zum Beispiel der Lendenwirbelsäule ineinander bei der Retroflexion oder gleiten auseinander bei der Anteflexion (Abb. 7).

Diese Gleitbewegung entspricht dem Gleiten eines Kolbens, ein Umstand, der dazu geführt hat, den Bewegungstypus der Wirbelbogengelenke als Kolbengelenke zu bezeichnen. In lordotischen Wirbelabschnitten orientieren sich die Gelenkflächen nach dorsal mit Krümmungsachsen im Bereich des Dornfortsatzes, in kyphotischen Regionen nach ventral mit Krümmungsachsen, die im Wirbelkörper zu liegen kämen, wobei die morphologischen Übergänge der Gelenkformen von einer zu anderen Wirbelsäulenregion fließend sind. Erschwerend für biomechanische Überlegungen ist des Weiteren die fast generell anzutreffende Inkongruenz der artikulierenden Flächen. All dies führt dazu, dass nur relativ summarische Aussagen über die Bewegungsabläufe in den einzelnen Wirbelsäulenabschnitten gemacht werden können.

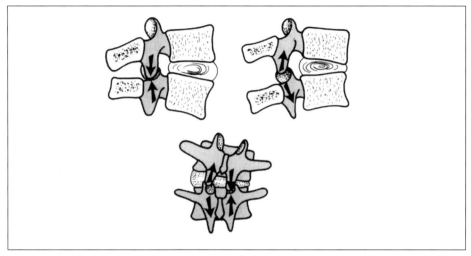

Abb. 7: Verschiebung der Gelenkflächen bei Ante-, Retroflexion und Lateroflexion (Konvergenz-Divergenz) nach *Med* und *Cihak*.

Als Basis der gesamten Wirbelsäule fungiert das zwischen beiden Beckenhälften gelenkig eingebundene Kreuzbein. Bei den Verbindungsstellen, den Iliosakralgelenken, handelt es sich zwar im anatomischen Sinne um echte Gelenke, in funktioneller Hinsicht jedoch müssen die Kreuzdarmbeingelenke als Amphiarthrosen betrachtet werden, da durch die überaus straffe ligamentäre Einbindung einerseits sowie durch die hornförmig ausgebildeten und uneben gestalteten Gelenkflächen andererseits, nur ein minimaler Bewegungsraum verbleibt. Als Einmaligkeit zu vermerken ist ferner, dass es keinen Muskel gibt, der eine programmierte Bewegung dieses Gelenkes auslöst. Trotzdem besitzt das Kreuzdarmbeingelenk aus chirotherapeutischer Sicht eine wesentliche Bedeutung, denn Störungen der zwar geringen, aber wichtigen Ausgleichsbewegung im Beckenring können sich als folgenschwer für das Achsenorgan, hauptsächlich die unteren Wirbelsäulenabschnitte erweisen. Die angesprochene Ausgleichsbewegung läuft z. B. beim Gehen kontinuierlich ab und wird als **Nutation** (schraubige Drehung) bezeichnet, die so erfolgt, dass auf der Seite des ausschreitenden Beines die Sakrumbasis nach dorsokranial zieht, das Ilium nach vorwärts-seitlich schwenkt und dabei über das Ligamentum iliolumbale den 5. Lendenwirbel mitrotiert.

Kontralateral auf der Seite des Standbeines taucht das Sakrum nach ventrokaudal ins Becken. Sobald der aufgesetzte Fuß wieder flach auf dem Boden ist, entwickelt sich die Vice-versa-Aktion der Gegenseite.

> Die physiologische Bewegung im Iliosakralgelenk ist die Nutation.

Die Störungen des Achsenorgans

In der Lendenwirbelsäulenregion mit ihren sagittal ausgerichteten Wirbelbogengelenken dominieren Ante- und Retroflexion sowie die Seitneigung. Die Rotationsfähigkeit ist weniger ausgeprägt. Erwähnt werden muss hier die Ausnahmesituation des Segmentes L 5/S 1, in die die artikulierenden Flächen wiederum mehrheitlich frontal ausgerichtet sind. Damit weist der 5. Lendenwirbel sozusagen eine Doppelkonstruktion auf, gegenüber L 4 die übliche Sagittaleinstellung der Gelenkflächen und zum Sakrum hin die frontal orientierten.

> Die ergiebigste Lateroflexion in der Lendenwirbelsäule läuft im Bewegungssegment L 4/L 5 ab, die deutlichste Retroflexion bei L 5/S 1.

Ebenfalls in der Frontalebene liegen die Gelenkflächen in der Brustwirbelsäule mit einer, in den kranialen Partien zu bemerkenden, leichten Ventralneigung. Durch die in dieser Region gegebenen Verbindungen mit den Rippen, die ihrerseits jeweils mit zwei benachbarten Wirbeln und dem Processus transversarius in gelenkiger Verbindung stehen und ventral am Sternum kommunizieren, sind die Bewegungsausschläge der Brustwirbelsäule, überhaupt in ihren mittleren Partien, nur gering. Die Bewegung in der Sagittalebene dominiert.

> Rotation und Seitneigung der Brustwirbelsäule finden vorwiegend in der unteren Brustwirbelsäule bzw. dem thorakolumbalen Übergang statt.

Den größten Bewegungsspielraum weist die Halswirbelsäule auf. Abgesehen von der Kopfgelenkkonstruktion zeigen die Gelenkflächen einen von ventrokranial nach dorsokaudal gerichteten Verlauf. Die gegebene Schrägstellung der Wirbelbogengelenke bedingt bei Vor- und Rückbeugung eine Verschiebung der kranialen auf den kaudalen Wirbel. Rotation und Seitneigung sind fix gekoppelt und so ausgelegt, dass jede Seitneigung von einer gleichsinnigen Rotation begleitet wird. Die Rotation läuft in Richtung der Neigungskonkavität, d. h. Rechtsseitneigung bewirkt Rechtsrotation und umgekehrt. Der Maximalausschlag dieser Dynamik betrifft C 2.

Der Ausschlag der Seitneigung nimmt bis C 3/C 4 zu und dann kaudalwärts sukzessive wieder ab. Das Ausmaß der Ante- und Retroflexion hingegen zeigt eine kontinuierliche Steigerung von C 2 bis C 5.

> Die Halswirbelsäule ist der beweglichste,
> aber auch der störanfälligste Abschnitt des Achsenorgans.

Eine Separatdarstellung des Funktionsverhaltens erfordert der Kopfgelenkbereich, unter dem der Funktionsverbund Okziput-Atlas-Axis zu verstehen ist. Der hier gegebene Kardanmechanismus basiert auf einer überdurchschnittlichen Gelenkfülle. Das obere Kopfgelenk, also jenes zwischen Okziput und Atlas, besteht aus zwei anatomisch getrennten Gelenken, wobei die konvexen, fast halbkugelartigen Hinterhauptkondylen mit einer ovalen Gelenkfläche im entsprechenden konkaven Gelenkpartner am Atlas aufliegen. Das untere Kopfgelenk besteht aus drei weiteren Gelenken. Das unpaare mittlere wird vom vorderen Atlasbogen, dem Axisdens und dem Ligamentum transversum atlantis, das ebenfalls eine Gelenkfläche trägt, gebildet. Die paarigen, seitlichen Gelenke, die eine firstförmige Neigung in der Frontalebene aufweisen, stellen die weitere abstützende Verbindung zum Axis dar. Gelenkmechanisch ergibt sich daraus, dass im oberen Kopfgelenk Ante-, Retroflexion und Seitneigung möglich sind, aber keine nennenswerte Rotation. Diese wiederum beherrscht den gegebenen Aktionsraum des unteren Kopfgelenkes. Ungefähr 40–50 Grad der im Gesamten 180 Grad betragenden Rotationsfähigkeit der Halswirbelsäule (Kinn von Schulter zu Schulter) spielen sich in diesem Abschnitt ab. Das bedeutet, dass jeweils ca. 20–25 Grad der möglichen Gesamtrotation nach rechts oder links über die Atlasdrehung (unter Mitnahme des Schädels) um den Dens erfolgen. Erst anschließend beginnen die kaudaleren Halswirbelsäulensegmente, die Rotation mitzumachen. Im Bewegungssegment C 1/C 2 gibt es dafür keine reine Seitneigungsmöglichkeit.

Die gegebenen anatomischen Verhältnisse begründen eine für praktische Belange wesentliche Koppelung von Seitneigung und Begleitrotation, deren Drehrichtung aber in den einzelnen Wirbelsäulenregionen unterschiedlich ausfällt.

Skoliosierungen, die eine Wirbelrotation zur neigungsabgewandten Seite zeigen, etwa eine Linksskoliosierung (Rechtsneigung der Region) mit Linksrotation in Richtung Konvexität nennt man „Lovett positiv". Dieses Verhalten ist typisch für die Lendenwirbelsäule, allerdings auch nur dann, wenn sie lordotisch eingestellt ist. Beim Vorbeugen (Kyphosierung) und gleichzeitigem Seitneigen kommt es zur Rotation des Wirbelkörpers zur Neigungsseite, also zur Konkavität, einem Ablauf, der als „Lovett negativ" bezeichnet wird. Das Rotationsverhalten der Halswirbelsäule wurde bereits vorgestellt, es entspricht einer Lovett-negativ-Einstellung.

> Rotation zur Konvexität = Lovett positiv
> Rotation zur Konkavität = Lovett negativ

Zum Verständnis der arthrogenen vertebralen Symptomatik ist weiterhin die Kenntnis der neuralen Versorgung der Wirbelbogengelenke erforderlich. Die dorsalen Bereiche des Bewegungssegmentes mit Gelenk- und Bandapparat werden vom Ramus dorsalis des Spinalnervs innerviert, der darüber hinaus Areale der Rückenhaut sensibel und die autochthone Stammmuskulatur motorisch versorgt. Der Ramus dorsalis führt außerdem reichlich vegetative, hauptsächlich sympathische Fasern segmentaler Zugehörigkeit. Diese Innervationsverhältnisse bewirken bei Irritation des Gelenk-Band-Apparates eine ablesbare segmentale Symptomatik, die neben lokalen und ausstrahlenden Schmerzen eine Verspannung und Druckdolenz der autochthonen Muskulatur sowie als Zeichen der sympathischen Reaktion eine ebenfalls segmental ausgerichtete und tastbare Bindegewebsverquellung zeigt.

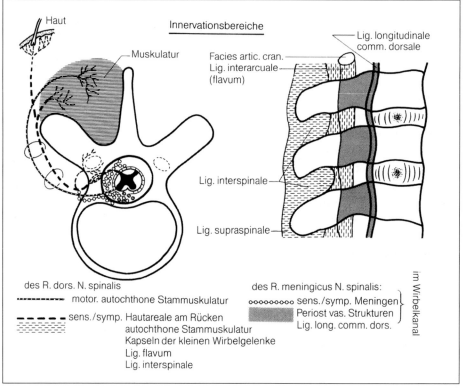

Abb. 8: Neurale Versorgung des Bewegungssegmentes (nach *Delank*).

Eingangs dieses Kapitels wurde bereits darauf verwiesen, dass nicht nur biomechanischen Aspekten Aufmerksamkeit geschenkt werden muss, sondern dass die Gelenke auch als periphere Steuerungsorgane der Statik und Dynamik Beachtung verdienen. Das Gelenk als Fühlerorgan der Propriozeption besitzt daher neben den Nozizeptoren zur Schadensmeldung reichlich spezialisierte sensorische Elemente, wobei zwei Rezeptortypen vorherrschen. Einmal sind es solche mit schneller Anpassung, die sofort auf Dehnungsreize ansprechen und die darauf ausgerichtet sind, Winkeländerungen der Gelenkstellung rasch zu erfassen, zum anderen langsam adaptierende Rezeptoren, die eine jeweils eingenommene und aufrechterhaltene Endeinstellung des

Gelenkes signalisieren. Die schnell ansprechenden Rezeptoren pausieren im Ruhezustand des Gelenkes und senden während des Bewegungsablaufes mit einer der Bewegungsgeschwindigkeit entsprechenden Frequenz. Die Gesamtheit der Ruhe- und Bewegungsfrequenzen, das sogenannte Afferenzmuster, wird zentral verrechnet und wirkt mitbestimmend auf die ununterbrochen kontrollierte und adaptierte Propriozeption.

> Die Kopfgelenke beeinflussen als peripheres Steuerungszentrum der Propriozeption den Tonus der gesamten Muskulatur.

In gewisser Weise nehmen die Kopfgelenke bei diesen Steuerungsvorgängen eine Sonderstellung ein bzw. haben sie eine noch viel weitreichendere Regulationspotenz, die daraus erwächst, dass Afferenzen der Kopfgelenkregion supraspinal rasch an die Kerngebiete des Stammhirns geleitet und in den Strukturen des Zwischenhirns und des Hypothalamus wirksam werden. Auf dieser zentralen Schaltebene interferieren die eingespeisten Afferenzen mit vitalen Regulationen (Blutdruck, Atmung, Verdauung, Brechzentrum) und beeinflussen solcherart bei pathologischer Summation das entsprechende Reaktionsverhalten. Darüber hinaus gelangen Afferenzen aus den Kopfgelenken direkt zu den Vestibulariskernen und der Formatio reticularis. Verbindungen zur den Abduzens-Motoneuronen konnten gleichfalls nachgewiesen werden. Somit ergeben sich bei Funktionsstörungen der Kopfgelenkregion nicht nur Schmerzreaktionen, sondern auch weitreichende Dysregulationen des individuellen motorischen Stereotyps und vegetativer Abläufe.

Klinisch besonders relevant werden Irritation durch den Umstand, dass das Rezeptorenfeld der Kopfgelenke ein peripheres Gleichgewichtsorgan bildet, dessen Informationen zusammen mit jenen aus dem Labyrinth und aus den Abduzenssignalen das Gleichgewichtssystem beeinflussen. Schwindel und Unsicherheit, in Form einer verschieden stark ausgeprägten Gleichgewichtsbeeinträchtigung, finden sich oft schon bei jüngeren Menschen und können dann Ausdruck einer Relations- und Koordinationsstörung der Kopfgelenke sein. Der gezielte manuelle Eingriff kann hier beim Vorliegen von Blockierungen eine anders nicht erreichbare rasche Gesundung bewirken.

> Funktionsstörungen der Gelenke äußern sich als:
> - Minusvariante = Blockierung
> - Plusvariante = Hypermobilität

Mit dem Terminus Blockierung wurde erstmals ein Begriff erwähnt, der sozusagen als Einsatzsignal chirotherapeutischer Maßnahmen anzusehen ist und der demzufolge eine nähere Besprechung erforderlich macht. Gleich an dieser Stelle muss aber darauf verwiesen werden, dass Störungen der Gleitfunktion nicht nur in Form von Blockierungen auftreten. Genauso nachteilig und pathogen wirkt sich die geradezu gegensinnig orientierte segmentale Hypermobilität aus. Geht man von der Normalfunktion des Gelenkes aus, bedeuten demzufolge Entgleisungen in die Plusrichtung Hypermobilität und solche in die Minusrichtung eine segmentale Hypomobilität, oder anders ausdrückt die Blockierung. Diese Zweigleisigkeit möglicher Funktionsstörungen ist von elementarer klinischer Bedeutung, denn so wird ohne weiteres klar, dass auch die notwendigen therapeutischen Aktivitäten diametral verschieden sein müssen, da die Behandlung hypermobilitätsbedingter Beschwerden durch mobilisierende Handgriffe die Hypermobilität verstärken und das Krankheitsbild negativ beeinflussen würde. Erschwerend für die Beurteilung wirkt sich der Umstand aus, dass das klinische Bild der Blockierung und jenes der Hypermobilität eine große Ähnlichkeit aufweisen. Betrachtet man die nachfolgende Gegenüberstellung der Symptomatik, so findet sich in einem einzigen Punkt eine entscheidende Differenzierbarkeit.

**Synopse 1:** Klinische Befunde bei segmentaler Beweglichkeitsstörung

|  | **Blockierung** | **Hypermobilität** |
|---|---|---|
| Schmerz | Pseudoradikulär | Pseudoradikulär |
| Muskulatur | verspannt | verspannt |
| Bindegewebe | verquollen | verquollen |
| Regionale Bewegung | keine Aussage | keine Aussage |
|  | ev. eingeschränkt | ev. vermehrt |
| segmentale Bewegung | **eingeschränkt** | **vermehrt** |
| Druckschmerz | deutlich | deutlich |

Nur die Chirodiagnostik bietet die Möglichkeit, Blockierungen von Hypermobilitäten zu unterscheiden.

Im Unterschied zur Hypermobilität, bei der es zu einem ständigen Überschreiten der normalen Gelenkbeweglichkeit bei vermehrtem Joint Play kommt, spricht man von Instabilität dann, wenn eine pathologische Übersteigerung des Joint Play auf ausgeprägte degenerative Veränderungen zurückgeführt werden kann.

Die Notwendigkeit, das Bewegungsverhalten eines Gelenkes auszutesten und den jeweiligen Funktionszustand zu erkennen, führt zunächst zurück zur Charakterisierung der Normafunktion. Diese ist dann gegeben, wenn sowohl der willkürliche als auch der unwillkürliche Bewegungsraum uneingeschränkt zur Verfügung stehen, wobei für den diagnostischen Bereich die Beurteilung des unwillkürlichen Bewegungsraumes die größte Aussagekraft besitzt. Die erforderliche diesbezügliche Testung stützt sich auf den Nachweis der

- traktorischen Bewegung.

Man versteht darunter ein mittels passiver Extension des Gelenkes erzielbares Klaffen der Gelenkflächen.

Als weiteres Kriterium eines funktionell integren Gelenkes gilt ferner die Ungestörtheit des

- translatorischen Gleitens,

welche sich durch Parallelverschiebungen der Gelenkflächen darstellen lässt.

Und schließlich sollte auch ein

- federnd elastisches Endgefühl

nachweisbar sein, in der Form, dass die aktiv erreichbare Endstellung des Gelenkes nicht mit einem harten Anschlag enden darf.

Ist die Gelenkfunktion in einem oder mehreren der drei vorgestellten Punkte behindert, so liegt eine Blockierung vor, die um ein Beispiel zu gebrauchen, mit dem Klemmen einer Schublade verglichen werden könnte, also mit der Störung freier Gleitvorgänge (Joint Play nach *Menell*).

Bei deutlich über das Normalmaß hinausgehenden Testergebnissen, also bei einer übertrieben hohen Darstellbarkeit der Einzelkriterien ist man berechtigt, eine Hypermobilität des Gelenkes anzunehmen.

Beiden funktionellen Gelenkstörungen gemeinsam ist die daraus resultierende Veränderung des normalen, für das Gelenk typischen Afferenzmusters. Die Einspeisung der atypischen und daher meist pathogenen Afferenzen in den Hinterhornkomplex startet dann jene, in der Einleitung bereits erwähnten Pathomechanismen, die vom subklinischen Latenzbereich bis zum manifesten Syndromaufbau führen können. Nicht selten finden sich überhaupt in der Wirbelsäule, die als Funktionsverbund zu betrachten ist, beide Störungstypen unmittelbar nebeneinander, das heißt, angrenzend an Blockierungen, hypermobil gewordene Bewegungssegmente.

Hypermobilität = das ständige Überschreiten des normalen Bewegungsrahmens

Instabilität = übersteigertes translatorisches Gleiten bei schmerzgehemmtem Bewegungsausmaß

An dieser Stelle soll auch gleich festgehalten werden, dass besonders von der Instabilität die problematischere Reiz- und Schmerzaktivierung ausgeht.

> Blockierungen und Instabilitäten resultieren beide aus der ätiopathogenetischen Multikausalität des vertebralen Störungsaufbaues.

Die Frage nach der Verursachung der beschriebenen funktionellen Gelenkstörungen kann nur im Sinne der Summation von Einzelfaktoren und in biokybernetischer Betrachtungsweise beantwortet werden, wobei die segmentale Fazilitierung arthromuskulärer Regelkreise sicherlich ein entscheidendes Moment darstellt. Viele Faktoren sowohl statisch-dynamische, also mechanische, aus akuten oder chronischen Überlastungen (Fehlstereotypen, Berufs- und Sportschäden, etc.) resultierend, aber auch viszerovertebral aufgebaute segmentale Sensibilisierungen, entzündliche, fokale und stoffwechselbedingte Vorbelastungen, genauso wie psychosomatisch gebahnte Pathomechanismen, bzw. das Zusammentreffen eines oder mehrerer der angeführten Bahnungsfaktoren stehen diesbezüglich zur Überlegung.

Die Multikausalität in der Ätiopathogenese der Schmerzsyndrome des Bewegungsapparates muss in die Planung und Ausführung diagnostischer und therapeutischer Maßnahmen integriert werden. Die Nichtbeachtung dieser Zusammenhänge bzw. jede mechanistisch orientierte Betrachtungsweise solcher Störungen führt unweigerlich zum Therapieversagen, bestenfalls zu kurzzeitigen, aber bald von Rezidiven abgelösten Teilerfolgen. Hier liegt demzufolge auch der Angelpunkt zur Änderung der oft vorgebrachten und weit verbreiteten Meinung, dass Chirotherapie nur kurzzeitig wirksam sei und man ja „immer wieder einrichten" müsse.

## 4.2 Muskuläres Störungspotential

Im vorausgegangenen Kapitel wurde bereits auf die eminente regulatorische Bedeutung arthromuskulärer Regelkreise hingewiesen. Ihre Irritation ist sicherlich ein Kardinalfaktor jener Mechanismen, die letztlich zu schmerzhaften Funktionsstörungen der Wirbelsäule und des peripheren Gelenkapparates führen.

> Muskulatur und Gelenk bilden eine untrennbare Funktionseinheit.

Der diesbezügliche Stellenwert des Muskelsystems wurde dabei bis vor nicht all zu langer Zeit sicherlich zu gering eingeschätzt. Die derzeitige Trendwende hingegen lässt das Pendel extrem in die Gegenrichtung ausschwenken, ein Umstand, der sich natürlich ebenfalls therapeutisch bemerkbar macht. Eine ideologische und praktische Orientierung zur „goldenen Mitte" dürfte eher zum Ziel führen.

Quantitativ betrachtet ist die Muskulatur das größte Körpersystem, funktionell gesehen Ursprung der meisten sensorischen Afferenzen und Haupteffektor aller sensomotorischen Abläufe. Die Muskulatur stellt sozusagen das Bindeglied zwischen Peripherie und kortikalen sowie subkortikalen Zentren dar und wirkt gleichzeitig selbst als wesentliches Steuerelement.

Mit Herausstellung der Muskulatur als Steuerorgan von Statik und Dynamik wird vor allem ein in dieser Hinsicht wesentlicher Regelvorgang angesprochen, der über das sogenannte Gammasystem abläuft und willkürlich zweiteilend, aus dem peripheren bzw. segmentalen Regelbereich, dem Servomechanismus der Gammaschleife und einer zentralen Steuerung, hauptsächlich aus der Formatio reticularis und dem limbischen System aufgebaut ist.

Die Teilbereiche sind eigentlich untrennbar durch Feedback-Steuerung gekoppelt und werden hier nur aus didaktischen Gründen separiert beschrieben. Speziell der periphere Mechanismus kann als Paradebeispiel eines Regelkreises dienen. Als Mittelpunkt des Systems wirken die in der Muskulatur als Fühler eingebetteten Muskelspindeln mit ihrem integrierten Sensor, dem anulospiralen Rezeptor. Die parallel zum Muskelfaserverlauf ausgerichteten Spindeln registrieren, analog ihrer Dehnung, Längenänderungen des Muskels und leiten diese Meldung via Hinterhorn direkt zu den großen Alphamotoneuronen des Vorderhorns weiter, von wo aus als Antwort ein Kontraktionsbefehl zur Muskulatur zurückläuft, der die Längsdehnung ausgleicht und damit die Muskelspindel wieder beruhigt. Abgesichert wird dieser einfache Regelkreis durch superponierte Sehnenrezeptoren, den sogenannten Sehnenkörperchen, die erst dann in Aktion treten, wenn die Spannung in der Muskulatur übermäßig ansteigt. Ihre Reizschwelle liegt weit über jener der Muskelspindeln, ihre Afferenzen hemmen die Alphamotoneurone und führen so zu einem protektiven Spannungsabbau.

> Muskelspindeln sind Dehnungsrezeptoren,
> Sehnenspindeln wirken als Spannungsrezeptoren.

Wäre nun unser Muskelsystem nur mit diesen einfachen Reglern ausgestattet, so würde in der Muskulatur stets die gleiche Reizschwelle wiederhergestellt werden, die gleiche Ausgangsspannung bestehen. Dass eine solche Regulierung nicht zweckdienlich sein kann, erhellen schon einfache Vorstellungen, etwa die völlig differenten Einstellungen, die zur Ruhe, zum Schlaf einerseits oder für Höchstleistungen andererseits benötigt werden.

Um hier nun entsprechende Adaptionen zu erreichen, sind die Muskelspindeln selbst in ihrer Empfindlichkeit veränderbar. Erreicht wird dies durch die Zwischenschaltung des anulospiralen Rezeptors, der zwischen zwei speziellen Muskelbündeln ausgespannt ist und die Spindel gegenüber Dehnungsreizen, je nach Vorgabe, mehr oder weniger empfindlich macht. Diese Muskelbündel werden als intrafusale Muskelfasern bezeichnet, ihre Steuerung erfolgt über Efferenzen aus Gammamotoneuronen im Vorderhorn. Das Zusammenwirken aus Spindelafferenzen und Spannungsvorgabe über die Gammaschleife passt folglich die Skelettmuskulatur an die aktuellen Gegebenheiten an und sichert die Ökonomie des Ablaufs.

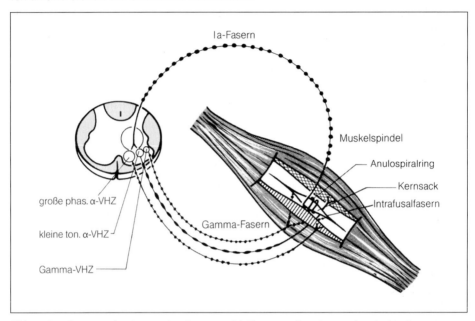

Abb. 9: Der Servomechanismus der Gammaschleife passt über den anulospiralen Rezeptor und die Intrafusalfasern die Sensiblität der Spindel den gegebenen Verhältnissen an (VHZ-Vorderhornzellen).

Das Ansprechverhalten der Muskelspindeln wird über den anulospiralen Rezeptor und die Gammaschleife vorgegeben.

Die bereits erwähnte Spannungsvorgabe über die Gammaschleife lässt die Frage nach dem Ausgangsort entsprechender Schaltungen offen. Die Beantwortung erfordert ein kurzes Eingehen auf jene, ebenfalls schon angedeutete Regulationen, die in zentralen Schaltebenen ihren Ursprung haben. Die von hier ausgehenden Schaltungen sind aber nicht nur für die Vorsensibilisierung der vorerwähnten Servomechanismen verantwortlich, sondern verbinden auch das, was im neurophysiologischen Sprachgebrauch als Stütz- und Zielmotorik bezeichnet wird, zu einer nicht auftrennbaren Einheit. Wie schon die Benennung vermuten lässt, kommt der Stützmotorik die Aufgabe zu, die statische Grundsituation auf die zu erwartende Dynamik (Zielmotorik) vorzubereiten. Topographisch gesehen, liegen die verantwortlichen Zentren in der Formatio reticularis, dem lateralen Vestibulariskern und dem Nucleus ruber. Die Verknüpfung der Stütz- und Zielmotorik über Efferenzen der vorerwähnten Zentren erfolgt durch die so bezeichnete Alpha-Gamma-Koppelung, also den Umstand der Beeinflussung sowohl der Alpha- als auch der Gamma-Motoneuronen über diese Impulse. Zentrale Verschaltungen des Gammasystems via Formatio reticularis und limbisches System schaffen außerdem Verbindungsmöglichkeiten zwischen motivierend-affektiven Reaktionen und der Tonussituation der Muskulatur, also einen Weg der psychosomatischen Beeinflussung des Bewegungsapparates.

> **Entgleisungen der Gamma-Regulation sind der Angelpunkt des vertebragenen Syndromaufbaues.**

Störungseinflüsse betreffen aber nicht nur die geschilderten Tonusregulationen, sondern werden durch ein weiteres Charakteristikum des Muskelsystems zusätzlich verstärkt. Die bekannte Einteilung der Muskulatur nach histologischen Qualitäten in glatte und quergestreifte Muskeln genügt zwar zur einfachen Darstellung anatomischer Verhältnisse, ist jedoch für funktionelle Erklärungen ungenügend.

> Die Skelettmuskulatur muss funktionell unterteilt werden in:
> - überwiegend tonisch reagierende,
> - überwiegend phasisch reagierende Muskeln.

Neurophysiologische Untersuchungen ergaben die Notwendigkeit einer weiteren Unterteilung der Skelettmuskulatur und zeitigten als Ergebnis ein nahezu divergierendes Verhalten bestimmter Muskeln oder Muskelanteile, welches in gewisser Weise mit den Begriffen der Stütz- und Zielmotorik korreliert. Dies drückt sich schon in der Benennung insofern aus, als jene Muskelpartien, die überwiegend stützende, also die Haltung bestimmende Aufgaben erfüllen, als tonische oder posturale und solche, die gezielte, rasche Bewegungen vermitteln, als phasische Muskeln bezeichnet werden. Das Ansprechverhalten auf Erregungsvorgänge oder Reizsetzung ist schon aufgrund der Determination deutlich verschieden, in einigen Punkten sogar konträr.

Tonische, respektive posturale Muskeln ermüden langsam, aktivieren sich leicht und neigen zur Verkürzung. Sie weisen eine niedrigere Entladungsfrequenz und geringere Leitungsgeschwindigkeit auf. Die phasische Muskulatur ermüdet rasch, aktiviert sich langsam und neigt zur Abschwächung.

Leitungsgeschwindigkeit und Entladungsfrequenz sind höher. Die nachfolgende Synopse bringt eine Auflistung und Gegenüberstellung überwiegend posturaler oder phasischer Muskeln.

Die Störungen des Achsenorgans

**Synopse 2:** Charakteristika phasischer und tonischer Muskeln. Vorstellung der wichtigsten Muskelgruppen

| Posturale Muskeln<br>Stützmotorik<br>ermüden langsam, aktivieren leicht,<br>neigen zur Verkürzung | Phasische Muskeln<br>Zielmotorik<br>ermüden rasch, aktivieren langsam,<br>neigen zur Abschwächung |
|---|---|
| M. triceps surae | M. tibialis anterior |
| M. rectus femoris | M. vastus lateralis |
| M. tensor fasciae latae | M. vastus medialis |
| M. sartorius | |
| M. biceps femoris | M. glutaeus maximus |
| M. semitendinosus | |
| M. semimembranosus | |
| Kurze Adduktoren des Oberschenkels | Lange Adduktoren des Oberschenkels |
| | M. glutaeus medius |
| M. iliopsoas | |
| M. piriformis | |
| Rückenstrecker | Gerade und schräge Bauchmuskeln |
| M. quadratus lumborum | |
| M. pectoralis major (sternaler Anteil) | M. rhomboideus |
| | M. serratus anterior |
| Oberer Trapeziusanteil | Mittlerer und unterer Trapeziusanteil |
| M. levator scapulae | Mm. scaleni |
| Flexoren der Hand | Kleine Hand- und Fußmuskulatur |

Eine weitere Erschwernis für die Durchschaubarkeit muskulärer Funktionen liegt darin begründet, dass es praktisch keine muskulären Einzelaktionen gibt und das Muskelspiel stets in Form einer Kettenfunktion reagiert. Die ursprünglich beim Kleinkind vorhandenen subkortikal verankerten Primitivbewegungen bilden sich im Laufe der Entwicklung zu kortikal gesteuerten und verankerten Bewegungsmustern aus. Nahezu bedingt-reflektorisch laufen schließlich alle sich ständig wiederholenden Bewegungen des täglichen Lebens in individualtypisch variierender Form ab. Diese Vorprogrammierung ist allerdings bei Inaktivität oder anhaltenden Störeinflüssen nicht unverwundbar und gesunde motorische Stereotypien können sich so zu Fehlstereotypien wandeln, Vorgänge, die im Alltagsleben nur allzuleicht vorkommen. Man denke an die zahlreichen Be- und Überlastungen, die aus dem Berufsleben, aus übertriebenen Sport- oder Freizeitbetätigungen erwachsen. Anhaltende und das Muskelsystem schädigende Reizzustände (etwa die erwähnten chronischen Überlastungen) begünstigen primär die tonische Muskulatur, die größere Belastungen verträgt. Die ohnehin anfälligeren phasischen Muskeln, die häufig funktionell antagonistisch zu tonischen Muskelgruppen eingestellt sind, erfahren eine gezielte Inaktivierung durch die von *Sherrington* erkannte Gesetzmäßigkeit, derzufolge die Erregung einer Muskelgruppe in der funktionell antagonistisch ausgerichteten eine Erschlaffung bewirkt. Dieser im Normalfall dem Ökonomieprinzip des Muskelspiels dienende Vorgang bringt es mit sich, dass im Störungsfalle, etwa bei Hartspannbildung im dazu neigenden tonischen Muskel, in der antagonistisch orientierten phasischen Muskulatur eine Abschwächung entsteht. Die daraus erwachsende zunehmende muskuläre Dysbalance ist nicht nur ein wesentlicher pathogenetischer Faktor der Erkrankung des Bewegungsapparates, sondern in direkter Folge ein oft kaum überwindbares Therapieproblem.

Fasst man die vorgestellten Einzelheiten zusammen und versucht daraus das mögliche pathogenetische Potential der Muskulatur abzuleiten, so ergibt sich folgendes Bild:

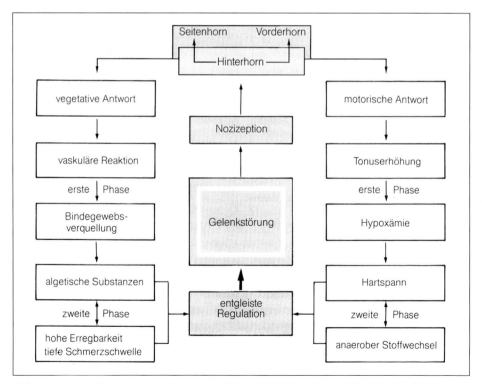

Abb. 10: Das Blockschema zeigt die motorische und vegetative Nozireaktion bei Gelenkstörungen sowie die damit verbundene fortschreitende Regulationsentgleisung.

> Jegliches, den Schwellenwert überschreitendes Reizgeschehen führt in der segmental zugehörigen Muskulatur zur Spannungsvermehrung und erhöhter Sensibilisierung für Zusatzreize. Bei anhaltender Störung kommt es zu Hartspannbildung.
> Muskelaktionen laufen in Form von Kettenfunktionen. Pathologische Abläufe erfassen die ganze Kette. Funktionelle Antagonisten atrophieren, die Gamma-Innervationen entgleisen.
> Die entstandene muskuläre Dysbalance stört den Gelenkapparat.
> Arthromuskuläre Regelkreise entarten im Sinne der Regelkatastrophe.
> Der Syndromaufbau eskaliert.

## 4.3 Ligamentäres Störungspotential

Bis vor nicht all zu langer Zeit wurden ligamentäre Strukturen, besonders die der Wirbelsäule, mehr oder weniger vernachlässigt und lediglich nach Knochenbrüchen an den Extremitäten war man bereit, mitgeschädigten Bändern einen gewissen schmerzbereitenden Stellenwert einzuräumen. Mit den zunehmenden Erkenntnissen über die Bedeutung muskulärer Störungen und verbundener Myotendinopathien geriet auch der Bandapparat dank seiner ähnlichen Rezeptorenbestückung in den klinischen Interessenbereich. Vor allem die Insertionen der Ligamente weisen eine Fülle von neuralen Elementen auf, die lediglich mit einer späteren Reizbeantwortung als muskulotendinöse Rezeptoren aufwarten. Sie beginnen daher meist erst dann zu feuern, wenn bei andauernden Belastungen die Muskulatur übermüdet, bzw. Haltefunktionen ganz an die Ligamente übertragen werden.

> Der Bandapparat des Menschen ist rachsüchtig. Für erlittenes Ungemach revanchiert er sich mit chronischen Schmerzen.

Im Allgemeinen ist der Bandapparat durch den Einbau elastischer Fasern gegen Zug- und Druckkräfte ziemlich widerstandsfähig, besonders dann, wenn eine wechselnde Beanspruchung vorliegt. Dauerbelastungen, respektive akute Überlastungen können jedoch zu einer Schädigung und Lockerung der ligamentären Strukturen führen, dies vor allem bei entsprechenden Vorbedingungen (Konstitution, Hypermobilität, Bindegewebsschwäche, zentralnervöse Störungen). Zwar kann sich nach längerer Schonung die überlastungsbedingte Banddehnung in einem erheblichen Prozentsatz wieder rückbilden, häufig bleibt aber eine erhöhte Anfälligkeit gegenüber neuerlichen Belastungen bestehen.

Wiederholen sich solche Vorgänge, kommt es zu Einrissen, Narbenbildung und bleibender Banddehnung. Geht also die Elastizität verloren, dann ist der Funktionsrahmen des Bandes so weit beschnitten, dass schon durchschnittliche Alltagsbelastungen (Stehen, Sitzen, Beugen etc.) in kürzester Zeit Schmerzen auszulösen vermögen. Bereiche schwacher, untrainierter Muskeln, also solche, wo die anfallende Haltearbeit unmittelbar auf den Bandapparat übertragen wird, sind in dieser Hinsicht besonders anfällig. Man spricht dann berechtigterweise von einer Störung des muskuloligamentären Zusammenspiels und in diesem Zusammenhang sei hier an die schon erwähnte Entgleisung der muskulären Balance zwischen posturalen und phasischen Muskelgruppen erinnert, ein Zustand, der solche Entwicklungen begünstigt. Die Kenntnis ligamentärer Versagenszustände ist schon deshalb so wichtig, weil gerade bei chirotherapeutischen Belangen Schmerzsyndrome, die sich in diese Richtung entwickelt haben, von arthrogenen, blockierungsbedingten Krankheitsbildern mit ähnlicher Symptomatik streng differenziert werden müssen.

> Lumbosakralregion und Kopfgelenke sind Prädilektionsabschnitte instabilitätsbedingter Störungen.

Die Wirbelsäule bietet unter diesem Aspekt zwei Problemregionen, einmal den lumbosakralen Bereich, zum anderen das Kopfgelenkgebiet. Während in den kaudalen Wirbelsäulenabschnitten die Störung des diskoligamentären Spannungsausgleiches ursächlich die größte Bedeutung besitzt, wobei die Primärnoxe in den regressiven Veränderungen der Bandscheibe zu suchen ist, bildet das Ligamentum transversum atlantis, respektive Ligamentum cruciatum, die entsprechende kraniale Schwachstelle. Diese Bandkombination dient als dorsales Drehlager des Dens und wird daher bei der Anteflexionshaltung der Halswirbelsäule am meisten be- bzw. überlastet. Zusätzlich verstärkt können die hier ansetzenden Dehnungskräfte werden, wenn die Ante- und Retroflexion in den atlantookzipitalen Gelenken behindert ist, etwa bei Atlashochstand (basiläre Impression). Superior- oder Inferiorstellung des Atlas, oder aber – und das ist sehr häufig – in der Folge von Traumen. Bandschäden dieser Region entwickeln sich auch im Zuge entzündlich-rheumatischer Erkrankungen (pcP, M. Bechterew).

Das klinische Bild ligamentärer Schmerzen ist durch bestimmte Charakteristika ausgezeichnet, die nachfolgend in Auflistungsform vorgestellt werden. Vorwegzunehmen wäre aber noch, dass das weibliche Geschlecht sowie das mittlere Lebensalter häufiger betroffen sind, die leptosomen Typen überwiegen, Übergewicht als Belastungsfaktor Bedeutung besitzt, aber auch aktive Sportler nach brüsker Beendigung ihrer sportlichen Ambitionen und Abbau der protektiv wirkenden Muskulatur gefährdet sind.

Weiterhin fällt auf:

## Die Störungen des Achsenorgans

**Anamnestisch**
- Allmähliche Zunahme der Beschwerden, dann jahrelanges Schmerzkontinuum.
- Morgendliche Schmerzzunahme mit „Anlaufcharakteristik".
- Schmerzen bei längerem Stehen, Sitzen oder Vorbeugehaltung (Büro, Auto, Cocktailparty, Hausfrauen-, Gartenarbeit u. a. m.).
- Frühzeitige Ermüdung.

**Klinische Zeichen**
- Druckempfindlichkeit der ligamentären Insertionen bei der Schmerzpalpation.
- Pseudoradikuläre Schmerzgestaltung.
- Keine neurologische Ausfallsymptomatik.
- Regionärer, muskulärer Hartspann.
- Schmerzprovokation durch länger gehaltene Dehnungsgriffe (Differentialdiagnose: muskuläre Insertionen!).

### 4.4 Bandscheibe und Störungspotential

Die menschliche Bandscheibe ist eine echte Synchondrose und für den Bewegungsspielraum der Wirbelsäule von wesentlicher Bedeutung. Der histologische Aufbau reiht die Bandscheibe als bradytrophes Gewebe ein, eine Strukturqualität, die überall dort auftritt, wo Gewebe einer dauernden Druckbelastung unterliegt und mechanisch-dynamischen Kräften ausgesetzt ist. Da bradytrophes Gewebe nicht vaskularisiert ist, muss der Stoffwechsel über Diffusionsvorgänge erfolgen, die einem langsamen Pumpmechanismus gehorchen. Bei Entlastung nimmt dabei die Bandscheibenflüssigkeit mit niedermolekularen Inhaltsstoffen zu, unter Belastung kommt es zum gegenteiligen Verlauf. Die Gefäßlosigkeit des Discus intervertebralis lässt des Weiteren Alterungsvorgänge bereits unmittelbar nach der Geburt beginnen und kontinuierlich bis zum Tode verlaufen. Diese schicksalshafte regressive Involution besitzt im dritten bis vierten Lebensdezennium ihre größte pathogenetische Potenz. Form- und Elastizitätsverlust betreffen dabei sowohl den Nucleus pulposus, den aus schleimiger Grundsubstanz bestehenden Bandscheibenkern, als auch den Anulus fibrosus, einen aus sehnigem straffen Bindegewebe und Faserknorpel aufgebauten, den Kern umschließenden Faserring. Degenerationsvorgänge verändern außerdem die hyalinknorpeligen Abschlussplatten, die den Diskus zu den Wirbelkörpern hin begrenzen. Im Zuge des Involutionsgeschehens kommt es aus dem Missverhältnis von strukturdynamischen Leistungsvermögen und funktionsmechanischer Belastung bzw. Überlastung zu verschiedenen pathomorphologischen Veränderungen der Bandscheibe. Die normale, ständig vorhandene Sprengkraft der gesunden Bandscheibe sorgt bei gleichzeitiger Straffung des verbindenden Bandapparates für die weitgehende konstante Distanz zweier Wirbelkörper. Man spricht dann vom gesunden **diskoligamentären Spannungs-**

ausgleich, einem wichtigen Mechanismus zur Beibehaltung des elastisch flexiblen Bewegens aus verschiedenen Wirbelsäulenpositionen heraus.

Die im Rahmen der altersbedingten Dehydratation entstehende verminderte Bandscheibenhöhe führt zur Entspannung des Bandapparates und zur Störung des angeführten diskoligamentären Gleichgewichtes.

Degenerative Veränderungen in diesem Bereich, im Sinne der Osteochondrose und Spondylose, bedeuten folglich auch einen Versuch zur Selbststabilisierung durch Verbreitern der Auflagefläche und somit wesentlich mehr als der Ausdruck Degenerationsgeschehen vermuten lässt.

> Die pathogenetische Brisanz der Bandscheibe liegt in ihrem dorsalen und dorsolateralen Anteil.

Veränderungen am ventralen Diskusanteil bewirken an den vorderen Wirbelkörperecken die bekannten Zacken und/oder spangenförmige Gebilde, die als Spondylose bezeichnet werden. Die Degeneration des Diskus selbst wird als Chondrose und zusätzlich sklerosierende Prozesse an den hyalinknorpeligen Abschlussplatten werden als Osteochondrose bezeichnet. Pathogenetisch bedeutungsvoller ist jedoch das mit der Involution verbundene „innere Derangement" des Diskus, welches eine Gefügelockerung im Bewegungssegment bis zum Ausmaß einer Pseudospondylolisthesis nachziehen kann, eine Entwicklung, die den regionären Gelenk- und Bandapparat schwer belastet. Jener Zustand aber, der das Kapitel Bandscheibenpathologie hauptsächlich mit der Klinik verbindet, sind Rissbildung und Auffaserung im dorsalen Anteil des Anulus fibrosus und das Austreten von Pulposusmaterial, der sogenannte Bandscheibenprolaps. Im dorsalen Bereich kann das nach außen dringende Bandscheibengewebe mit neuralen Elementen direkten Kontakt aufnehmen und klinisch relevante Reizungen auslösen.

Prolapse, die das reichlich mit neuralen Elementen bestückte hintere Längsband treffen, imponieren im Lendenwirbelsäulenbereich als Lumbago, in der Zervikalregion unter Umständen sogar als meduläre Schädigung. Beim dorsolateralen Vordringen ins Foramen intervertebrale können Prolapse in allen Etagen eine Wurzelkompression bedingen. Diese Pathomechanismen laufen am häufigsten in jenen Regionen der Wirbelsäule ab, die funktionsmechanisch die größten Belastungen verkraften müssen. Eine eindeutige Spitzenposition nehmen diesbezüglich die beiden kaudalsten Bandscheiben ein. Das nachfolgende Blockschema zeigt die Häufigkeitsverteilung von Diskusprolapsen (Abb. 11).

Eigenkräfte der Muskulatur sind aber letztlich das entscheidende dynamische Element, das zur Rissbildung und zum Auspressen des Pulposusmaterials führt. So verwundert es nicht, dass Tätigkeiten, die den muskulär abgesicherten und schützenden

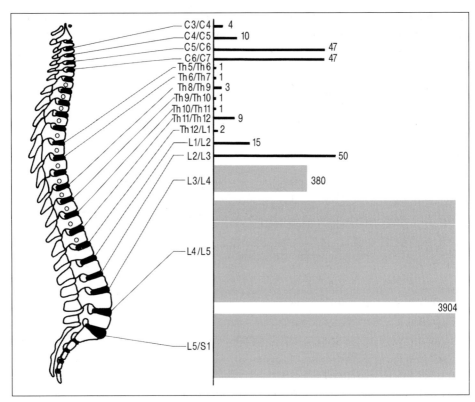

Abb. 11: Segmentäre Verteilung von Bandscheibenvorfällen (n = 4475). Die Grafik unterstreicht deutlich den diesbezüglichen Stellenwert der beiden untersten Bewegungssegmente (nach *Brügger*).

diskoligamentären Spannungsausgleich stören, für die Entwicklung diskogener Syndrome mitverantwortlich sind. Dieser negative Einfluss kann sowohl von schweren und zusätzlich falsch ausgeführten körperlichen Arbeiten oder sportbedingten Überlastungen ausgehen, andererseits aber auch aus sitzender, sogenannter leichter Arbeit, über ständige Kyphosierung und mitlaufende Balancestörungen des regionären Muskelkorsetts, erwachsen (Handarbeiten, Schreibtätigkeiten, Autofahren etc.) und das speziell dann, wenn eine ausgleichende körperliche Betätigung im gymnastisch-gesundheitssportlichen Sinne fehlt.

Welche gedanklichen praktischen Konsequenzen ergeben sich nun aus der vorgestellten Bandscheibenpathologie für die Chirotherapie?

Als erstes auszusprechen und gleichzeitig als weiterer Merksatz aufzufassen wäre:

Es ist unmöglich, chirotherapeutisch einen Diskusprolaps zu reponieren.

Wer jemals Gelegenheit hatte, einer Diskotomie beizuwohnen und demonstriert bekam, wie das Prolapsmaterial, ob sequestriert oder nicht, sich ausgebreitet hat, wie es die Nervenwurzeln anschwellen lässt und so die Raumnot im Foramen intervertebrale bestimmt, der wird sicherlich von der Vorstellung befreit sein, dieser Situation durch Handgriffe rückgängig machen zu können. Bei Außerachtlassen dieser Erkenntnis oder bei Fehlinterpretation hinsichtlich der Ätiopathogenese bestimmter akuter Syndrome könnte es sonst geschehen, dass nach chirotherapeutischen Eingriffen gravierende Verschlechterungen des Krankheitszustandes etwa durch weiteres Auspressen von Pulposusmaterial auftreten.

Das akute Wurzelkompressionssyndrom mit schmerzreflektorischer Vollverspannung und einseitiger Haltungsverkrümmung (Haltungsprovisorium zur Weiterstellung des Foramen intervertebrale) stellt somit keine Indikation für die Handgrifftherapie dar, besonders dann, wenn keine schmerzfreie Ausgangsposition zu finden ist. Häufig möglich sind aber zarte traktorische Maßnahmen (Mobilisationen), die hauptsächlich dazu dienen, die für den Patienten schmerzärmste Einstellung in entlasteter Stufenlagerung zu finden und eventuell postisometrische Relaxationsbehandlungen zur Beeinflussung der pseudoradikulären Symptomatik.

Nach Abklingen der Akutphase und bei protrahierten Verlaufsformen ist es hingegen durchaus möglich, die stets vorhandenen arthrogenen und muskulären Begleitbeschwerden, die das Bild zu dominieren beginnen, mit geeigneten chirotherapeutischen Techniken erfolgreich zu behandeln. Die Entscheidung über den Zeitpunkt des möglichen Einsatzes ist sehr verantwortungsvoll und verlangt einmal mehr die Feststellung, dass nur eine subtile Diagnostik dafür die Voraussetzung eröffnet.

## 4.5 Bedeutung bindegeweblicher Störungen

> Pathologische Bindegewebsveränderungen müssen nicht nur diagnostisch, sondern auch direkt therapeutisch berücksichtigt werden.

Während bei den bisher besprochenen strukturellen Funktionspartnern des Arthrons respektive Vertebrons Zusammenhänge mit Störungen des Bewegungsapparates gedanklich sofort akzeptiert werden können, erscheinen die diesbezüglichen Verbindungen zu den Bindegewebsstrukturen zunächst nicht so klar zu sein. Allenfalls ist man bereit, das Konstitutionsmerkmal „Bindegewebsschwäche" als bahnendes Element bestimmter Wirbelsäulenbeschwerden zu Kenntnis zu nehmen, diese als unbeeinflussbaren Faktor zu charakterisieren und es damit bewenden zu lassen. Dass damit die Einstellung zum Problemkreis Bindegewebe zu oberflächlich bleibt, wollen die nachfolgenden Einzelheiten klarstellen.

Im thematisch relevanten Bereich müssen nicht nur die mechanischen Aspekte der Bindegewebsstrukturen, also etwa die bereits erwähnte schlechte Güteklasse des faserreichen Bindegewebes (Ligamente etc.) bei der sogenannten Bindegewebsschwäche zur Kenntnis genommen werden, sondern auch – und das in weit höherem Ausmaß – das sogenannte weiche Bindegewebe, das ubiquitär den gesamten Organismus „verbindet". Es besteht aus einem flüssig-gallertigen Milieu mit eingebetteten zelligen Elementen, Kapillaren, Lymphbahnen sowie frei endenden Nervenfasern und kann vom Regulationsstandpunkt aus betrachtet als stoffwechselaktives, kolloidales Medium aufgefasst werden. Zellen und Milieu stehen in einem ausgewogenen gegenseitigen Abhängigkeitsverhältnis, dessen Konstanthaltung eine dominierende biologische Grundregulation darstellt.

Störungen dieses Systems bei anhaltenden Reizen erfassen aufgrund des ubiquitären Strukturcharakters den ganzen Organismus. Die Reizbeantwortung läuft dabei unabhängig von der Reizqualität in festgelegten Reaktionsfolgen ab. Diese sogenannte unspezifische Mesenchymreaktion ist demzufolge auch bei mechanischen Reizen wirksam. Aus nachfolgender Auflistung können häufig Noxen abgelesen werden, die alle eine identische Mesenchymreaktion auslösen.

- Mechanische Reize (Traumen)
- Bakterielle Infektionen
- Allergische Reaktionen
- Sauerstoffmangel
- Überanstrengung
- Wettereinflüsse
- u. a. m.

Die Hauptkomponente der unspezifischen Mesenchymreaktion liegt in der Änderung des Kolloidalzustandes, der seinerseits von verschiedenen physikalischen und chemischen Einflüssen abhängig ist. Grenzflächenaktive Substanzen, pH-Wert, Elektrolyte, bioelektrische Gegebenheiten, Schmerz- und Entzündungschemismus etc. bestimmen in Abhängigkeit von der Durchblutung, also dem Funktionszustand der Endstrombahn, den aktuellen Kolloidalzustand. Klinisch bedeutungsvoll sind alle diese Reaktionen deshalb, weil sie nicht nur still und hintergründig ablaufen, sondern auch sicht- und tastbare Spuren hinterlassen, die als beachtenswerte und therapiebedürftige pathologische Veränderungen mit zusätzlicher Krankheitswertigkeit angesehen werden müssen.

> Bindegewebsverquellungen werden in ihrer krankheitsbestimmenden Bedeutung häufig vernachlässigt.

In diesem Zusammenhang seien hier die Ausführungen über die Beantwortung nozizeptiver Reize in Erinnerung gerufen und die vegetative Reaktion mit ihrer segmentgebundenen Manifestation im Bindegewebe nochmals herausgestrichen. Erwähnenswert ist dabei das verschiedene Reagieren des Bindegewebes in Abhängigkeit vom Krankheitszustand. Während Akutstörungen in den Reflexzonen Bindegewebsverquellungen entfachen, die bei zarter Palpation den Eindruck einer weichen Anschwellung vermitteln, manifestieren sich chronische Prozesse als Entquellung und Verhärtung des Bindegewebes, mit einer Konsistenz ähnlich der wachsartigen Platten. Aber nicht nur im Subkutanbereich spielen sich solche Veränderungen ab. In den bindegewebigen Formationen des Bewegungsapparates, in Bändern, Faszien, Gelenkkapseln und Sehnen treten analoge Verquellungen und/oder Verhärtungen ebenfalls auf und beeinflussen die Funktionsgüte dieser Strukturen. Nimmt man als Ausgangspunkt eines Reizgeschehens zum Beispiel das blockierte Gelenk an, erscheint ohne weiteres verständlich, dass dies rückwirkend über die Bindegewebsveränderungen im Gelenkebereich eine zusätzliche Fixierung der Functio laesa bedeutet. Bleibt die entsprechende Entwicklung unbeachtet, kann sich zeitabhängig daraus und zusammen mit muskulären Pathomechanismen eine therapeutisch nicht mehr lösbare Dauerblockierung aufbauen. Darüber hinaus entfachen chronisch veränderte Bindegewebszonen häufig ein sekundäres Reizgeschehen mit einer Tendenz zur Autonomisierung.

Aus diesem Blickwinkel betrachtet, gewinnen alle die geschilderten Bindegewebsveränderungen auch für die Chirotherapie eine ganz andere Wertigkeit. Für diagnostische Überlegungen erweisen sie sich als palpable Hinweise zur segmentalen Störungslokalisierung, im therapeutischen Bereich müssen sie ebenfalls beachtet und behandelt werden, zumal es dadurch gelingen kann, etwa mittels Bindegewebs- oder Reflexzonenmassage, nicht nur die oberflächlichen Strukturen zu beeinflussen, sondern über die Segmentalreflektorik auch auf tiefe Schichten einzuwirken.

In Bezug auf die praktischen Belange der Diagnostik und Therapie erweist sich die Kenntnis der abgehandelten strukturspezifischen Störpotentiale als unbedingt erforderlich, da ohne dieses Wissen, aber auch ohne Beherrschung der Nosologie einschlägige Syndrome, das Erlernen technischer Details weitgehend zwecklos bliebe. Gestörte Funktionen als Hauptangriffspunkte der Chirotherapie können nur dann erkannt und richtig beurteilt werden, wenn die normale Leistungsbreite der untersuchten Strukturen bekannt ist. Somit ergibt sich als Übergang zum chirodiagnostischen Abschnitt des Buches ein vorweggenommener Merksatz:

> Wir testen Normalfunktionen, um Fehlfunktionen zu finden.

# 5 Die Strategie in der Diagnostik

> Die Chirodiagnostik schließt eine Lücke der klinischen Untersuchung des Bewegungsapparates.

Die Diagnostik der Erkrankungen des Bewegungsapparates gehört zu den schönsten und dankbarsten Aufgaben in der Medizin. Sie erschließt den urärztlichen Bereich des direkten Kontaktes Arzt – Patient. Das gesprochene Wort, genauso wie das Betasten, Fühlen und Erkennen von Störungen gehören dazu, und all das geschieht ohne den heute in vielen Sparten übertriebenen Einsatz von Hochtechnologie. Zwar werden auch im Rahmen dieses Diagnostikbereiches radiologische und labormedizinische Untersuchungsgänge eingesetzt, ihr Stellenwert geht jedoch streng genommen über die eines Hilfsbefundes nicht hinaus, angeordnet hauptsächlich zur Absicherung, um gravierende pathomorphologische Veränderungen entzündlicher tumoröser, traumatischer oder stoffwechselbedingter Genese mit größter Sicherheit feststellen zu können. Einleitend soll weiterhin betont werden, dass seitens der Autoren gar nicht die Absicht besteht, chirodiagnostische Methoden als etwas ganz Eigenständiges oder Elitäres vorzustellen, als ein Gebiet, das sich nur wenigen auftun kann. Ganz im Gegenteil. Das Bestreben aller Ausführungen geht dahin, die Breitenentwicklung voranzutreiben und dazu allgemein vorhandenes Basiswissen genauso einzusetzen, wie ergänzende Methoden. Mit anderen Worten: Chirodiagnostik muss ein gleichwertiger und unverzichtbarer Anteil des klinischen Untersuchungsganges bei Störungen im Bereich des Bewegungsapparates werden. Ergänzend wäre zu sagen, dass das im Zusammenhang mit dem Einbau chirodiagnostischer Methoden in gebräuchliche Untersuchungsgänge verwendete Wort „unverzichtbar" bewusst gewählt wurde, um damit auszudrücken, dass ohne deren Einsatz diagnostische Lücken offen bleiben.

Um dies an einem Beispiel zu verdeutlichen, sei an die eminent wichtige Differenzierung zwischen Gelenkblockierung und Hypermobilität respektive Instabilität erinnert, die eine nahezu identische klinische Symptomatik zeigen und nur mittels chirodiagnostischer Methoden (segmentale Beweglichkeitstestung) unterscheidbar sind.

Nachfolgend werden anamnestische Kriterien und die Untersuchung des Bewegungsapparates unter Rückbeziehung auf die einleitenden Kapitel in Übersichtsform abgehandelt.

## 5.1 Untersuchung des Bewegungsapparates

Betreibt man Diagnostik nicht nur zum Selbstzweck, sondern betrachtet sie als Voraussetzung für eine gezielte und ökonomische Therapie, so lohnt es sich, die Diagnostik zuerst gedanklich aufzugliedern. Dazu hat sich eine Unterteilung bewährt, die drei Gesichtspunkte in den Vordergrund rückt:
- Die topische Diagnose
- Die Strukturdiagnose
- Die Aktualitätsdiagnose

**Die topische Diagnose** wird schon weitgehend durch die Anamnese geklärt. Sie umfasst Ort, Art und Ausstrahlungscharakter der Beschwerden und liefert somit erste Voraussetzungen für die sinnvolle Planung des weiteren Untersuchungsganges (z. B. Lumbalgie, Zervikalsyndrom, Schulter-Arm-Syndrom).

**Die Strukturdiagnose** bemüht sich, die geschilderten Beschwerden den pathogenetisch führenden Strukturen (Gelenke, Ligamente, Muskeln etc.) zuzuordnen.

**Die Aktualitätsdiagnose** schließlich berücksichtigt die im Vordergrund stehenden und den Patienten am meisten belastenden Beschwerden wie Schmerzsituation, Bewegungseinschränkung, Kraftabschwächung, Sensibilitätsstörung, vegetative Begleitsymptomatik sowie die psychische Einstellung, vor allem aber, ob das Krankheitsbild akut oder chronisch abläuft. Die Bewertungspriorität besitzt dabei stets das Schmerzgeschehen.

Die Umsetzung dieses dreiteiligen Programms in den praktischen medizinischen Alltag erfolgt durch:
- die Anamnese,
- die körperliche Untersuchung mittels Inspektion, Palpation, Beweglichkeitsprüfung und mit Hilfe von orientierenden neurologischen Methoden,
- die Anordnung von Hilfsbefunden wie Röntgen- und Laboruntersuchungen.

In der Praxis heißt das: Die zuerst erhobene topische Diagnose liefert in der Mehrzahl der Fälle eine Fülle differentialdiagnostischer Möglichkeiten. Die weitere Aufgabe ist es nun, aus den erhaltenen Informationen jenes „kritische Detail" herauszufiltern, welches eine Reduzierung der differentialdiagnostischen Gegebenheiten gestattet.

Dazu ein **Beispiel**: Der Patient berichtet über plötzlich nach körperlicher Belastung aufgetretene Kreuzschmerzen mit Ausstrahlungen ins Bein. Die sich daraus ergebende Diagnostik einer Lumboischialgie sagt aber noch nichts darüber aus, welche gestörte Struktur für dieses Schmerzbild verantwortlich ist. Sowohl diskogen-radikuläre, aber auch pseudoradikuläre Schmerzen bei Iliosakralgelenkläsionen, ja sogar Reizzustände des Hüftgelenks können in dieser topischen Diagnose enthalten sein. Ein kritisches

Detail wären nun weitere Angaben, dass die Schmerzen seitlich ins Bein ausstrahlen sowie bis zur großen Zehe reichen und sich beim Pressen, Husten und Niesen blitzartig verstärken würden. Damit wäre ein erstes Leitsymptom gegeben, das vordergründig auf eine prolapsbedingte Genese hinweist. Um die wahrscheinliche Diskogenität zu beweisen, müssen aber weitere Hinweise gesucht werden.

Dazu stichwortartig: Typische radikuläre Ausfälle (Sensibilitätsdefekte, Reflexausfälle, Paresen), die sich bei der körperlichen Untersuchung zeigen, dienen als weitere Leitsymptome. Röntgen- und Labordiagnostik müssen darüber hinaus zum Ausschluss gravierender pathomorphologischer Prozesse (Tumor, Metastasen etc.) ebenfalls im Diagnoseprogramm beinhaltet sein.

> Ein Leitsymptom allein ist zuwenig für eine sichere Diagnostik.

Kritische Details sind somit Anhaltspunkte aus dem Untersuchungsprogramm, die den diagnostischen Gedankenduktus in eine gewisse Richtung leiten. Sie dienen zum Auffinden weiterer Leitsymptome und ermöglichen durch die Kombination der erhaltenen Befunde die nosologische Einordnung des Beschwerdebildes. Das folgende Beispiel illustriert dies.

| | |
|---|---|
| Schulterschmerz | = Topische Diagnose |
| Kritisches Detail: Painful arc | = Insertionstendinopathie |
| Schmerzpalpation und Provokationstest | = Strukturdiagnose |
| Therapeutische Lokalanästhesie | = Probebehandlung |
| Beschwerdeerleichterung | = Sicherung der Diagnose |

Bei aller gegebenen Präferenz für das Überwiegen bzw. das Primat der gestörten Funktion ist es immer notwendig, auch eine zerstörte Funktion als Verursacher der Symptomatik auszuschließen bzw. fließende Übergänge einzukalkulieren. Während die zerstörte Funktion an Hand feststellbarer pathomorphologischer Veränderungen (Hilfsbefunde: Röntgen, Labor) nachweisbar wird, begibt man sich mit der Diagnose reiner Funktionsstörungen des öfteren auf hypothetisches Gebiet, wobei für den schlüssigen Beweis der richtigen Annahme häufig auf das Ergebnis der sogenannten Probebehandlung gewartet werden muss.

Abgesehen vom akademischen Wert des Versuches einer absoluten Strukturdiagnose bleibt im praktischen Bereich die Unterscheidung zwischen gestörter Funktion und zerstörter Funktion das oberste Ziel. Für den Patienten bedeutet dies die schicksalhafte Weichenstellung der künftigen Krankheitsentwicklung, im Sinne einer vollen Rehabilitationsmöglichkeit, oder nur der symptomatischen Therapie.

Hinzuweisen wäre noch darauf, dass bei Akutstörungen mit schmerzreflektorischer Vollverspannung die genaue Strukturanalyse Schwierigkeiten bereiten kann und in diesen Fällen eine entsprechende Abklärung erst nach Beherrschung der Akutsymptomatik möglich wird.

### 5.1.1 Anamnese

**Die Anamnese liefert erste kritische Details.**

Die übliche Anamneseerhebung kann als bekannt vorausgesetzt werden, und so sollen im Anschluss nur jene Punkte zur Sprache kommen, die bei Erkrankungen des Bewegungsapparates spezielle Bedeutung besitzen. Dabei stehen wiederum die Schmerzsymptome im Mittelpunkt des Interesses, wobei besonders die Dauer der Beschwerden und die Art ihres Auftretens, ob kontinuierlich, intermittierend, ob erstmalig oder rezidivierend, zu berücksichtigen sind. Darüber hinaus müssen natürlich auch Intensität (akut oder chronisch), tageszeitliche Schwankungen, Ausstrahlungstendenz und auslösende Momente (Ruhe, Bewegung, Belastung, Anlaufschmerz etc.) beachtet werden. So zeigen zum Beispiel von der Wirbelsäule ausgelöste chronische Beschwerden ein ganz charakteristisches Verhalten, das so typisch ist, dass bereits aus der Anamnese mit hoher Wahrscheinlichkeit die Vertebragenität abzuleiten ist.
- Chronisch intermittierender Verlauf,
- paroxysmale Schmerzgestaltung,
- wechselnde multilokuläre Manifestationen,
- Abhängigkeit von statischen und dynamischen Faktoren (Fehlstereotypien),
- häufige einseitige Beschwerden,
- Auslösung durch Triggersituationen (Überlastungen, Infekte, Wetter u. a. m.)

weisen in diese Richtung.

Nach der anamnestischen Abklärung der Schmerzsituation müssen aber noch weitere wesentliche Punkte bei der Patientenbefragung Beachtung finden, wobei besonders an die bereits erwähnte Multikausalität der meisten Schmerzsyndrome des Bewegungsapparates erinnert sei. Noxen aus dem Berufs-, Arbeits-, Freizeit- und Sportbereich sind dabei genauso wichtig wie chronisch entzündliche Prozesse (Fokalbelastung) oder psychosomatische Bahnungen (depressive Krankheitsbilder).

Schlagwortartig angeführt sollte die Anamnese diesbezüglich folgende, ansonsten weniger gewürdigte Faktoren aufklären:
- Arten der Berufsbelastung:
  Sitzen, Stehen, Heben, Tragen, Beugen, Monotonie, Fließband, Schreibmaschine, sich daraus ergebene Summationen.
- Arten der Freizeitbelastung:
  Handarbeiten (Stricken, Nähen etc.), Gartenarbeiten, Schneeschaufeln, weiterer Sitzschaden (Inaktivität, Fernsehen).

- **Sportbelastungen:**
  Ausgleichs- oder Leistungssport, Intensität der Sportart (Differenzierung der Bewertung entsprechend den vorliegenden Beschwerden).
- **Allgemeinbelastungen:**
  Ernährungs- und Trinkgewohnheiten, Schlafritus (Bettengestaltung), Kleidung (enge Jeans, Absatzhöhe der Schuhe), Medikamente (Schlafmittel, nichtindizierte Psychopharmaka, „die Pille"), Wetterfühligkeit, Unterkühlung u. a. m.

In den meisten Fällen wird sich bei dieser Art der Befragung ein Belastungspaket ergeben. Von Seiten der Patienten besteht die Tendenz, unmittelbar mit dem Schmerzbeginn zusammenfallende Noxen in den Vordergrund zu rücken. Dabei darf nicht übersehen werden, dass diese Faktoren meist nur die Auslöser darstellen, die den schon vorher bis an die Grenze belasteten Bewegungsapparat in die Dekompensation, sprich Schmerzphase, gerückt haben.

Um Beispiele zu nennen:

Es genügt nicht, sich mit den Angaben der Patienten abzufinden „man habe sich beim Aufheben einer Tasche das Kreuz verrissen", oder „beim Bergabgehen hätte auf einmal das Knie versagt". Solche Bagatellereignisse sind nur der letzte Tropfen, der das Fass zum Überlaufen bringt. Das anamnestische Eingehen auf das Gesamtbelastungpaket, und das ist abschließend zu den einschlägigen Ausführungen noch hervorzuheben, kann gar nicht dringlich genug empfohlen werden. Ohne Beachtung dieser Einzelheiten scheitert auch eine technisch noch so perfekt ausgeführte Chirotherapie an den ständigen Rezidiven.

Somit ist die einleitende Anamnese nicht nur für die unmittelbaren diagnostischen und therapeutischen Konsequenzen wesentlich, sondern gleichfalls Ausgangpunkt zur Beratung des Patienten im Sinne einer stets notwendigen Rehabilitation.

### 5.1.2 Körperliche Untersuchung

Voraussetzung für alle weiteren Untersuchungsgänge ist das Entkleiden des Patienten bis auf die Unterhose. Nur so liefert die am Beginn des Procedere stehende Inspektion brauchbare Ergebnisse.

> **Inspektion** bedeutet: Betrachten – Bemerken – Vergleichen und **Anormales** erkennen.

Zur Kenntnis zu nehmen ist der Patient als Ganzes, wie er geht, steht, sich setzt und wieder erhebt, wie seine Konstitutionsmerkmale und Körperproportionen zu beurteilen sind. Wie Muskulatur und Fettpolster imponieren, ob angeborene oder erworbene Defekte auffallen, oder – auf einen Nenner gebracht – es ist alles zu notieren, was im Gesamtbild von der Norm abweicht. Zur Inspektion gehört auch der Blick in den Mund, um so den Ort der häufigsten Fokalquellen (Zähne, Tonsillen) beurteilen zu können. Neben dieser Übersichtgewinnung über die Gesamterscheinung des Patienten ist die Inspektion darüber hinaus als integraler Anteil aller weiteren körperlichen Untersuchungen anzusehen (Beurteilung des Bewegungsausmaßes einzelner Regionen etc.).

> **Palpation** heißt: Berühren – Fühlen – Tasten – Drücken – Vergleichen – Fragen und vor allem *„Begreifen"*.

Die Palpation ist das sichere Standbein der Chirodiagnostik, denn im Zweifelsfalle liefert immer sie die entscheidenden Hinweise. Nicht zuletzt deshalb, weil mittels Palpation festgestellte Weichteilveränderungen apparativ kaum erfassbar sind und Beweglichkeitsprüfungen, besonders in bestimmten Wirbelsäulenregionen (z. B. Kreuzdarmbeingelenke, mittlere Brustwirbelsäule), schon aus anatomischen Gründen nur sehr vorsichtig zur Beurteilung herangezogen werden können.

Prinzipiell unterscheidet man zwischen Tast- und Schmerzpalpation.

Zu erwähnen bleibt dazu, dass der Terminus Tastpalpation einen Pleonasmus darstellt, denn palpieren heißt übersetzt tasten. Beibehalten wurde dieser Ausdruck lediglich wegen seiner allgemein üblichen Verwendung. Besser wäre es stattdessen von Strukturpalpation zu sprechen.

> Die Tastpalpation dient vorrangig der Strukturdiagnose,
> die Schmerzpalpation der Aktualitätsdiagnose.

Die Palpation liefert eine komplexe Empfindung thermischer und mechanischer Qualitäten, wobei über die hergestellten zwischenmenschlichen Kontakte die Aussagekraft erweitert wird, das heißt, die Empfindungen des Untersuchers und jene des Patienten ergeben den Endbefund. Die Voraussetzungen für verwertbare Palpationsergebnisse sind mehrschichtig. Die Basis der Beurteilbarkeit für das, was man palpiert, ist das anatomische Wissen. Weiterhin ergibt erst die Kenntnis des Normalen im Hinblick auf Konsistenz, Resistenz und Spannung, die Möglichkeit, den Tastbefund zu werten. Während anatomisches Wissen erlernbar ist, muss das Tastgefühl trainiert werden. Es muss aus Erfahrung reifen. In einem Zeitalter unerschütterlicher Technologiegläubigkeit gelangen daher Palpationsbefunde nur allzuleicht in den Ruf der Unzuverlässigkeit, Subjektivität und fehlender Reproduzierbarkeit, sehr zu Unrecht, wie viele Jahrhunderte Medizingeschichte lehren, wobei sich als Quintessenz ergibt, dass ein nicht unbeträchtlicher Anteil medizinischen Wissens auf Erfahrung beruht.

Die Kenntnis des Normalzustandes muss dann in jedem Einzelfall um die individuelle Druckschmerzgrenze ergänzt werden.

> Das Gesunde verträgt viel Druck, das Kranke oft kaum Berührung.

Um die Grenze zwischen Druck- und Schmerzempfindung festlegen zu können, benötigt der Untersucher den verbalen Kontakt mit dem Patienten, und zwar unter vergleichender Palpation an anatomisch gleichartigen Stellen. Zur technischen Ausführung der Palpation gibt es ebenfalls Richtlinien, die Beachtung finden sollten.

Die korrekte Palpation orientiert sich zuerst in den oberflächlichen Schichten (Turgor und Verschieblichkeit von Haut und Subkutis), dringt dann vorsichtig tiefer ein, um den Tonuszustand der Muskulatur zu erkunden (brüskes Vorgehen führt zur artifiziellen reflektorischen Verspannung) und beurteilt erst abschließend Gelenke, Ligament, Periost und Insertionen.

> Generell soll Bewegliches mit ruhendem Finger, und Ruhendes mit bewegtem Finger exploriert werden.

Fasst man das, was mittels Palpation diagnostisch erkennbar wird, zusammen, so ergibt sich Folgendes:

Im Bereich von Haut und Subkutis lassen sich Aussagen über Turgor, Konsistenz sowie Verschieblichkeit und Schmerzempfindlichkeit machen und in weiterer Folge daraus unter Einbeziehung der Segmentalreflektorik (Dermatom) Erkenntnisse über die segmentale Höhe bzw. Organzugehörigkeit der primären Störung gewinnen. Die Palpation der Muskulatur vermittelt vor allem Einblicke in die Tonussituation, lässt Verspannungen ganzer Muskeln oder isolierter Myotenone sowie aktive und latente Triggerpunkte erkennen und ergibt dadurch wertvolle Informationen für die Beurteilung pseudoradikulärer Syndrome. Die tiefen Strukturen der Gelenke, Ligamente, des Periosts und der diversen Insertionen interessieren vorrangig bezüglich ihrer Druckempfindlichkeit im Sinne der Schmerzpalpation.

Nicht zuletzt sei noch darauf verwiesen, dass die Palpation nach einer gut geführten Anamneseerhebung über den erstmaligen direkten Hautkontakt, darüber mitentscheidet, wie sich das zu erwartende Vertrauensverhältnis des Patienten zu seinem Arzt entwickeln wird. Brüske, grobe Palpationen können alles zerstören. Feinfühliges und erkennbares Vorgehen hingegen vermitteln dem Untersuchten das Gefühl bzw. die Gewissheit, dass ihn sein Untersucher nicht nur betastet, sondern auch „begreift".

**Beweglichkeitsprüfung**

Während der Anamnese und Palpation im Rahmen der Chirodiagnostik gegenüber dem Standardvorgehen nur in gewissen Punkten eine Ergänzung erfahren müssen und ansonsten die allgemein bekannte Vorgangsweise beibehalten werden kann, betritt man mit dem wesentlichsten Abschnitt der Beweglichkeitsprüfung, der Testung der segmentalen Motilitätsverhältnisse, ungewohntes diagnostisches Neuland und ergänzt damit das klarerweise weiterhin ausgeführte orthopädisch-klinische Diagnostikvorgehen. Demzufolge gliedert sich die Untersuchung der Beweglichkeit mehrstufig auf, nämlich:
- Prüfung der allgemeinen Motilitätsverhältnisse,
- Prüfung der regionalen Beweglichkeit,
- Testung des segmentalen Bewegungsverhaltens.

Die Gesichtspunkte, unter denen die allgemeine Motilität zu betrachten ist, wurden im Wesentlichen bereits bei den Bemerkungen zur Inspektion erwähnt. Der wichtigste Eindruck, der dabei gewonnen werden kann, ist die Feststellung, ob das Bewegungsverhalten des Patienten der altersgemäßen Norm entspricht, oder davon abweichend eine hypomobile, respektive hypermobile Beweglichkeitsbasis gegeben ist.

Diese Aspekte haben natürlich auch bei der weiterführenden Prüfung der regionalen Beweglichkeit Gültigkeit. Ergänzend dazu aber können hier durch die Unterteilung der Untersuchung in die Prüfung der aktiven Beweglichkeit, der passiven Beweglichkeit und der Widerstandstestung weitere Erkenntnisse gewonnen werden.

Zur Prüfung der aktiven Beweglichkeit wird der Patient aufgefordert, das entsprechende Gelenk oder die zu testende Wirbelsäulenregion um alle jene Achsen im vollen Ausmaß zu bewegen, die dem Gelenk bzw. der Region eigen sind. Für die regionale Wirbelsäulenuntersuchung müssen daher stets vier Bewegungsarten überprüft werden:
- Anteflexion (Vorbeugung),
- Retroflexion (Rückbeugung),
- Lateroflexion (Seitbeugung),
- Rotation (Drehung).

Die Forderung besteht gleichfalls für die passive Beweglichkeitsprüfung. Im Unterschied zum vorerwähnten Untersuchungsgang erfolgt hier die Testung durch eine vom Untersucher vorgenommene passiv geführte Bewegung. Beurteilt werden sowohl das Ausmaß (Winkelgrade) des Bewegungsumfanges, als auch bei Lateroflexion und Rotation der entsprechende Seitenvergleich und selbstverständlich ein eventuelles Schmerzauftreten.

Bei der passiven Beweglichkeitsprüfung muss auch auf das Endgefühl geachtet und festgehalten werden, ob der Bewegungsabschluss weich federt oder abrupt stoppt.

Bei der angeschlossenen Widerstandstestung muss der Patient versuchen, alle bereits aktiv und passiv überprüften Bewegungen nochmals gegen einen vom Untersucher geleisteten Widerstand isometrisch (also ohne Gelenkbewegung) auszuführen.

Die Widerstandstestung der Muskulatur gibt über eine eventuelle Schmerzprovokation zusätzliche Hinweise und muss dann noch durch entsprechende Überprüfungen auf begleitende Verkürzungen der Muskulatur ergänzt werden.

Welche Aussagen ergeben sich aus dem bisherigen Untersuchungsabschnitt? Als Ausgangspunkte zur Beantwortung der gestellten Fragen dienen die einzelnen Prüfungsziele.

Die aktive Beweglichkeitsprüfung erfasst alle Strukturen des Arthrons bzw. Vertebrons, unter Einschluss des Nervensystems und der Psyche.

Bei der passiven Prüfung der Bewegung werden Motorik und Psyche weitgehend ausgeschaltet.

Die Widerstandstestung schließlich beurteilt den Muskel- Sehnen- Apparat auf Kraft- und Schmerzauslösung, unter Ausschluss der Gelenkbewegung.

Daraus lässt sich ableiten: Sind aktive und passive Bewegungen ohne Schmerzen und Einschränkungen normal ausführbar, ist eine Störung dieser Region meist unwahrscheinlich. Hypo- oder Hypermobilitäten bzw. Schmerzauslösungen erfordern weitere Überprüfungen im Sinne der bereits erwähnten Testungen des Endgefühls der Bewegung, des translatorischen Gleitens und der traktorischen Mobilität, all dies dann im Rahmen der segmentalen Bewegungsuntersuchung, die in den späteren Kapiteln noch ausführlich beschrieben wird. Weitere Rückschlüsse ergeben sich aus übereinstimmenden oder divergierenden Ergebnissen der Teiluntersuchungen. Ist die schmerzhafte Bewegungseinschränkung bei aktiver und passiver Überprüfung zur gleichen Bewegungsrichtung orientiert, kann eine arthrogene Ursache angenommen werden. Entsprechende Divergenzen zwischen aktiver und passiver Testung hingegen weisen auf eine myogene Störung hin.

Die Widerstandstestung ergibt im Normalfall das Bild einer kraftvollen und schmerzfreien Aktion. Pathologische Ergebnisse lassen graduelle Rückschlüsse zu. Treten erst bei großer Kraftanwendung Schmerzen auf, so besteht eine meist nur mäßige myogene Läsion. Schmerzauslösung bei geringem Kraftaufwand weist hingegen auf eine deutliche muskuläre Krankheitskomponente hin. Eine neurologische Läsion ist dann anzunehmen, wenn die Testung eine Kraftabschwächung bei gleichzeitiger Schmerzlosigkeit erkennen lässt.

**Synopse 3:** Beweglichkeitsprüfung

| aktiv | | passiv | | Widerstandtest | | |
| --- | --- | --- | --- | --- | --- | --- |
| Beweglichkeit | Schmerz | Beweglichkeit | Schmerz | Kraft | Schmerz | |
| 1. frei | frei | frei | frei | groß | frei | o.B. |
| 2. frei | Endlage | vermehrt | Endlage | groß | gering | Hypermobilität |
| 3.a Endlage | Endlage | Endlage | Endlage | gering | groß | starke Muskel-, Sehnenläsion |
| b Endlage | Endlage | Endlage | Endlage | groß | gering | leichte Muskel-, Sehnenläsion |
| c Endlage | Endlage | Endlage | Endlage | groß | gering-frei | Blockierung |
| 4.a eingeschränkt | Bewegungsschmerz | eingeschränkt | gering | gering | groß | starke Muskel-, Sehnenläsion |
| b eingeschränkt | Bewegungsschmerz | eingeschränkt | gering | groß | gering | leichte Muskel-, Sehnenläsion |
| c eingeschränkt | Bewegungsschmerz | eingeschränkt | stark | gering | gering | Gelenkläsion (Blockierung, Arthrose, Arthritis) |
| 5. eingeschränkt | frei | frei | frei | gering | frei | neurogene Läsion |

**Muskeltests**

Über die geschilderte Widerstandstestung hinaus, die im Zuge der regionären Beweglichkeitsprüfung abgewickelt wird, ist es meist erforderlich, die funktionelle Ausgangssituation der Muskulatur noch genauer zu explorieren. Zu achten ist hier besonders auf:

- verspannte Muskeln
- verkürzte Muskeln
- abgeschwächte Muskeln
- schmerzhaft verkürzte Muskeln
- schmerzhaft abgeschwächte Muskeln
- verbundene Balancestörungen antagonistischer Muskeln

Details zu den einzelnen Punkten werden bei der Beschreibung des Untersuchungsganges der anatomischen Regionen ausgeführt. Ergänzend zu diesen Übersichtsausführungen wäre noch anzuführen, dass bezüglich muskulärer Abschwächung eine Einteilung in sechs Stufen gebräuchlich ist (Oxforder System, Synopse 4).

**Synopse 4**

| | |
|---|---|
| Stufe 5: | Die Bewegung ist gegen kräftigen Widerstand möglich. |
| Stufe 4: | Die Bewegung kann gegen Widerstand erfolgen. |
| Stufe 3: | Die Bewegung überwindet gerade noch die Schwerkraft. |
| Stufe 2: | Die Bewegung ist unter Ausschluss oder Abschwächung der Schwerkraft (Auftrieb im Bad) ausführbar. |
| Stufe 1: | Nur mehr leichte Anspannung des Muskels ohne Bewegungsmöglichkeit. |
| Stufe 0: | Keine muskuläre Aktivität. |

Für chirodiagnostische Belange sind praktisch nur Abschwächungen bis maximal zur Stufe 3 von Interesse. Stärkere Kraftverminderungen gehören fast ausschließlich zum neurologischen Fachgebiet.

Um die diagnostische Wertigkeit der Muskeltests ins rechte Licht zu rücken, sei dazu noch bemerkt, dass die Diagnostizierung muskulärer Defekte einen ganz wesentlichen Baustein des Untersuchungsganges darstellt, da gerade von solchen Störungen bei therapeutischer Nichtbeachtung die größten Rezidivimpulse ausgehen.

## 5.2 Röntgendiagnostik der Wirbelsäule – spezielle Aufnahmetechniken

Um auch statische Gegebenheiten im Röntgenbild besser erfassen zu können, sollten für die Chirodiagnostik entwickelte Einstelltechniken zur Beurteilung herangezogen werden. Für die Lenden-Becken-Hüftregion und die Halswirbelsäule ergeben sich dabei diesbezüglich folgende Einstellungsvorgänge.

Die routinemäßig übliche Aufnahmetechnik verstößt schon in der Formatwahl des Röntgenbildes gegen die geforderte Gesamtübersicht der Lenden-Becken-Hüftregion. Das gebräuchliche Format 18 x 40 cm für ap-Aufnahme zeigt z. B. vielfach bereits die Iliosakralgelenke unvollständig und Hüftgelenk, Symphyse und Beckenkämme fehlen vollständig, obwohl sie wichtige diagnostische Bezugspunkte darstellen.

Zu fordern ist, wie sich unschwer aus dem Vorgesagten ergibt, bei der ap-Aufnahme ein Mindestformat von 30 x 40 cm und eine Einstellung, welche Hüftgelenke, Symphyse, Scheitelpunkte der Beckenkämme, Iliosakralgelenke und die Lendenwirbelsäule zeigt, was bei nicht allzu dicken Patienten durch eine Ausführung im Hochformat erreichbar wird.

Der seitliche Strahlengang bietet normalerweise weniger Grund zur Beanstandung.

Röntgendiagnostik der Wirbelsäule – spezielle Aufnahmetechniken

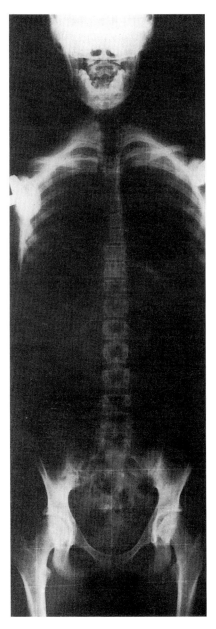

Abb. 12: Ganzaufnahme der Wirbelsäule mit Becken und Kopfgelenken (ap).

Ein weiterer Gesichtspunkt steht zur Diskussion: Aufnahme „im Stehen" oder „im Liegen" wie gewohnt. Unserer Meinung nach kann es kein dogmatisches nur „im Stehen" gegeben, wie es häufig von den Puristen der Chirotherapie geäußert wird. Ein „sowohl als auch" ist sicherlich der vernünftigere Weg und den entsprechenden Wegweiser hat die anfallende Situation zu stellen. Gilt es vordringlich, pathomorphologische Veränderungen mit größtmöglicher Sicherheit zu erkennen, muss der üblichen Aufnahmetechnik im Liegen der Vorzug gegeben werden.

Ist hingegen eine statisch funktionelle Betrachtungsweise angebracht, etwa um eine echte Beinlängendifferenz zu verifizieren, soll eine Aufnahmetechnik im Stehen gewählt werden. Um dazu vergleichbare und reproduzierbare Ergebnisse zu erhalten, empfiehlt sich eine Ganzaufnahme der Wirbelsäule (Abb. 12), die allerdings eine zusätzlich apparative Voraussetzung benötigt, oder ein genormtes Verfahren der LBH-Darstellung (*Gutmann*) unter Einblendung eines Kopf- und Basislotes.

### 5.2.1 Röntgenologische Darstellung der Lenden-Becken-Hüftregion

Da die Technik dieses Untersuchungsganges allgemein zuwenig bekannt ist, soll sie hier in Kürze beschrieben werden.

Der Patient steht für das ap-Bild genau in der Kassettenmitte. Dies ist durch eine entsprechende Bodenmarkierung erreichbar. Die Beine müssen gleichmäßig belastet und die Knie gestreckt gehalten werden. An der Oberfläche der Kassette befindet sich ein verschiebbares schattengebendes Lot, das nach Kranialverschieben der Kassette genau auf die Hinterhauptsmitte einzustellen ist. Im Anschluss daran wird die Kassette ohne Seitenverschiebung wieder zur LBH-Region abgesenkt, und zwar so, dass der Zentralstrahl und Kassettenmitte auf Nabelhöhe adjustiert sind. Am fertigen Röntgenbild entspricht dann die Bildmitte dem Basislot und der eingeblendete Drahtschatten dem Kopflot. Im Normalfall müssen sich beide decken (Kopflot in Bildmitte). Bei der Aufnahme im seitlichen Strahlengang steht der Patient quer auf der Fußbodenmarkierung, welche der Kassettenmitte entspricht, die Knöchel eine Fingerbreite dahinter. Das Kopflot soll auf den Porus acusticus externus eingestellt sein. Nach Kassettenabsenkung ist die Ausrichtung des Zentralstrahles vorzunehmen und dabei eine Einstellung auf den lumbosakralen Übergang aus projektionstechnischen Gründen am günstigsten. Um Verprojizierungen gering zu halten, empfiehlt es sich, sowohl bei der ap als auch bei der seitlichen Aufnahme den Röhrenabstand so groß wie möglich zu halten (2 m und mehr je nach Leistungsfähigkeit des Gerätes (Abb. 13).

Der seitliche Strahlengang der Röntgeneinstellungen für die LBH-Region nach Gutmann besitzt eine über die gewohnte Betrachtungsweise hinausgehende klinische Wertigkeit, die aus nachfolgenden Details und der Abbildung 14 ersichtlich wird.

Röntgendiagnostik der Wirbelsäule – spezielle Aufnahmetechniken

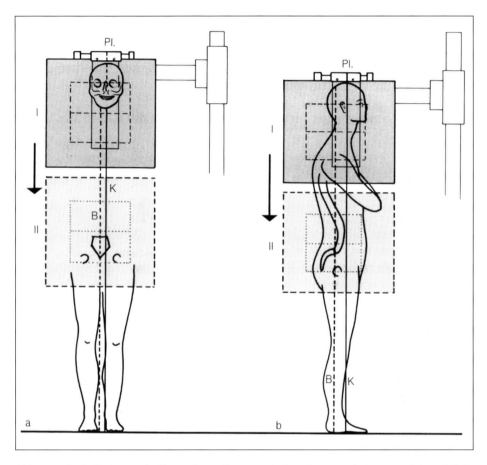

Abb. 13 a, b: Aufnahmetechnik zur Darstellung statischer Gesamtrelationen auf dem Teilabschnitt der Lenden-Becken-Hüftgelenkregion (LBH).
**a** B = Basislot: Mitte der Unterstützungsfläche zwischen den Füßen entsprechend der Kassetten- und der Filmmitte. K = Kopflot: Lot im angenäherten Projektionspunkt des Massenmittelpunktes des Schädels nach außen (eingestellt auf die Mitte der Okzipitalregion – Protuberantia occipitalis externa) Pl = Plexiglasscheiben, auf der Blende verschiebbar befestigt mit eingelassenem Bleifaden, der visuell, besser mechanisch auf den Bezugspunkt in der Okzipitalregion eingestellt wird. Die Blende wird dann mit eingestelltem Kopflot aus der Position I in die LBH-Region (Position II) zur Aufnahme gesenkt.
**b** Gleicher Vorgang bei der seitlichen Aufnahme. Das Kopflot wird hier auf den Porus acusticus externus, etwa entsprechend dem Ohrläppchen, eingestellt. Die Füße werden so aufgestellt, dass das Basislot einen guten Zentimeter vor (ventral) der Mitte des Malleolus externus verläuft. Das Basislot entspricht der Mitte des Filmes und der Kassette. Die Kopfhaltung ist immer die gleiche: Blick geradeaus, Bissebene horizontal (nach *Gutmann*).

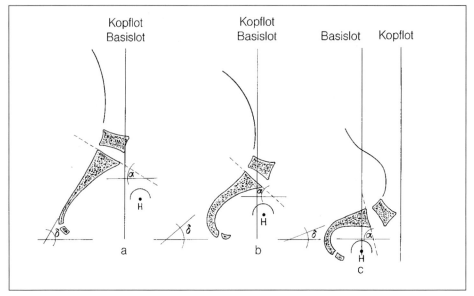

Abb. 14: Beckentypen nach *Gutmann* (aus: *Eder, Tilscher:* Schmerzsyndrome der Wirbelsäule).
a: Hohes Assimilationsbecken: Steile Kreuzbeineinstellung, Promontorium hochstehend, ISG sagittal eingestellt. Der Legersche Winkel ist klein. Es besteht eine Tendenz zu ligamentären Schmerzsyndromen und zu Wurzelsyndromen S 1.
b: Normalbecken: Der Diskus L 4–5 liegt in Höhe der Beckenkämme. Der Legersche Winkel beträgt ca. 40 Grad. Es besteht eine Tendenz zu Blockierungen L 4–L 5 und der ISG. Wurzelsyndrome betreffen meist die Wurzel L 5.
c: Horizontalbecken: Das Promontorium steht tief im Becken, die Lotlinie verläuft vor der Hüftgelenksquerachse. Der Legersche Winkel ist groß. Krankheitstendenz: Koxarthrose, M. Baastrup, Blockierungen.

### 5.2.2 Röntgenologische Darstellung der Halswirbelsäule

Für die Halswirbelsäulenregion ergeben sich folgende Besonderheiten:

Während sich bei der Aufnahme im seitlichen Strahlengang nur geringe Unterschiede zum Standardverfahren ergeben, ist für die ap-Aufnahme eine deutlich geänderte Einstellung zu fordern, da die überlicherweise ausgeführte Technik den Kopfgelenkbereich vernachlässigt.

Eine sowohl morphologische als auch funktionelle Gesichtspunkte befriedigende Darstellung der Halswirbelsäule unter Einschluss des Kopfgelenkbereiches gelingt am besten mit der Aufnahmetechnik nach *Sandberg-Gutmann*.

# Röntgendiagnostik der Wirbelsäule – spezielle Aufnahmetechniken

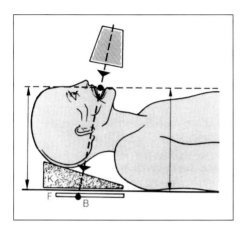

Abb. 15: Ausrichtung der Gesichtslinie für die transorale (ap)-Aufnahme der Halswirbelsäule. Nasenwurzel-Lippenschluss parallel zum Film (nach *Gutmann*).

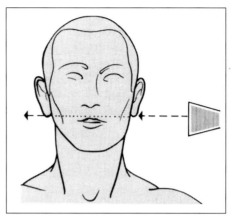

Abb. 16: Die seitliche Aufnahme der Halswirbelsäule erfolgt in sitzender Patientenposition. Der Zentralstrahl wird auf das Ohrläppchen ausgerichtet (nach *Gutmann*).

Für die ap-Aufnahme liegt der Patient auf der Mitte des Röntgentisches (Analfalte genau auf Mittellinie). Durch mehrmaliges Aufsetzen und Hinlegen wird dabei eine natürliche Haltung der Wirbelsäule gesichert. Anschließend muss der Patient den Mund öffnen und einen Flaschenkorken zwischen den Zähnen haltend so liegen bleiben, dass Stirne und Oberlippe auf einer Horizontalen ausgerichtet sind. Bei der Einstellung des Zentralstrahles der Röntgenröhre ist darauf zu achten, dass er von fingerbreit unterhalb der oberen Prämolaren zu einem Punkt fingerbreit oberhalb der tastbaren Okzipitalbasis verläuft (als Einstellhilfe kann ein Bindfaden verwendet werden). Der Röhren-Film-Abstand soll genau 1 m betragen. Für die seitliche Aufnahme wird eine sitzende Haltung des Patienten gewählt, der Kopf muss horizontal (Blick in die Ferne) und darf nicht seitgeneigt gehalten werden (Unterkieferhälften müssen sich im Röntgenbild decken). Der Zentralstrahl ist auf die Spitze des Processus mastoideus auszurichten und der Röhrenabstand soll, um Verprojizierungen auszuschließen, mindestens 1,5 m betragen.

Mit Hilfe dieser Einstellungstechnik ist es nun möglich, die Halswirbelsäule einschließlich des Kopfgelenkbereiches zu analysieren und die Basis für vergleichbare und reproduzierbare Ergebnisse auch in funktioneller Hinsicht zu schaffen. Ergänzend erwähnt werden soll, dass in gewissen Fällen durch zusätzliche Funktionsaufnahmen in Ante- und Retroflexion bzw. Seitneigung weitere Aufschlüsse zu gewinnen sind.

Eine ausführliche Darstellung der Röntgenologie der Wirbelsäule einschließlich der Tomographie und Myelographie bleibt den entsprechenden Standardwerken vorbehalten.

# SPEZIELLER TEIL

# 6 Die Strategie in der Therapie

Im vorigen Kapitel wurde bereits ausdrücklich darauf verwiesen wie wesentlich die Unterteilung in
- Topische Diagnose,
- Strukturdiagnose,
- Aktualitätsdiagnose

für die klinische Beurteilung vorliegender vertebragener Syndrome ist.

Bezüglich der Strukturdiagnose erhebt sich des Weiteren eine immer entscheidende Frage: Basiert das bestehende Krankheitsbild auf einer **gestörten** oder **zerstörten** Funktion? Dabei sind pathomorphologische Veränderungen mit zerstörter Funktion stets primär abzuklären, und dies bestätigt einmal mehr die Notwendigkeit des routinemäßigen Einsatzes von Hilfsbefunden, wie bildgebenden Verfahren und der labordiagnostischen Exploration, denn die Aufdeckung entsprechend geschädigter oder zerstörter Strukturen betrifft schicksalhaft die prognostische Beurteilung.

Im hohen Maße gilt dies darüber hinaus auch für die Planung therapeutischer Maßnahmen, wobei im Sinne der Buchthematik die **gestörte** Funktion als hauptsächlicher Behandlungsansatz anzusehen ist. Zerstörte Funktionen bei pathomorphologischen Veränderungen müssen nach klassischen klinischen Regeln versorgt werden. „Weiche Techniken" der Manuellen Medizin können aber gegebenenfalls und nur als „Remedium adjuvans" zusätzlich zum Einsatz kommen.

Eine weitere Hauptregel bei der Behandlung des gestörten Bewegungsapparates verlangt den prinzipiellen Einsatz an der pathogentisch führenden Struktur bzw. auch Mehrfachansätze bei mehreren betroffenen Strukturen.

So erfordern arthromuskuläre Störungen sowohl die spezifische Behandlung der Gelenkläsion (wobei aber noch zu klären bleibt, ob Hypo- oder Hypermobilitäten vorliegen, die konträre Maßnahmen notwendig machen) als auch jene der muskulären Komponente. Dabei sollte möglichst versucht werden, den pathogenen Primärfaktor zu erkennen und die Therapie als erstes auf diesen abzustimmen.

**Störung der Gelenke**
- Bei Hypomobilität — mobilisierende Techniken
- Bei Hypermobiität — Infiltrationen, Stabilisierung

**Störung der Muskulatur**
- Verspannung, Verkürzung — Entspannungstechniken (PIR etc.)
- Abschwächung — Kräftigungsübungen

Liegt eine **ligamentäre-muskuläre Insuffizienz** als Ursache bestehender Schmerzsyndromen vor, dann gilt:
- Ligamentäre Schmerzen — Lokaltherapie der Insertionen
- Muskuläre Dysbalance — dehnen verkürzter Muskeln, beüben der abgeschwächten Muskeln

Aber auch beim Überwiegen **diskogener radikulärer Schmerzen** entwickeln sich segmental orientierte pseudoradikuläre Begleitsyndrome, die eine darauf ausgerichtete zusätzliche Bedachtnahme erforderlich machen.
- Radikulärer Schmerz — Wurzelblockade, Ruhigstellung
- Pseudoradikulärer Schmerz — Muskel- und Gelenktechniken bzw. Infiltrationen nach Aktualitätsdiagnose

Diese Überlegungen auf ein Prinzip gebracht ergeben:
- Symptome der Haut und Subkutis — Therapie über die Haut (Quaddeln, Akupunktur, Bindegewebsmassage)
- Muskelsymptome — Therapie über die Muskulatur (dehnen bzw. kräftigen, Infiltrationen)
- Gelenksymptome — Therapie am Gelenk (Mobilisation und Manipulation bzw. Infiltrationen)
- Radikuläre Symptome — Therapie über die Nervenwurzel (Reischauerblockade, Kryotherapie, Ruhigstellung)

**Akutsituation oder Chronizität**
Die im Einzelfall anwendbaren Therapiemethoden orientieren sich weiterhin am Hauptfaktor der Aktualitätsdiagnose. Akutsyndrome mit hochgradiger Reizanflutung zum Hinterhorn verlangen klarerweise nach Reizabbau.
- Ruhigstellung (Bett, Schanz-Krawatte),
- nichtsteroidale Antirheumatika, Kryotherapie,
- therapeutische Lokalsanästhesie

sind geeignete Maßnahmen.

**Chronische Krankheitsbilder** mit permanenter Fehlreflektorik hingegen benötigen das Setzen von Reizen, um wiederum reaktionsfähig und rehabilitierbar zu werden. Dazu stehen Manuelle Medizin und andere Reflextherapien sowie die Palette physikalischer Behandlungsarten zur Verfügung.
Manualmedizinische Techniken lassen sich dabei durchaus den verschiedenen vorliegenden Akuitätsstufen anpassen. Den dazu erforderlichen Indikator liefert das vorliegende Schmerzgeschehen mit der

# Die Strategie in der Therapie

> Conditio sine qua non:
> **„Die freie Richtung"**

Um exakt zu sein: Gemeint ist jene Behandlungsrichtung, die nicht nur jegliche Schmerzverstärkung vermeidet, sondern ganz im Gegenteil zur Reduzierung der Beschwerden beiträgt und die gestörte Normalfunktion wiederherstellt.

Hochakute Zustände, die keine freie Richtung aufweisen, sind demzufolge von manualmedizinischen Maßnahmen auszuschließen!

Nach Abklingen dieses Stadiums wird es dann meist möglich sein mit reizarmen Techniken zu beginnen. Erfahrungsgemäß sind es **zarte traktorische Techniken**, die als erstes einsetzbar werden. Bei guter Verträglichkeit mit weiterem Abklingen der Schmerzen können nach entsprechender Testung **translatorische Mobilisationen in Neutralstellung der Gelenke** und bei begleitender muskulärer Komponente dann auch **PIR und Weichteiltechniken** zur Anwendung kommen. Erst wenn Gelenkbewegungen in die gestörte Richtung schmerzfrei ausgeführt werden können, dürfen **Mobilisationen** in diese Richtung und letztlich die reizintensivsten Techniken der Manuellen Medizin, die **Manipulationen** im Behandlungsplan Platz finden. Charakteristika und Einzelheiten der angesprochenen manualmedizinischen Techniken werden in Folge vorgestellt.

Ein ganz wesentlicher Gesichtspunkt der therapeutischen Strategie darf schlussendlich nicht unerwähnt bleiben. Jegliche Behandlungsplanung muss von der gesicherten Erkenntnis ausgehen, dass die vorliegenden Pathomechanismen von Wirbelsäulensyndromen sich meist mehrschichtig repräsentieren, segmental zugehörige differente Strukturen (Gelenke, Muskulatur, Ligamente, Bindegewebe, Nervensystem) im verschiedenen Ausmaß und Kombinationen betreffen können und dementsprechend auch behandlungsmäßig bedacht werden müssen.

**Gezielte Polypragmasie**
Dieses Statement steht für sinnvolle strukturentsprechende therapeutische Mehrfachansätze, wobei grundsätzlich die pathogenetisch führende Struktur vordergründig bedacht werden muss, aber auch die Einbeziehung der Sekundärsymptome wichtig ist. Einmal, um multiple Afferenzüberlastungen des Hinterhorns zu vermindern (deutlichere Schmerzreduzierung) und zweitens um die Autonomisierung der Sekundärsymptomatik zu verhindern.

Die beiden nachfolgenden Synopsen geben eine Übersicht zu den Möglichkeiten des therapeutischen Procederes aus orthopädischer Sicht, wobei auch hier wiederum bewusst eine Unterteilung der Schmerzsyndrome in solche mit gestörter bzw. zerstörter Funktion erfolgte.

**Synopse 5:** Strategie der orthopädischen Therapie – Diagnose
Topische Diagnose (Zervikalsyndrom, Lubalgie etc.)

| Strukturanalyse | Chirurgisch | Konservativ |
|---|---|---|
| *Funktionsstörung* (keine Pathomorphologie) | „Was kann man" <br><br> „Was soll man nicht" | ■ Medikamentös <br>   Analgetisch <br>   Antirheumatisch <br>   Antibiotisch <br>   Antiporotisch <br> ■ Reflextherapie <br> ■ Physikalisch <br> ■ Orthetisch <br> ■ Rehabilitation <br> ■ Prävention |
| | | Remedium cardinale |
| Aktualitätsdiagnose | Akut → Reizabbau <br> Chronisch → Reizsetzung | |
| **Strukturanalyse** | **Chirurgisch** | **Konservativ** |
| *Funktionszerstörung* (Pathomorphologie) | „Was muss man" <br><br> „Was kann man" | ■ Medikamente <br>   Analgetisch <br>   Antirheumatisch <br>   Antibiotisch <br>   Antiporotisch <br>   Zytostatisch <br> ■ Reflextherapie <br> ■ Physikalisch <br> ■ Orthetisch <br> ■ Rehabilitation |
| | Remedium cardinale | Remedium adjuvans |
| Aktualitätsdiagnose (postoperativ) | Akut → Reizabbau <br> Chronisch → Reizsetzung | Remedium cardinale |

**Synopse 6:** Orthopädische Therapie

| | 1. Was muss man operieren? <br> 2. Was kann man operieren? <br> 3. Was soll man *nicht* operieren? | |
|---|---|---|
| **operativ** | Funktionsstörungen <br> ambulant | **konservativ** |
| man soll nicht | | man muss |
| man kann | | man kann |
| man muss | | man soll nicht |
| | Funktionszerstörung <br> stationär | |

## 6.1 Prinzipielles zur Chirotherapie

**Biomechanik**

Zweifelsohne wäre es einfach und überzeugend, könnte man manualtherapeutische Einstellungen von Wirbelgelenken alleine über biomechanische Modelle interpretieren und so schlüssige Grifftechniken empfehlen. Namhafte Exponenten der Manuellen Medizin, vor allem aus Deutschland, haben deshalb immer wieder versucht, diesen Weg einzuschlagen und als Lehr- und Ausbildungsbasis einzusetzen. Entsprechende Interpretationen beziehen sich dabei auf Vorgänge in Einzelgelenken und angenommenen gekoppelten Folgebewegungen der Gelenkpartner, vernachlässigen aber die Realität der Funktionsgemeinschaft der gesamten Strukturen des Bewegungssegmentes, die ja gemeinsam an allen Bewegungsabläufen beteiligt sind. Funktionsstörungen der Wirbelgelenke im Sinne der sogenannten Blockierung betreffen in toto diese Gesamtheit. Wenn diesbezüglich strukturelle und/oder funktionelle Wertigkeiten hervorgehoben werden können, dann ist es vielleicht die arthromuskuläre Koppelung und nicht der alleinige Gelenkfaktor biomechanischer Denkmodelle.

Auch die im vorliegenden Buch vorgestellte Trennung gestörter Bewegungsabläufe bei Blockierungen im Sinne einer Ante-, Retro-, Seitneigungs- oder Rotationsblockierung erfolgt hauptsächlich aus didaktischen Gründen und der empirisch gefundenen Vorteilhaftigkeit für das manualtherapeutische Procedere. Die therapeutische Konsequenz aus manualmedizinischen Diagnosen ist die vordergründige Forderung, eingeschränkte Funktionsrichtungen wieder zu normalisieren, d. h. die einzusetzenden Grifftechniken an die Barriere der Störung zu bringen und diese dann schmerzfrei zu überwinden. Einsetzende Schmerzhaftigkeit verlangt stets die Änderung von Technik und Mobilisationsrichtung, etwa zu traktorischen Techniken oder translatorischen Gleitbewegungen und zwar so lange, bis letztlich auch die restierende ursprüngliche Bewegungseinschränkung schmerzfrei und direkt behandelt werden kann. Diese immer wieder erfolgreiche Vorgangsweise sagt an sich schon aus, dass die erzielbare Störungsbehebung nicht von Konvergenz- oder Divergenzkriterien der Gelenkflächen, oder Scher- und Druckkrafteinflüssen bzw. weiteren mechanistischen Faktoren alleine abhängig sein kann, sondern neurophysiologischen Gesetzmäßigkeiten folgt. Das heißt mit anderen Worten aber auch, dass überbewertete biomechanische Denkmodelle an der Realität vorbeigehen. Solange Bewegungsabläufe bei manualmedizinischen Untersuchungs- und Behandlungstechniken im betroffenen Bewegungssegment nicht sichtbar gemacht werden können, sollten diesbezüglich Verwirrung stiftende Interpretationen besser unterbleiben, denn wir wissen alle nicht, was in anatomisch oft variablen und häufig seitendifferenten Gegebenheiten der Wirbelgelenke bei den verschiedenen diagnostischen und therapeutischen Techniken – und dies wahrscheinlich auch noch individualtypisch variiert – abläuft.

So bleibt als abschließendes Statement zum Thema „Biomechanik von Grifftechniken": Kartesianisch interpretiertes „Zurechtrücken" bestimmter Gelenkflächen nach biomechanischen Vorstellungen intraartikulärer Abläufe führt in eine Sackgasse. Der Wirkungsmodus von Handgrifftherapien liegt eindeutig im neurophysiologischen Bereich der reflektorischen Entstörung.

Die Strukturen des Bewegungsapparates sind in ihrem Funktionsverhalten an Zug- und Druckreize gebunden. Chirotherapie vermittelt demzufolge als mechanisch orientierte Behandlungsart mit ihren Zug- und Druckgriffen dem Organismus bekannte Reize, wobei durch die Anwendung verschieden intensiv wirkender Techniken darüber hinaus eine feinfühlige, an die jeweilige Krankheitssituation anpassbare Dosierung zur Anwendung kommen kann.

In hypothetischer und zum Teil experimentell abgesicherter Betrachtungsweise lässt sich die Wirkungsweise der Chirotherapie so erklären, dass die von funktionsgestörten Strukturen des Bewegungsapparates ausgehenden pathologischen Afferenzmuster durch die Handgrifftherapie ausgelöscht und gesunde Normalmuster neu rekrutiert werden können. Den Hauptangriffspunkt bildet dabei das Gammasystem, wobei die durch den Handgriff ausgelöste Tonusabsenkung die Voraussetzung für die Reizentlastung gestörter arthromuskulärer Regelkreise liefert.

Bereits hingewiesen wurde auf die Möglichkeit der Dosierung durch den Einsatz verschieden intensiv wirkender Techniken. Will man in dieser Hinsicht eine Intensitätsreihung vornehmen und gleichzeitig die zur Verfügung stehenden Therapieprinzipien vorstellen, so ergibt sich folgendes Bild:

- Weichteiltechniken
- Muskelrelaxationstechniken
- Mobilisationen
- Manipulationen

} Kombinationen

In dieser Reihenfolge steigern sich sowohl Intensität als auch Effizienzgrad der Behandlung.

Als weiterer bereits erwähnter Schlüssel gilt:
Befunde an der Haut         = Therapie über die Haut
Befunde an der Muskulatur   = Therapie über die Muskulatur
Befunde am Gelenk           = Therapie über das Gelenk

## 6.2 Weichteiltechniken

Chirotherapeutische Weichteiltechniken ähneln vielfach bekannten Massageformen. Ihre Hauptaufgabe liegt in der Vorbereitung der gestörten Region auf anschließend notwendige Mobilisationen oder Manipulationen. Der erste Schritt in diese Richtung kann durch einfache regionär applizierte Reibungen (Friktionen) gesetzt werden, die segmentalreflektorisch verarbeitet, spannungslösend wirken. Der Hauptangriffpunkt ist die verspannte Muskulatur.

Ein weiterer Handgriff gegen Verspannungen besteht in einem rechtwinkelig zum Muskel ausgeübten, zunehmend stärker werdenden Fingerdruck. Das als **Inhibition** bekannte Verfahren sieht eine einminütige Kompression des Muskels vor. Dabei wird in der ersten Halbzeit der Druck kontinuierlich gesteigert und dann langsam wieder reduziert.

Die stets vor Mobilisation und Manipulation anzustrebende muskuläre Tonolyse lässt sich außerdem sehr gut mittels der aus der klassischen Massage bekannten **Vibration** anregen. Ihre Wirkung resultiert aus senkrecht zur Muskelfaserrichtung angebrachten Impulsen mit einer Frequenz von acht bis zehn sinusförmigen Vibrationsbewegungen pro Sekunde. Zur Impulsvermittlung wird hauptsächlich die Fingerspitzentechnik eingesetzt. Der tonolytische Effekt setzt nicht sofort ein, er benötigt eine gewisse Anlaufzeit, ein Umstand der beachtet werden muss. Die durchschnittliche Behandlungszeit pro Region muss daher mit mindestens fünf Minuten angenommen werden. Hier sei eine zusätzliche Anmerkung erlaubt. Vibrationstechniken gehören zu den schwierigsten Weichteilbehandlungsmethoden und verlangen ein hohes Einfühlungsvermögen, in das was man als Gewebegefühl bezeichnen kann. Sie sind daher hervorragend dazu geeignet, diese für den Manualtherapeuten besonders notwendige Grundvoraussetzung zu trainieren.

Die klassischen Weichteiltechniken der Chirotherapie zeichnen sich durch quer zum Muskelfaserverlauf angebrachte Dehnungsimpulse aus, die ohne Gleiten der Therapeutenhände auf der Hautoberfläche ausgeführt werden müssen.

In letzter Zeit hat sich die Bedeutung von Weichteiltechniken, mithin auch die von den Autoren schon immer herausgestellte Wertigkeit von Qualitätsveränderungen bindegewebiger Strukturen, erneut bestätigt und ihren Niederschlag in den sogenannten **myofaszialen Techniken** gefunden. Dabei werden die gestörte Verschieblichkeit einzelner Muskelpartien sowie die eingeschränkte Dehnbarkeit bindegewebiger, faszialer, aber auch periostaler Strukturen durch inhibitionskonforme Druck- und Dehnungsimpulse behandelt.

Sowohl dieses Verfahren als auch herkömmliche Weichteiltechniken können als vorbereitende reflextherapeutische Maßnahmen zur Behandlung der (meist) sekundär betroffenen Strukturen und somit zur Entlastung gestörter segmentaler Regelkreise nutzbringend Anwendung finden.

## 6.3 Mobilisationen

Unter Mobilisationen versteht man das passive Bewegen motilitätsgestörter Gelenke in die eingeschränkte Bewegungsrichtung, unter Ausnützung sowohl des willkürlichen als auch des unwillkürlichen Bewegungsraumes, mit dem Ziel den Normalzustand wiederherzustellen, oder sich diesem zumindest weitgehend zu nähern. Am schonendsten ist ein Behandlungsbeginn im Bereich des unwillkürlichen Bewegungsraumes mit Zielrichtung auf die Wiederherstellung eines normalen Joint Play mittels traktorischer (durch Längszug) und parallelverschiebender Techniken. Je nach anatomischen Gegebenheiten wird die eine oder andere Technik, in vielen Bereichen auch ein kombiniertes Vorgehen, zur Anwendung kommen können.

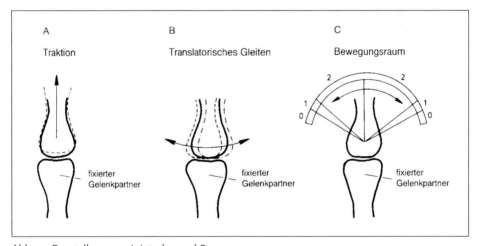

Abb. 17: Darstellung von Joint play und Bewegungsraum
1 – unwillkürlicher Bewegungsraum
2 – willkürlicher Bewegungsraum
(aus *Tilscher, Eder*: Lehrbuch der Reflextherapie).

> Mobilisationen sind passive Bewegungen in die eingeschränkte Richtung mit langsamer Geschwindigkeit und großer Amplitude.

Darüber hinaus lassen sich in allen Wirbelsäulenregionen und an allen peripheren Gelenken Mobilisationen im willkürlichen Bewegungsraum ausführen. Dabei wird versucht, sowohl das volle Bewegungsausmaß als auch das normale „Endgefühl", ein weiches federndes Ausklingen der passiven Bewegung, zurückzugewinnen. Je nach vorliegender Einschränkung werden dazu Ante- oder Retroflexions- bzw. Rotationsmobilisationen und im Wirbelsäulenbereich auch Seitneigungsimpulse bzw. Kombinationen eingesetzt.

Das Prinzip aller Mobilisationstechniken, ganz gleich ob bei translatorisch-traktorischen Techniken im unwillkürlichen Bewegungsraum, oder bei Mobilisationen im willkürlichen Bereich, liegt in der Fixierung des einen Gelenkpartners oder Gelenkanteils und der mobilisierenden Bewegung des anderen. Punctum fixum im Achsenorgan ist dabei im thorakalen und zervikalen Bereich stets der kaudale Wirbel des zu behandelnden Bewegungssegmentes, nur in der Lendenwirbelsäule (ab L 3/L 4) der kraniale, da in dieser Region Beine und Becken als Mobilisationshebel dienen. Bei der Mobilisationsbehandlung der Extremitäten stellt in der Mehrzahl der proximale Gelenkpartner das Punctum fixum dar.

Für die erfolgreiche Mobilisation ist es wichtig darauf zu achten, dass die Mobilisationsimpulse in die eingeschränkte Richtung erst am Startpunkt der Bewegungseinschränkung einsetzen. Es ist sinnlos, Impulse im ohnehin freien Bewegungsraum zu applizieren (ein Fehler, der bei Lernenden häufig beobachtet werden kann) und Kräfte zu verschwenden, die nur dann effizient, daher auch ökonomisch sind, wenn sie im gestörten Bereich wirken.

Des Weiteren ist es wesentlich, der traktorischen Komponente bei Mobilisationen besondere Aufmerksamkeit zu widmen. Wo die anatomischen Gegebenheiten den Einsatz einer begleitenden Traktion erlauben, sollte diese als integraler Anteil der Behandlungsführung eingesetzt werden. In vielen Fällen des schmerzbedingten Fehlens einer „freien Behandlungsrichtung", das heißt, wenn anguläre oder parallelverschiebende Impulse eine Schmerzverstärkung erbringen würden, können rein traktorisch eingestellte Techniken immer noch Verwendung finden und beweisen so, dass Traktionsanwendungen sicherlich als schonendeste Mobilisationsform betrachtet werden können.

Entscheidend für den Erfolg ist darüber hinaus überhaupt das sanfte rhythmische Vorgehen, unter Vermeidung jeglicher Schmerzprovokation. Mobilisationsbehandlungen sollen so lange ausgeführt werden, bis eine deutliche Verbesserung der Gelenkmotilität und ein Nachlassen bestehender Schmerzzustände erreicht wurde.
Wichtig ist dabei oft die Kombination von Mobilisationen mit der im Anschluss beschriebenen postisometrischen Relaxationsbehandlung.

## 6.4 Muskeldehnungsbehandlungen – neuromuskuläre Therapien (NMT)
Postisometrische Relaxation (PIR), Muskelenergietechniken (MET)

Prinzipiell haben Muskelbehandlungstechniken folgende Aufgaben:
- Dehnen schmerzlos verkürzter Muskeln
- Lösen schmerzhafter Muskelverspannungen
- Behebung von Bewegungsbehinderungen durch Kombination von Mobilisationen und Dehnungstechniken

Die nachfolgende Synopse 7 kann dazu als Leitschiene dienen.

**Synopse 7:** Das muskuläre Störungspotential und seine Behandlung

| Muskulatur | Therapeut | Patient |
| --- | --- | --- |
| 1. Schmerzhaft, verkürzt | Dehnen (PIR) | Selbstdehnung |
| 2. Schmerzhaft, abgeschwächt (Myogelosen) | Fazilitieren, Entspannung (MET) | Selbstentspannung |
| 3. Verkürzt | Dehnen | Selbstdehnung |
| 4. Abgeschwächt | Fazilitieren, Kräftigen | Kräftigen |
| 5. Dysbalance |  | Korrektur der Stereotypie |

In den letzten Jahren hat diese Methode, die in Kurzformbezeichnung als Isometrics bekannt wurde, zunehmend an Bedeutung gewonnen. Ihr eindeutiger Hauptangriffpunkt ist die Muskulatur. Anders als bei den Methoden von *Kabat* und Mitarbeitern, bei welchen nach maixmaler isometrischer Anspannung eine kräftige Dehnung des Muskels zur Ausführung kommt, wird bei der postisometrischen Relaxation die Muskulatur nur leicht gegen Widerstand angespannt und anschließend entspannt. Ebenfalls ohne Kraftanwendung, teilweise sogar nur unter Ausnützung der Schwerkraft, wird so bis zu einem Punkt gedehnt, an dem neuerlich Widerstand und/oder Schmerzen auftreten. Dieser Vorgang wird unter Ausnützung des jeweils dazugewonnenen Bewegungsausschlages so oft wiederholt, bis die Motilitätseinschränkung aufgehoben, die Muskelverspannung abgebaut und die Schmerzintensität reduziert werden kann. Isometrics lassen sich darüber hinaus durch den Einbau der Atmung und optokinetischer Bahnungen in den Behandlungsrhythmus fazilitieren.

> Inspiration und Atemanhalten sowie die Blickrichtung zur Widerstandsseite erhöhen die Spannung, Exspiration und Blickwenden zur Mobilitätsrichtung begünstigen die Relaxationsphase.

Viele der gebräuchlichen Isometrics lassen sich nach entsprechender Einschulung auch als Nachbehandlung bzw. Selbstbehandlung zur Überbrückung ärztlicher Therapieintervalle vom Patienten in Eigenregie ausführen.

Die zur Verfügung stehenden Techniken lassen sich am besten an Hand ihrer Wirkungsmechanismen in zwei Gruppen unterteilen:

Muskeldehnungsbehandlungen – neuromuskuläre Therapien (NMT)

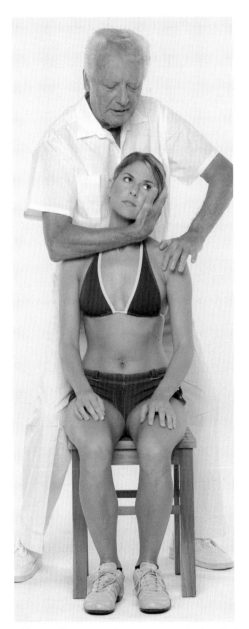 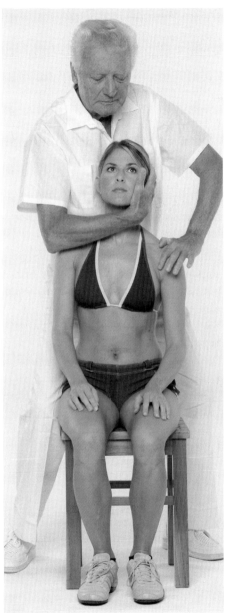

Abb. 18a, b: Prinzip der postisometrischen Relaxationsbehandlung (PIR)
a Aktivierung der Linksseitneigung, Blick nach links, Einatmen;
b Entspannung, Blick nach vorne rechts, Ausatmen.

### Techniken mit postisometrischer Hemmung der Agonisten

Dazu gehören:
- Eine Vorgangsweise, bei der nach leichter Anspannung eines Muskels oder einer Muskelgruppe, die auch zur kortikalen Indentifikation dient, in der Entspannungsphase nur Fazilitation und Schwerkraft benützt werden und kein passives Nachdehnen durch den Behandler erfolgt.
- Techniken, bei denen in der Entspannungsphase mit geringer Kraft die Dehnung passiv durch den Behandler verstärkt wird (siehe Abb. 18a, b).
- Kräftige Dehnung nach starker isometrischer Aktivierung (*Kabat*).

### Techniken mit reziproker Hemmung der Antagonisten

Ein Großteil der im Buch angegebenen Muskelentspannungstechniken folgt dem ersten Prinzip.

Eine Modifikation des Standardvorgehens ist gelegentlich dann erforderlich, wenn sogar bei diesen eigentlich recht schonenden Techniken eine Schmerzverstärkung auftritt. Dann kann die reziproke Hemmung der Antagonisten zur Bewegungsverbesserung benützt werden.

*Beispiel*

Die Linksseitneigung der Halswirbelsäule ist muskulär eingeschränkt.
- Das Standardprogramm lautet:
  Einstellen der erreichbaren Linksseitneigung
  Blick nach rechts – einatmen – Gegenhalt von rechts
  Blick nach links – ausatmen – Bewegungsverstärkung nach links
- Das modifizierte Programm:
  Einstellen der erreichbaren Linksseitneigung
  Blick nach links – einatmen – Gegenhalt von links
  Blick nach links – ausatmen – Bewegungsverstärkung nach links

Mit der Einführung der Isometrics in die Behandlungspalette der Chirotherapie hat sich deren Indikationsbereite zweifelsohne erweitert. Das schonende und reizarme Vorgehen, das mit dieser Methode verbunden ist, erlaubt ihren Einsatz auch dort, wo chirotherapeutische Manipulationen als zu harte Maßnahmen nicht mehr eingesetzt werden können.

Des Weiteren sind Isometrics überall dort überdurchschnittlich wirkungsvoll, wo fixierte Fehlstereotypien das Krankheitsbild beherrschen. Nach all dem Erwähnten verwundert es nicht, dass die postisometrische Relaxation mehr und mehr eingesetzt wird, dank ihrer Risikoarmut allerdings auch öfters dann, wenn Manipulationen angezeigt wären.

Und um es offen zu sagen: Häufig hat man geradezu den Eindruck, dass die enthusiastische Anpreisung der Isometrics als „therapia magna" nur zur Verschleierung eines ungenügenden chirotherapeutischen Könnens, vor allem einer mangelhaften Manipulationstechnik dient.

> Isometrics leisten viel, aber auch sie haben ihre Wirkungsgrenzen und das gilt in besonders hohem Maße für das Kopfgelenkgebiet.

## 6.5 Manipulationen

Das passive Bewegen eines Gelenkes über seinen physiologischen Bewegungsraum hinaus erschließt, vor dem Erreichen der traumatischen Grenze, einen schmalen, therapeutisch nutzbaren Bereich (siehe Abb. 17).

> Manipulationen sind Behandlungstechniken, die mit geringer Kraft Impulse hoher Geschwindigkeit und kleiner Amplitude vermitteln.

Exakt innerhalb dieses geringen Spielraumes agiert die chirotherapeutische Manipulation, die ihre richtige Ausführung durch das bekannte Knackgeräusch anzeigt. Neben dem bereits erwähnten Wirkungsmechanismus der Neurektrutierung der Afferenzmuster aus Muskulatur und Gelenkapparat und der damit verbundenen Entlastung gestörter arthromuskulärer Regelkreise setzt der Manipulationsimpuls auch vegetative Regulationsvorgänge in stärkerem Ausmaß in Gang. Im Gesamten ist die Reizintensität der Manipulationstechniken deutlicher als die anderer chirotherapeutischer Methoden. Eine Dosierung erscheint dennoch möglich, wenn berücksichtigt wird, dass traktorische Techniken nicht so reizintensiv wirken, wie solche in forcierter Rotation und Seitneigungseinstellung.

Entsprechende Überlegungen müssen speziell bei manueller Behandlung im empfindlicheren Halswirbelsäulenbereich angestellt werden.

Voraussetzung für einen Erfolg der Manipulation ist, und das soll besonders deutlich zum Ausdruck kommen, die tatsächlich auf das funktionsgestörte Gelenk gezielte Aktion. Um funktionell integrierte Nachbargelenke von einer Mitbehandlung auszuschließen, müssen diese durch entsprechende Verriegelungstechniken oder manuelle Fixierung geschützt werden.

Zur Klarstellung des Verriegelungsbegriffes sind einige ergänzende Bemerkungen erforderlich.

Unter **Verriegelung** versteht man die Kombination verschiedener Bewegungen eines Wirbelsäulenabschnittes, also solche, die Frontal- Sagittal- und Rotationsebene benützen und die bis zu jenem Punkt führen, ab dem weitere Bewegungen dieses Abschnittes nicht mehr möglich sind. Er gilt dann als verriegelt. Die Maßnahme dient dazu bei Mobilisationen, speziell aber bei Manipulationen, das zu behandelnde Bewegungssegment isoliert treffen zu können und die anderen gesunden Segmente vor unnötigen Behandlungsimpulsen zu schützen.

Darüber hinaus kann die geschulte Therapeutenhand auch, zum Beispiel im Halswirbelsäulenbereich zur Verriegelung dienen, wenn sie breitflächig angesetzt, kranial und kaudal des gestörten Segmentes liegende Abschnitte fixiert („Wickelgriff").

Im Zusammenhang mit der Vorstellung des Manipulationsprinzips muss ein Problem Erwähnung finden, das dabei immer wieder angesprochen und teilweise sogar emotionell aufgebauscht wird. Dabei ist es ganz einfach, auch über Manipulationszwischenfälle objektiv zu reden. Ein wie so oft sehr brauchbares Mittel dazu liefert die Statistik. So sollen auch hier vor weiteren Details einige Zahlen zu diesem Thema Auskunft geben.

### 6.5.1 Zwischenfallbilanz

*Dvořák* und *Orelli* sammelten die Berichte von 203 manualmedizinisch ausgebildeten Ärzten in der Schweiz, die in 33 Jahren insgesamt 2.268.000 Manipulationen ausgeführt hatten, davon alleine an der Halswirbelsäule 1.535.000. Insgesamt wurden 1.408 Komplikationen gemeldet, davon 1.255 bei Behandlungen der Halswirbelsäule, wobei wiederum 1.218 Fälle von kurzzeitigem Schwindel die Hauptkomplikationsrate stellten. Lediglich bei vier Patienten kam es zu neurologischen Ausfällen, das ist eine schwere neurologische Komplikation bei 383.750 Halswirbelsäulen-Behandlungen.

*Gutmann* befragte 55 manualtherapeutisch tätige Ärzte in der BRD über ihre diesbezügliche Komplikationsrate und ermittelte bei einer durchschnittlichen zwölfjährigen Ausübung der Handgrifftherapie, dass bei 37 der Befragten keine Komplikationen aufgetreten waren, 18 berichteten über Zwischenfälle, wobei hochgerechnet auf 450.000 Behandlungen dieser Gruppe sowie jener, die zwischenfallsfrei manipulierte, sich die Aussage ergibt, dass bei 1.000.000 manuellen Behandlungen der Halswirbelsäule mit zwei schweren, 15 mittelschweren und acht leichten Komplikationen gerechnet werden muss.

*Wolff* berichtete, dass nach Hochrechnungen bei 2.000.000 manuellen Behandlungen pro Jahr unter Erfassung der literaturmäßig angeführten Zwischenfallszahlen und dem

Einkalkulieren einer gleich hohen Dunkelziffer mit einer Komplikation bei 1.000.000 Behandlungen zu rechnen sein dürfte.

Nach *Tilscher* traten in 15 Jahren bei 78.000 manuellen Behandlungen keine ernsten Komplikationen auf. *Eder* überblickt einen Zeitraum von 35 Jahren Manualtherapie mit über 200.000 Behandlungen, die ohne ernste Zwischenfälle verliefen.

Da ernstere Zwischenfälle praktisch nur in Verbindung mit Manipulationen im Halswirbelsäulenbereich vorkommen, empfiehlt sich diesbezüglich nicht nur besondere Vorsicht, sondern auch die Einhaltung bestimmter, bewährter Richtlinien. Aus diesem Grunde wurde von berufener manualmedizinischer Seite ein Memorandum ausgearbeitet, das anlässlich des 6. Internationalen Kongesses für Manuelle Medizin in Baden-Baden 1979 vorgestellt wurde. Seiner Bedeutung wegen soll es nachfolgend auszugsweise wörtlich zitiert werden.

### 6.5.2 Memorandum zur Verhütung von Zwischenfällen

Zehn Merksätze zur Verhütung von Zwischenfällen durch gezielte Handgrifftherapie an der Wirbelsäule.

1. Todesfälle durch Handgrifftherapie sind nur an der Halswirbelsäule nachgewiesen. Sie betreffen in erster Linie die Arteria vertebralis. Es kann zu Thrombosen kommen, die die Durchblutung der hinteren Schädelgrube unterbrechen. Diese Schädigungsmöglichkeit ist selten. Sie muss aber immer bedacht werden.
2. Schon anamnestische und klinische Daten können die Gefahr signalisieren: Synkopale Ohnmachten, Schwindelattacken und heftige Kopf- und Nackenschmerzen bei extremen Halswirbelsäulenbewegungen können auf Insuffizienzen im Arteria-vertebralis-basilaris-Strombereich hinweisen.
3. Allgemeine klinische Tests zur Erkennung von möglichen Störungen im Vertebralis-basilaris-Strombereich und zur Erkennung proprizeptiver Vertigoursachen.
   - Hautantscher Versuch
     Der Versuch ist positiv, wenn Retroflexion und Rotation des Kopfes bei geschlossenen Augen die gerade vorgestreckt gehaltenen Arme absinken oder zur Seite abweichen lassen und weist auf eine proprizeptive Störung hin. Gleiches gilt für den Underberger'schen Tretversuch.
   - Underberger Tretversuch
     Bei dieser Prüfung tritt der Patient mit geschlossenen Augen und vorgestreckten Armen auf der Stelle. Bei entsprechenden Störungen dreht sich der Proband langsam um seine Körperlängsachse.
   - *De Kleijn*scher Hängeversuch
     Dieser immer noch zur Diagnostik einer vertebro-basilären Insuffizienz angeführte Test kann als obsolet betrachtet werden, worauf schon in der 3. Auflage hingewiesen wurde.

*De Kleijn*scher Hängeversuch: Der Patient befindet sich in Rückenlage. Wenn die Rotation des Kopfes bei starker Retroflexion der HWS Schwindel und/oder Benommenheit auslöst, besteht der Verdacht auf eine Durchblutungsstörung der A. vertebralis der Rotationsseite. Die Autoren akzentuieren ihre Bedenken, weil es problematisch erscheint, die zerebrale Durchblutung so deutlich zu stören, dass Ausfallsymptome auftreten können.

Erwähnt werden soll an dieser Stelle, dass auch sonographische Untersuchungen der A. vertebralis keine absolute diagnostische Klärung erbringen können und dies einen Grund mehr ergibt, bei Manipulationen der Halswirbelsäule strikt den angeführten Kriterien zu folgen.

4. Bei der manualmedizinischen Untersuchung findet sich bei einer Nacken-Kopf-Schmerz-Symptomatik, die von der Arteria vertebralis ausgeht, trotz ähnlicher Klinik meist nicht das gewohnte Bild einer „Blockierung". Entweder fehlen mechanisches Bewegungsdefizit und endständige Federungsempfindlichkeit oder die motorisch-neurophysiologischen Zeichen einer Nozireaktion.
5. Keine gezielte Manipulation ohne exakte **Verriegelung** bzw. „Tiefenkontakt"!
6. Der Manipulationsstoß darf nur erfolgen, wenn vorher am Ende der passiven Beweglichkeit „Druckpunkt" genommen wurde und der Patient dabei keinerlei Verstärkung von Schmerzen und Symptomen zu erkennen gibt.
7. Nur vom **Durchreißen**, dem Manipulieren ohne „Druckpunkt nehmen" gehen die z. T. tödlichen Gefahren der Handgrifftherapie aus.
8. Die notwendige exakte Beherrschung der Handgrifftechniken ist nur durch länger dauernde Unterweisung in Kursen und/oder in klinischer Weiterbildung erlernbar.
9. Aufzeichnungen über das klinische Bild und die angewandte Handgrifftechnik sind bei Manipulationen an der Halswirbelsäule dringend zu empfehlen.
10. Nur wenn eine hinreichende Ausbildung, eine exakte Diagnostik und eine präzise Handgrifftechnik nachgewiesen werden können, kann bei einem eventuellen Zwischenfall die Unvorhersehbarkeit attestiert werden.

Wie zu sehen war, darf die Manipulationsbehandlung an sich bezüglich der Zwischenfallsrate als durchaus komplikationsarm betrachtet werden. So wie jedes therapeutische Vorgehen verlangt natürlich auch diese Methode ein exaktes Erlernen, fleißiges Üben und Beachten der bekannten Kautelen.

### 6.5.3 Prinzipielles zur technischen Ausführung der Manipulation

Abschließend zu den allgemeinen Ausführungen über Manipulationstechniken sollen jene Kriterien angeführt werden, die in jedem Einzelfalle einzuhalten sind.

- Der Patient muss ganz entspannt sein. Dies kann zusätzlich durch die Atmung fazilitiert werden.

- Der Behandlungsansatz erfolgt über die Einstellung des gestörten Bewegungssegmentes in optimaler Vorspannung am Ende des physiologischen Bewegungsraumes, bei sorgfältiger Verriegelung der Nachbarsegmente.
- Die Manipulationsrichtung muss der schmerzfreien Bewegungsrichtung des Gelenkes entsprechen.
- Der Manipulationsimpuls selbst darf ebenfalls nicht schmerzen.
- Misslungene Manipulationen sollen nicht unmittelbar mit gleicher Technik wiederholt werden.
- Nach jeder Manipulation – nachtestieren!
- Besonders im Zervikalbereich primär „sanfte" Techniken anwenden!

## 6.5.4 Indikation und Kontraindikation der Manipulation

Grundsätzlich zu bedenken sind stets die Indikationen und Kontraindikationen für Manipulationen. Die Indikationsliste lässt sich auf einen Satz reduzieren.

> Die Indikation zur Manipulation ist dann gegeben, wenn Beschwerdebilder durch Blockierungen verursacht oder mitverursacht werden.

Der Terminus **Kontraindikationen** wird häufig fälschlich mit dem Begriff „keine Indikation" gleichgesetzt.

> Das Fehlen von Blockierungen ist eine Kontraindikation zur Manipulation.

Eine Kontraindikation ist dann gegeben,
- wenn sich gravierende pathomorphologische Veränderungen gemeinsam mit Blockierungen aufdecken lassen (entzündliche, neoplastische, osteoporotische Veränderungen),
- wenn blockierungsbedingte hochakute Schmerzsyndrome mit schmerzreflektorischer Vollverspannung ohne schmerzfreie Bewegungsrichtung bestehen oder
- wenn Wurzelkompressionssyndrome mit dieser Symptomatik vorliegen.
Gleichfalls als Kontraindikation anzusehen sind sogenannte „feuchte Blockierungen" (etwa im Sinne der Synovitis), die im Zuge fieberhafter oder entzündlich-rheumatischer Zustände auftreten können.

Eine **relative Kontraindikation** stellen alle mit Hypermobilität respektive Instabilität einhergehenden Schmerzsyndrome dar, die mit Blockierungen kombiniert sind. Besonders zu bedenken sind diesbezüglich ligamentäre Reizzustände bei Beckenbänderschwäche und der Anteflexionskopfschmerz bzw. Zustände nach Schleudertrauma der Halswirbelsäule mit ligamentären Folgeschäden und Instabilitätssymptomatik.

Abschließend sei zur Manipulationsbehandlung noch angemerkt, dass in letzter Zeit in zunehmendem Maße der Terminus Manipulation durch die Wortkombination „Mobilisation mit Impuls" ersetzt wird.

Es liegt nun keinesfalls in der Absicht der Autoren, unbegründete Terminologieänderungen mitzumachen und den alteingeführten Begriff der Manipulation, der gleichbedeutend mit dem therapeutischen Eindringen in den paraphysiologischen Bewegungsraum steht, aufzugeben und ihn durch einen aus drei Wörtern zusammengesetzten Ausdruck zu ersetzen. In der Physik und die ist zweifelsohne für die Mechanik der Handgrifftherapie zuständig, versteht man unter Impuls eine „gerichtete Bewegungsgröße" bzw. das Produkt aus Masse und Geschwindigkeit. Dieser Definition zufolge ist jede bewegungsverbundene Handgrifftherapie eine Methode mit Impuls. Und wollte man solcherart die Manipulation richtiger definieren, könnte man höchstens von einer „Mobilisation mit raschem Impuls" sprechen, eine Begriffserweiterung, die auch nicht besser klingen würde und die den Autoren, so glauben sie zumindest, recht gibt, wenn in den folgenden Ausführungen der Terminus Manipulation beibehalten wird.

## 6.6 Der Behandlungstisch

Bevor endgültig auf die Behandlungsdetails für die einzelnen Wirbelsäulenregionen eingegangen wird, soll noch eine wichtige Voraussetzung chirotherapeutischer Techniken, die korrekte Positionierung, respektive Lagerung des Patienten, Erwähnung finden.

Dazu stehen verschiedene Tischkonstruktionen zur Verfügung, wobei Höhenverstellbarkeit und Ausmaße der Liegefläche die entscheidenden Anschaffungskriterien darstellen sollten. Die Liegefläche muss ausreichend dimensioniert sein, eine Größe von 200 x 70 cm erfüllt dabei alle Ansprüche. Schmalere Liegen sind vor allem deshalb ungeeignet, weil speziell bei älteren Patienten das Lagern und Umdrehen auf schmalen Behandlungstischen Unsicherheit, Angst und Verspannung hervorruft, alles Reaktionen, die einer erfolgreichen Therapieführung entgegenwirken.

Die Höhe und Verstellbarkeit der Behandlungsfläche ist ein weiteres wesentliches Kriterium. Höhenmäßig sollte ein Verstellbereich, der von 50 cm bis zu 90 cm variabel ist, verfügbar sein. Da gerade die Behandlungshöhe sehr oft neu angepasst wird, empfehlen sich Konstruktionen mit hydraulischer oder elektromotorischer Höhenverstellbarkeit.

Wichtig wäre ferner noch, dass das Kopfteil auf- und abschwenkbar gestaltet ist und genau in der Mitte eine Aussparung für das Gesicht aufweist, da sonst keine Neutralhaltung des Kopfes eingestellt werden kann.

Die erwähnten Konstruktionsdetails dienen letztlich aber nicht nur zur optimalen Patientenlagerung, sondern sind darüber hinaus für ein kraftökonomisches Arbeiten des Therapeuten entscheidend. Wer schon jemals an einem ergonomischen Prinzipien widersprechenden Behandlungstisch längere Zeit chirotherapeutisch gearbeitet hat, wird bestätigen, wie anstrengend und die eigene Wirbelsäule belastend diese Tätigkeit sein kann.

# 7 Vom Befund zur Behandlung

Im anschließenden Teil des Buches werden, nach anatomischen Regionen zusammenfasst, jene Details, die unmittelbar in die Praxis überleiten, vorgestellt. Dazu wäre vorwegzunehmen, dass aus der Fülle der beschriebenen Tests im praktischen Alltag stets jene gezielte Selektion erfolgen muss, die für den zu beurteilenden Patienten erforderlich ist.

Wenn zum Beispiel Techniken im Sitzen und im Liegen angegeben sind, die gleichartig gewertet werden können, so wird etwa im Liegen getestet und/oder behandelt, wenn der Patient bettlägerig ist oder sitzend schlecht entspannt.

Als weitere Bemerkung zur praktischen Durchführbarkeit des Programms sei noch angefügt, dass der dazu erforderliche Zeitaufwand nach entsprechender Einarbeitung selbst in stark frequentierten Praxen durchaus vertretbar sein dürfte, da eine komplette Ausführung in wenigen Minuten abgewickelt werden kann.

Wesentlich erscheint es noch, bezüglich der Wertigkeit der Testergebnisse darauf zu verweisen, dass festgestellte Einzelbefunde nicht solitär betrachtet werden sollten. Ein Symptom, ein Testergebnis alleine ist, das sei hier ausdrücklich wiederholt, zu wenig für eine sichere Diagnose. Und das ist als weiterer Grund dafür anzusehen, dass des Öfteren sich überschneidende bzw. ergänzende Details abgehandelt werden.

In allen verfügbaren Lehrbüchern und Monographien der Manuellen Medizin wird eine große Zahl von Untersuchungs- und Behandlungsmethoden in Wort und Bild vorgestellt, die dem interessierten Leser einen Überblick über eine Vielzahl von angebotenen Techniken geben, ihn aber gleichzeitig verunsichern bzw. darüber im Unklaren lassen, wann und warum welche Methode zum Einsatz kommen soll. Besonders die fehlende Verbindung von Untersuchungsergebnissen zu therapeutischen Konsequenzen war für die Autoren ein Hauptgrund, das vorliegende Buch zu verfassen, in dem im Anschluss an die Grundlagenvorstellung ein neuer Darstellungsweg gegangen wird.

Der folgende praktische Teil versucht die Materie so darzustellen, wie sie sich bei der täglichen Routinearbeit am Patienten bewährt hat. Hier ist es ja auch nicht möglich, Diagnostik und Therapie zu trennen, denn das naheliegende Interesse und die Erwartung des Kranken liegen in einer unmittelbaren Behandlung und Linderung seiner Beschwerden. Den dazu erforderlichen richtigen Einstieg liefert wiederum die bereits angesprochene struktur- und aktualitätsbedachte Aufschlüsselung der gegebenen Symptomatik und das Wissen um die Reizintensität der beabsichtigten Therapiemethode, bei gleichzeitiger Berücksichtigung der konstitutionellen Verhältnisse des Patienten. Es leuchtet ein, dass zum Beispiel ein hypererger Pykniker in der Reizbeantwortung – manuelle Therapie setzt ja wie jede Reflextherapie dosierbare Reize – empfindlicher reagieren wird, als ein leptosomer hypoerger Konstitutionstyp.

Darüber hinaus bestimmt natürlich auch die Akuität der Symptomatik den einzuschlagenden Weg, wobei die Palette der Chirotherapie wohlsortiert erscheint und von zarten traktorisch-probatorischen Methoden zur Bestimmung der schmerzfreien Patientenlagerung bei Akutsyndromen bis zur reizstarken Manipulation der Kopfgelenke beim chronischen Blockierungskopfschmerz reicht.

Reizintensität therapeutischer Reize, von oben nach unten zunehmend (*Tilscher, Eder*: Lehrbuch der Reflextherapie):

| **Balneotherapie** | **Thermotherapie** | **Bewegungstherapie** | **Massagen** | **Chirotherapie** |
|---|---|---|---|---|
| Ansteigende Teilbäder | Wattepackung | Passives Üben | Standardteilmassagen | Weichteil- und Extensionstechniken |
| Kneippgüsse | Wärmelampen | Isometrische Gymnastik | Lymphdrainage | |
| Teil- bis Vollgüsse | Kurz- und Mikrowellen | Lockerungsgymnastik | | Muskelenergietechniken |
| | | | Vollmassage | |
| Medizinische Bäder | Moorpackungen | Widerstandsübungen | Intensive Bindegewebsmassage | Mobilisationen |
| Thermalkurort | Heißluft | | | Manipulationen an WS und BWS |
| | Überwärmungsbad | | Unterwassermassage | Manipulation der Kopfgelenke |

Neben Akuität oder Chronizität ist der strukturelle Ausgangspunkt der angegebenen Beschwerden für die einsetzbare therapeutische Technik maßgeblich. So verlangen Verquellungen im Bindegewebe nach entsprechenden Weichteiltechniken (Rollen der Kiblerschen Hautfalte, Bindegewebsmassage etc.), Verspannungen der Muskulatur nach Inhibitionen oder Vibrationen bzw. muskuläre Verkürzungen nach Dehnungen im Sinne der postisometrischen Relaxation und Einschränkung der Gelenkbeweglichkeit nach Mobilisation und/oder Manipulation.

An dieser Stelle darf nochmals auf einen diesbezüglich entscheidenden Faktor hingewiesen werden, der sich ebenfalls unmittelbar aus dem diagnostischen Procedere ergibt und als vorrangiger therapeutischer Wegweiser anzusehen ist. Angesprochen wird damit die für manuelle Behandlungsmethoden immer erforderliche Bestimmung der therapeutischen Bewegungsrichtung.

Prinzipielles Behandlungsziel ist die Wiederherstellung der gestörten Funktion, das heißt, bei Bewegungseinschränkungen die Behandlungsführung in die eingeschränkte

Richtung. Anwendbar ist diese Regel allerdings nur dann, wenn ein beschwerdefreies Vorgehen möglich ist, denn ein weiteres Therapieprinzip besagt, dass nur jene Behandlungsführung gewählt werden darf, die in eine freie, sprich schmerzfreie Richtung ausgeführt werden kann, wobei der Begriff freie Richtung ein relativer ist, da er nicht nur die in dem betroffenen Gelenk willkürlich ausführbaren Bewegungen umfasst, sondern auch das passiv erreichbare Gelenkspiel beinhaltet.

Um dies an einem **Beispiel** zu zeigen:
Angenommen, Linksrotation und Linksseitneigung im Bewegungssegment C 2/C 3 sind eingeschränkt und schmerzhaft, die regionäre Muskulatur ist verspannt.
Der **Behandlungsaufbau** könnte folgendermaßen aussehen:
Vorbereitende Weichteiltechniken zur Lockerung der betroffenen Nackenmuskeln zeigen keine Effizienz, die Nozizeption aus den irritierten Gelenken dominiert.
Die segmentale Traktion ist schmerzfrei ausführbar, im Anschluss daran auch eine translatorische Mobilisation. Die festgestellte Bewegungseinschränkung hat sich vermindert, die Richtung wurde schmerzfrei.
Jetzt erst ist die angeschlossene, der Einschränkung entsprechende segmentale Mobilisation möglich (segmentale Verstärkung der Linksrotation und Seitneigung) und zeitigt eine weitere Befundverbesserung.
Mit praktisch identischem Griffansatz erfolgt über einen kurzen traktorisch-seitneigungsverstärkend angebrachten Impuls die abschließende Manipulation zur Behebung der Reststörung.
Vom Prinzip her muss jeder manuelle Behandlungsplan in diesem Sinne aufgebaut sein, angepasst natürlich an die regionäre Gegebenheit der Störung.

> Erinnert werden sollte auch daran, dass bei hochakuten Syndromen jegliche schmerzfreie Richtung fehlen kann und dann selbstverständlich jegliche manuelle Therapie zu unterbleiben hat. Erst wenn über initiale Medikation, Infiltrationsbehandlungen und Ruhigstellungsmaßnahmen eine Beruhigung der Symptomatik eintritt und schmerzfreie Behandlungsrichtungen wieder gefunden werden können, ist der Zeitpunkt zum Einsatz chirotherapeutischer Techniken gegeben.

Selbst bei Beachtung aller vorgestellten Kautelen kann ein voller Therapieerfolg meist erst dann erreicht werden, wenn es gelingt, den Patienten zu überzeugen, dass Gesundwerden und Gesundbleiben nur bei aktiver Mitarbeit des Erkrankten möglich wird. Die multikausale Genese der meisten Schmerzsyndrome des Bewegungsapparates muss diesbezüglich Berücksichtigung finden, weil ohne Erkennen und Ausschließen bestimmter schädlicher Faktoren (Fehlstereotypien aus Berufs- und Sportbetätigungen, Bewegungsmangel, Übergewicht etc.) unweigerlich Rezidive auftreten. Darüber hinaus ist in vielen Fällen eine Nachbehandlung im Sinne von Übungen (Gymnastik) oder Selbstbehandlungen unumgänglich (Dehnen verkürzter Muskeln, Kräftigen der geschwächten Muskulatur, Koordinationsübungen bei Dysbalance, Stabilisierungsgymnastik bei Instabilitäten, Bewegungsübungen bei Blockierungen).

Die nachfolgende Detaildarstellung des diagnostischen und therapeutischen Vorgehens konzentriert sich vor allem auf jene Techniken, die unmittelbar von der Diagnose zur Therapie führen und beschränkt sich ansonsten speziell im Diagnostikteil auf eine kursorische Auflistung kritischer Details unter Kommentierung weiterführender, wichtiger differentialdiagnostischer Einzelheiten, die ihrerseits therapeutische Konsequenzen bedingen.

> **Abbildungshinweis**
> Generell gelten:
> → als Bewegungsrichtung
> P  als Palpationspunkt
> X  als Fixationspunkt

## 7.1 Die Lenden-Becken-Hüftregion (LBH-Region)

Die Zusammenfassung von Lendenwirbelsäule, Becken und Hüftgelenken zu einem anatomischen Block erfolgt hier deshalb, da die zu beurteilende Symptomatik unter dieser Voraussetzung eine differentialdiagnostische Abklärung erleichtert.

**Die klinische Untersuchung**
beinhaltet das Sammeln von krankhaften (pathologischen positiven) Befunden aus:
Anamnese
      Inspektion
           Strukturpalpation
                Schmerzpalpation
                    Provokationstest
                        Funktionsuntersuchung
                            Technische Befunderhebung
Sowie Ihre Verarbeitung und den Vergleich mit den Wissensinhalten aus der Ausbildung und der Erfahrung.

### 7.1.1 Untersuchung am stehenden Patienten – Ergebnisse und Konsequenzen

Der Untersuchungsgang beginnt mit der Inspektion des stehenden Patienten, nach den bereits im allgemeinen Teil angeführten Kriterien.

Inspektionsmäßig werden dabei gleichzeitig und vorwegnehmend natürlich auch die übrigen Wirbelsäulenabschnitte erfasst. Dies gilt gleichfalls für die Beurteilung der allgemeinen Beweglichkeit.

Um durch die Prüfung der Lenden-Becken-Hüft-Region noch weitere Aussagen bekommen zu können, ist eine Orientierung über die Oberflächenanatomie der LBH Region erforderlich. Dazu setzt sich der Untersucher auf einen Hocker und legt beide flachgehaltenen Hände, bei abgespreiztem Daumen, mit der Innenkante der Zeigefinger seitlich auf die Beckenkämme. So ist es möglich seitenvergleichend Höhendivergenzen zu erkennen. Als nächstes ertasten die Daumen bei gleichbleibender Handstellung die hinteren oberen Darmbeinstacheln (Spina iliaca posterior superior) (siehe Abb. 19).

Die hinteren oberen Darmbeinstacheln stehen viel tiefer als man glaubt.

Am stehenden Patienten werden schließlich noch die vorderen Darmbeinstacheln (Spina iliaca anterior superior) getastet und höhenverglichen. Stehen vorderer und hinterer Darmbeinstachel auf einer Seite gleichermaßen tiefer als die kontralateralen, dann ist eine echte **Beinlängendifferenz** (Wachstumsstörung, Zustand nach Fakturen) wahrscheinlich.

Höhenungleichheiten der ventralen und dorsalen Spinae auf einer Seite, bei unauffälligem oder gegensätzlichem Bild der anderen, weist auf eine **Beckenverwringung** hin, ein Befund, der vielfach mit Funktionsstörungen der Kreuzdarmbeingelenke verbunden ist. Beckenverwringungen bedingen des Weiteren speziell dann, wenn ein Ilium dabei nach dorsal dreht, über eine Anhebung der Hüftgelenkpfanne ein funktionell kürzeres Bein dieser Seite.

Die Unterscheidung gegenüber einer echten Beinlängendifferenz ist schon deshalb wesentlich, weil Korrekturmaßnahmen über Sohlenerhöhung nur bei echten Beinverkürzungen verordnet werden dürfen.

Nun wird der Patient aufgefordert, sich mit voll durchgestreckten Beinen soweit wie möglich vorzubeugen (siehe Abb. 20).

Beim Vorbeugen wird nun darauf geachtet, ob sich beide Spinae gleichmäßig nach kranial bewegen, oder ob eine Seite rascher aufsteigt. In solchen Fällen spricht man von einem „**positiven Vorlaufphänomen**" und wertet dieses als mögliches Zeichen eines funktionsgestörten Iliosakralgelenks.

Da dieses Zeichen auf muskulären Mechanismen beruht, ist es nicht beständig, sondern oft nur kurze Zeit nachweisbar und muss daher rasch beurteilt werden.

Die Inspektion der Wirbelsäule in Anteflexion erleichtert des Weiteren das Erkennen von Skoliosen, denn durch das Auseinandergleiten der Wirbelbogengelenke beim Vorbeugen reduziert sich deren schienende Wirkung und seitliche Verbiegung und Rotation kommen verstärkt zum Ausdruck.

Die Lenden-Becken-Hüftregion (LBH-Region)

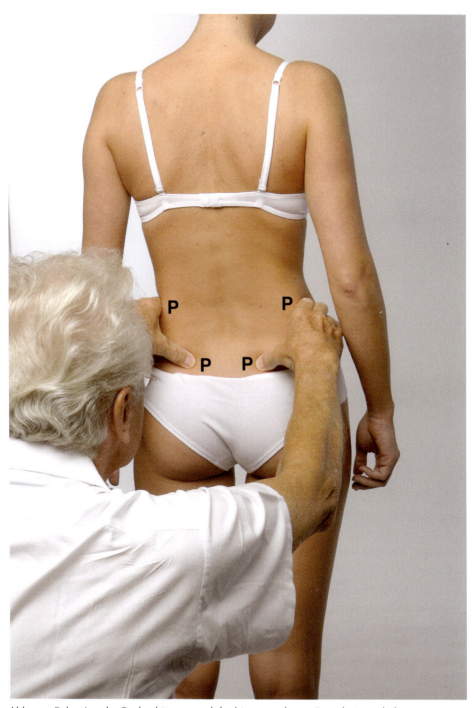

Abb. 19: Palpation der Beckenkämme und der hinteren oberen Darmbeinstacheln.

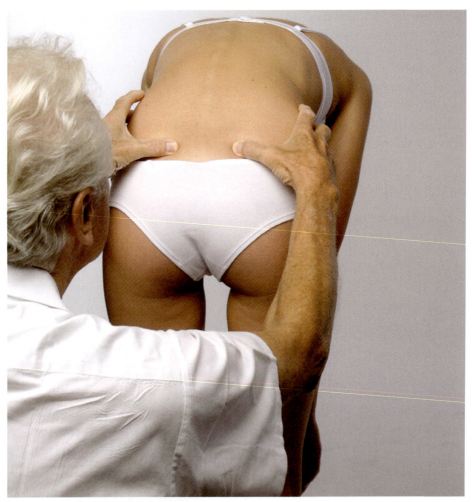

Abb. 20: Anteflexionsprüfung (FBA) auf durchgestreckte Beine achten – Vorlaufphänomen.

Bei dieser **Anteflexionsprüfung** wird gleichzeitig der Finger-Boden-Abstand (FBA) notiert, ein Ausdruck, der zusätzliche Erklärungen erfordert.

Der vergrößerte FBA ist ein uncharakteristisches Symptom, das von verschiedenen Ursachen abhängig sein kann.
- Generelle bzw. altersverbundene Hypomobilität,
- Verkürzung der Rückenstrecker,
- Verkürzung der ischiokruralen Muskulatur,
- Erkrankung der Hüftgelenke,
- Diskusprolaps mit echtem Laségue-Zeichen,
- Simulation.

Ein normaler FBA liegt dann vor, wenn bei der Anteflexion die Fingerspitzen den Boden berühren können. Zeigt der Patient bei dieser Testung ganz stolz, dass er sogar die Handflächen flach auf den Boden legen kann, oder vornüber zusammenklappt wie ein Taschenmesser, so ist das ein Hinweis, dass entweder intensives Turntraining und Lockerungsgymnastik betrieben wurde oder aber eine echte Hypermobilität vorliegt. Letzteres muss als eventuelles Störungspotential zur Kenntnis genommen werden.

Bei der anschließenden **Retroflexionsprüfung** wird auf die harmonische Krümmung oder das Erscheinen eines Plateaus geachtet. Retroflexionen der Lendenwirbelsäule haben ihren größten Bewegungsrahmen im Abschnitt L 5/S 1 und entsprechende Blockierungen, besonders aber Instabilitäten, manifestieren sich dort am häufigsten (siehe Abb. 21).

Weiterhin hinter dem Patienten sitzend, lässt man ihn **Seitneigungen (Lateroflexionen)** ausführen, vergleicht das Ausmaß der Bewegungen zwischen rechts und links und achtet darauf, ob die Dornfortsätze dabei eine harmonische Krümmungslinie aufweisen. Segmentale Plateaubildungen sind ein Hinweis auf eventuelle Blockierungen. Bevorzugt betroffen von solchen Störungen ist das Bewegungssegment L 4/5, das in dieser Region die deutlichste Seitneigungsfähigkeit besitzt (siehe Abb. 22).

Die Überprüfung der Lateroflexion gibt darüber hinaus ebenfalls Auskunft über eine eventuell bestehende Hypermobilität dieser Region, die dann anzunehmen ist, wenn bei der Seitbeugung die Lotlinie aus der kontralateralen zur Beugerichtung liegenden Achselfalte über die Analfalte hinaus verschoben ist.

Besteht der Verdacht auf eine Erkrankung der **Hüftgelenke** oder ihrer Muskulatur, so orientiert man sich noch über die Funktionstüchtigkeit der Hüftgelenkabduktoren (Musculus gluteus medius et minimus), die im Störungsfall oft vermindert ist. Der Prüfungsablauf ist ganz einfach.

Der Patient hebt ein Bein etwas an, so als ob er auf eine Stufe steigen wollte. Sinkt dabei die unbelastete Beckenseite beim Einbeinstand ab, so liegt ein sogenanntes **positives Trendelenburg-Phänomen** als Ausdruck der Abduktorenschädigung vor.

Die abschließende Überprüfung der Fähigkeit, auf den Zehenspitzen oder den Fersen gehen zu können, ist als grobneurologische Voruntersuchung im Hinblick auf motorische Ausfälle bei Wurzelkompressionssyndromen wertvoll. Das Unvermögen des **Zehenganges** weist auf der Seite des Absinkens auf einen entsprechenden motorischen Ausfall im Bereich der Wurzel S 1 hin. Störungen des **Fersenganges** sind typisch für L 5-Läsionen.

Welche Konsequenzen ergeben sich aus diesen ersten Untersuchungsschritten? Hauptsächlich sind es bis jetzt Orientierungshilfen, die die Aufmerksamkeit auf spezielle weitere diagnostische Momente lenken werden, wie:
- Vergrößerter FBA: Durch welchen Faktor bestimmt?
- Positives Vorlaufphänomen: Iliosakralgelenk? Thorakolumbaler Übergang?

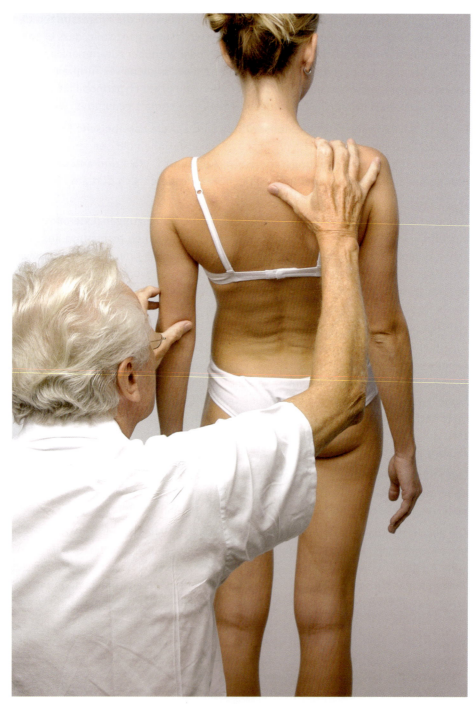

Abb. 21: Retroflexionsprüfung – harmonische Krümmungslinie?

Die Lenden-Becken-Hüftregion (LBH-Region) **101**

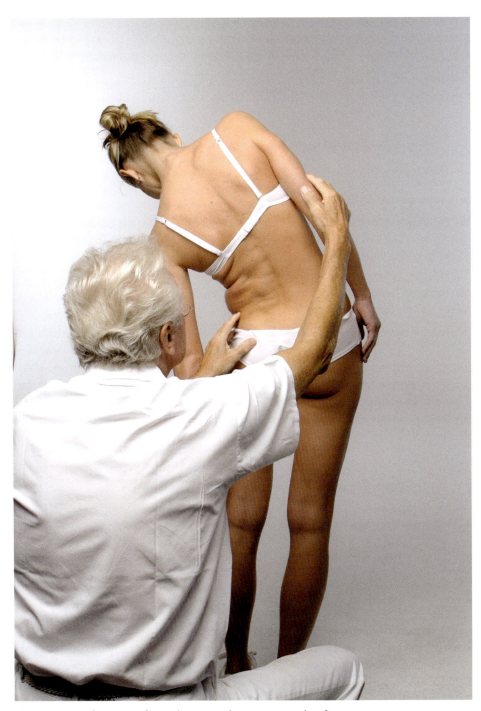

Abb. 22: Lateroflexionsprüfung – harmonische Krümmungslinie?

- Plateau bei Retroflexionen: Blockierung L 5/S 1?
- Plateau bei Lateroflexionen: Blockierung L 3 bis L 5?
- Beckenschiefstand: Schuherhöhung nur bei echter Beinlängendifferenz.
- Trendelenburg positiv: Hüftgelenk – Kapselmuster?
- Paresen: Weitere neurologische Exploration.

### 7.1.2 Ergänzende Untersuchung am sitzenden Patienten

Eine Untersuchung am sitzenden Patienten dient zur Kontrolle und Erweiterung bereits erhobener Befunde.

Bei der Beweglichkeitsprüfung der Lendenwirbelsäule schaltet die Sitzhaltung sowohl den Einfluss der Hüftgelenke, als auch jenen der ischiokruralen Muskulatur aus und die Anteflexion findet tatsächlich nur in der Lendenwirbelsäule statt. Eine weitere Befunderergänzung gelingt über die Beurteilung des Rotationsverhaltens, das bei im Sitzen fixiertem Becken hauptsächlich in der unteren Brustwirbelsäule und dem thorakolumbalen Übergang erfolgt.

In der bereits beschriebenen Weise kann dann nochmals der Stand der Beckenkämme kontrolliert werden. Gleicht sich im Sitzen der im Stehen nachweisbar gewesene Beckenschiefstand einer Seite unter gleichsinnigem Verhalten des vorderen und hinteren Darmbeinstachels sowie des Aufrichtens der Skoliosierung aus, so bestätigt dies die Annahme einer echten Beinlängendifferenz. Betrifft der Höhenausgleich die Beckenkämme bei weiterer divergierender Einstellung der Spinae, weist das auf eine Beckenverwringung hin.

Ausgleich eines Beckenschiefstandes im Sitzen:
- Gleichstand der Spinae         = echte Beinlängendifferenz – anatomisch kurzes Bein
- Weitere Divergenz der Spinae   = Beckenverwringung – funktionell kurzes Bein

### 7.1.3 Untersuchung in Rückenlage

Die Untersuchung beginnt mit dem Beinhebeversuch, der als **Testung des Lasègue-Zeichens** bekannt ist. Dazu wird das im Kniegelenk gestreckte Bein langsam angehoben, bis zu jenem Punkt, an dem der Patient Schmerzen angibt. Ein echtes positives Lasègue-Zeichen liegt nur dann vor, wenn der angegebene Schmerz fast blitzartig ins Bein schießt und dabei die der gereizten Wurzel entsprechende Ausstrahlungstendenz aufweist. Gleichzeitig mit der Schmerzauslösung versucht dabei der Patient durch

Anheben des Beckens auf der Prüfungsseite und mitlaufender Abduzierung des Beines, der schmerzenden reinen Hüftbeuge auszuweichen. Die beim Beinhebeversuch erreichbare Winkelstellung wird gradmäßig geschätzt und gibt einen Hinweis auf die Schwere und Akuität der vorliegenden Wurzelirritation. Schmerzauslösungen unter 45 Grad sind stets mit gravierenden diskogenen Störungen verbunden.

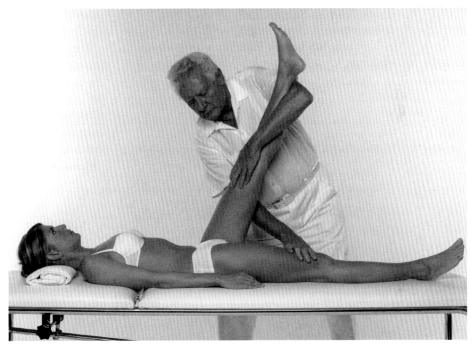

Abb. 23: Prüfung des Lasègue-Zeichens.

Treten beim Anheben des Beines im rückwärtigen Oberschenkel bis zum Kniegelenk ausstrahlende und beim Weiterheben nur langsam zunehmende Schmerzen auf, so sind diese auf den Dehnungsreiz der ischiokruralen Muskulatur zurückzuführen und dürfen nicht als Lasègue-Zeichen gewertet werden. Ebenso stellen im Sakral- oder Lendenwirbelsäulenbereich angegebene Schmerzen, die durch das Heben des Beines und eine damit verbundene Irritation von Ligamenten und/oder Gelenken ausgelöst werden, nur ein Pseudo-Lasègue-Zeichen dar.

Bei Ausstrahlungsschmerzen in das Bein muss zusätzlich eine orientierende **neurologische Untersuchung** erfolgen, die speziell auf motorische Ausfälle auszurichten ist.

Ein Unvermögen, das im Kniegelenk gebeugte Bein gegen Widerstand zu strecken, liegt bei Läsionen der Wurzeln L 3 und L 4 vor.

Vom Befund zur Behandlung

**Synopse 8:** Orientierungstabelle der radikulären Symptomatik

| Segment | L 3 | L 4 | L 5 | S 1 |
|---|---|---|---|---|
| Dermatome | von der Streckseite zur Innenseite des Oberschenkels bis über das Knie | von der Außenseite des Oberschenkels bis zum inneren Unterschenkel und inneren Fußrand | vom äußeren Unterschenkel bis zur Großzehe | Rückseite von Ober- und Unterschenkel bis zur Kleinzehe |
| Kennmuskeln | Parese des M. quadriceps femoris | Parese des M. quadriceps femoris und M. tibialis anterior | Parese des M. hallucis longus; Fersengang gestört | Parese der Mm. Peronaei und des M. triceps surae; Zehengang gestört |
| Reflexausfälle | fehlender Patellarsehnenreflex (PSR) | Abschwächung des PSR | Ausfall des Tibialis-posterior-Reflexes (unsicher) | Ausfall des Achillessehnenreflexes (ASR) |

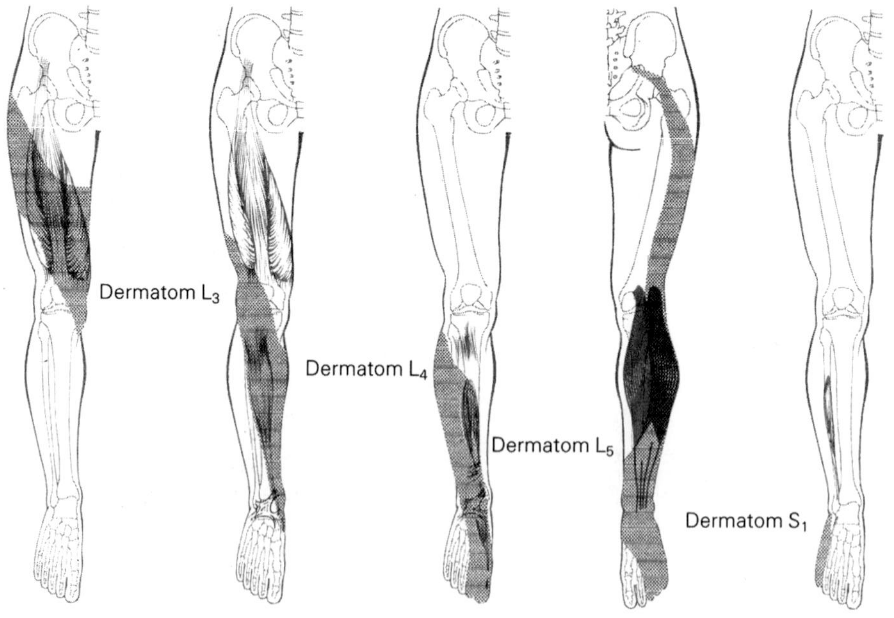

Dermatom $L_3$

Dermatom $L_4$

Dermatom $L_5$

Dermatom $S_1$

Die Abschwächung des Musculus tibialis anterior als Zeichen einer L 4-Schädigung erkennt man durch das Unvermögen, die dorsalflektierte Fußschaufel gegen einen Plantarzug zu halten.

Die Großzehenstreckerschwäche gilt als typisches Symptom der Wurzelschädigung L 5, und eine Schwäche beim Anheben des lateralen Fußrandes als S 1-Hinweis.

Die ergänzende Reflexprüfung bestätigt beim Ausfall des Achillessehnenreflexes (ASR) die Läsion der Wurzel S 1, ein fehlender oder abgeschwächter Patallarsehnenreflex (PSR) findet sich bei Wurzelschädigungen L 3 oder L 4.

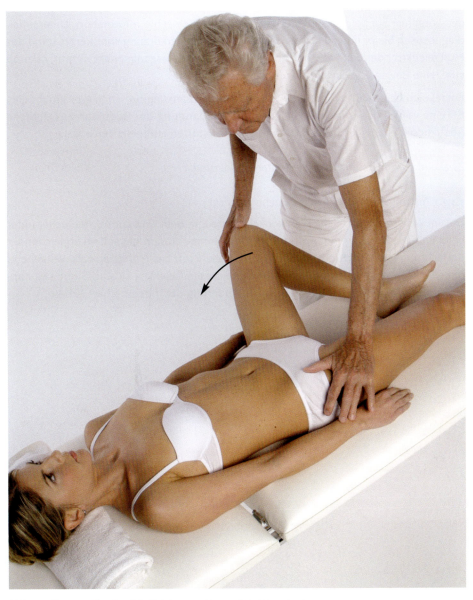

Abb. 24: Testung des Patrick-Zeichens – Hyperabduktionstest.

Fehlen radikuläre Symptome, wird als nächstes die Hyperabduktion und damit der Spannungszustand der Adduktorenmuskulatur untersucht. Verkürzungen bezeichnet man dabei als postives **Patrick-Zeichen** (Abb. 24).

Die Ausführung des Tests erfolgt bei in Knie und Hüftgelenk gebeugtem Bein, das mit dem Fuß neben dem Knie des gestrecken anderen Beines aufgesetzt wird. Durch Fallenlassen des Beines zum Tischrand (Außenrotation und Abduktion) und vergleichendes Vorgehen auf beiden Seiten erhält man die gewünschte Information. Differentialdiagnostisch bleibt nun zu klären, ob die Adduktorenverkürzung vom Reizzustand des Hüftgelenkes oder des Kreuzdarmbeingelenkes ihren Ausgangspunkt nimmt, oder ob eine reine Bewegungseinschränkung der Hüfte besteht.

Findet sich beim Patrick-Test die Abduktionseinschränkung nur endlagig, spricht dies für eine vom Iliosakralgelenk ausgehende Verspannung der Adduktoren. Deutliche Abduktionsdefizite gehen nahezu immer von gestörten Hüftgelenken aus.

Zwei einfache Tests erlauben die weitere Abklärung:

### 7.1.3.1 Testung des Hüftgelenkes (siehe Abb. 25)

Das im Knie und Hüftgelenk rechtwinkelig gebeugte Bein wird vom Untersucher unter beidhändiger Führung innenrotiert. Ist diese Innenrotation bei seitenvergleichender Betrachtung ungestört und schmerzfrei möglich, kann das Hüftgelenk als weitgehend unbedenklich gelten, da Funktionsstörungen dieses Gelenkes sich im Sinne des Kapselmusterverhaltens (*Cyriax*) zuerst als Behinderung der Innenrotation äußern.

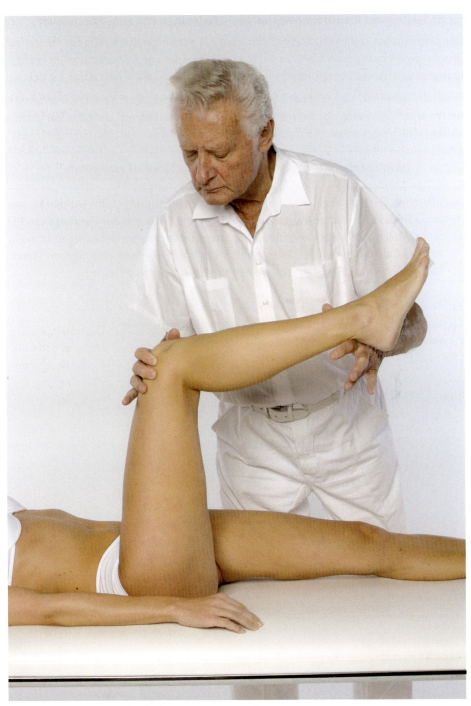

Abb. 25: Testung des Hüftgelenkes – Innenrotation?

### 7.1.3.2 Testung des Kreuzdarmbeingelenkes – Federungstest (siehe Abb. 26a–c)

Der Untersucher steht kontralateral seitlich zur Unterungsregion. Mit der kaudal auf den Patienten bezogenen Hand umfasst er das im Knie angewinkelte und im Hüftgelenk gebeugte Bein über der Patella und zieht es im Sinne einer Adduktion zu sich.

Unter die dabei leicht angehobene Beckenhälfte legt er nun die Finger der kranial postierten Hand, und zwar so, dass diese mit dem Handrücken am Untersuchungstisch aufliegt. Die Finger ertasten sich dann den Gelenkspalt des Kreuzdarmbeingelenkes.

> Das Kreuzdarmbeingelenk liegt viel weiter medial als man glaubt.

Nachdem das Becken langsam auf die Palpationsfinger zurückgeführt wurde (die verriegelnde Adduktion wird so vermindert), können diese die mit der Führungshand in axialer und leicht adduktorischer Richtung ausgeführten zarten stoßartigen Impulse bei intakter Gelenkfunktion im Gelenkspalt als weiches federndes Nachgeben tasten. Für Blockierung typisch ist das Fehlen des getesteten Gelenkspieles.

Vermeide
Zu starke Adduktion = Verspannung des Ligamentum iliosacrale
Zu wenig Adduktion = Federung trifft nur den Tisch

Die Lenden-Becken-Hüftregion (LBH-Region) **109**

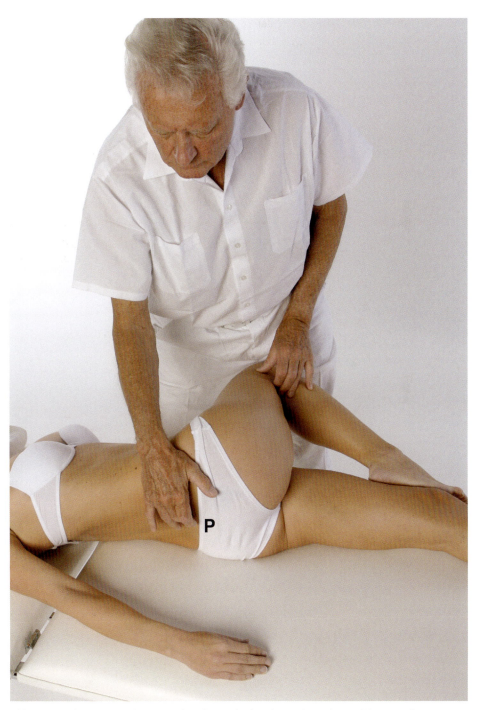

Abb. 26a: Federungstest des Kreuzdarmbeingelenkes, kontralaterale Ausführung (Phase 1).

## 110 Vom Befund zur Behandlung

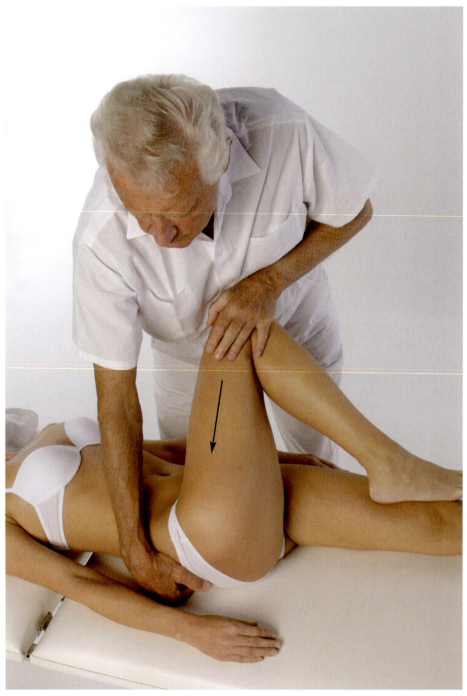

Abb. 26b: Federungstest des Kreuzdarmbeingelenkes, kontralaterale Ausführung (Phase 2).

Die Lenden-Becken-Hüftregion (LBH-Region) **111**

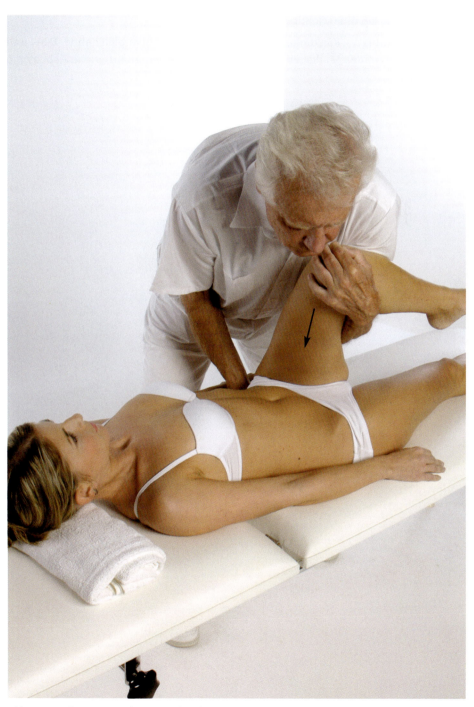

Abb. 26c: Federungstest des Kreuzdarmbeingelenkes, homolaterale Ausführung.

### 7.1.3.3 Schmerzpalpation wichtiger Muskeln

Die Untersuchung in Rückenlage wird durch eine **seitenvergleichende Tast- und Schmerzpalpation des M. iliacus und des M. psoas** weitergeführt (siehe Abb. 27a, b und Abb. 29).

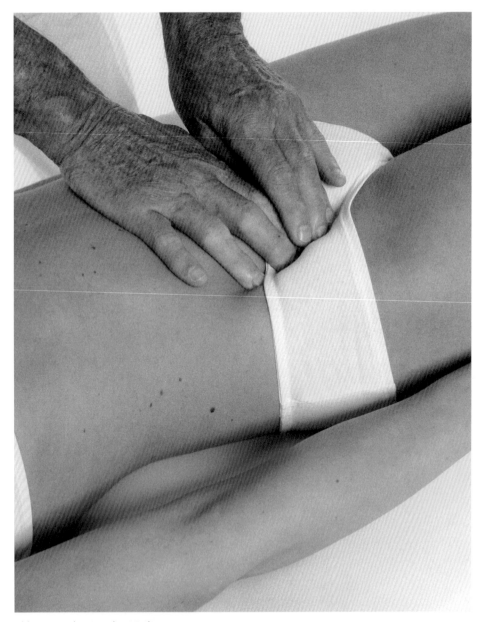

Abb. 27a: Palpation des M. iliacus.

Die Lenden-Becken-Hüftregion (LBH-Region) **113**

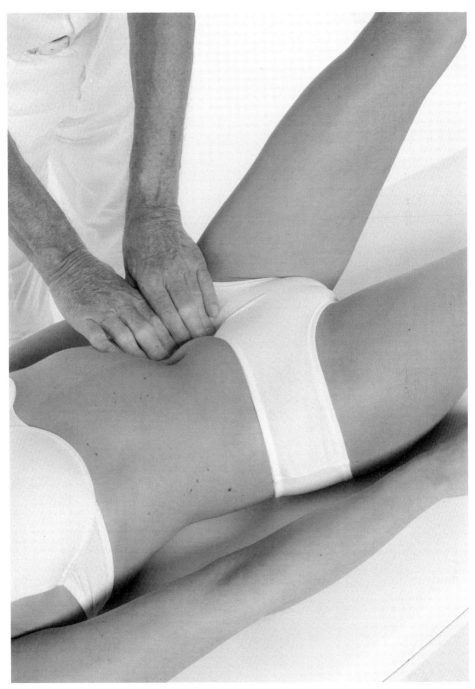

Abb. 27b: Tasten des M. psoas. Das Anheben des gestreckten homolateralen Beines aktiviert die Schmerzempfindlichkeit.

## Vom Befund zur Behandlung

Der M. iliacus liegt im Gebiet über dem äußeren Drittel des Leistenbandes. Verdickung und Druckempfindlichkeit gelten als Begleitsymptom einer Beckenverwringung (Iliosakralgelenkverschiebung). Der M. psoas lässt sich pararektal durch die Bauchdecke tasten. Nachdem der Muskel in entspannter Lage palpiert wurde, fordert man den Patienten auf, das Bein anzuheben. Treten dabei unter unverändertem Palpationsdruck Schmerzen auf, weist das auf eine pathologische Verspannung es M. psoas hin. Abschließend werden noch Hüftgelenk, Symphyse, Trochanter, Adduktorenansätze, der Pes anserinus und der Processus xyphoideus palpatorisch exploriert.

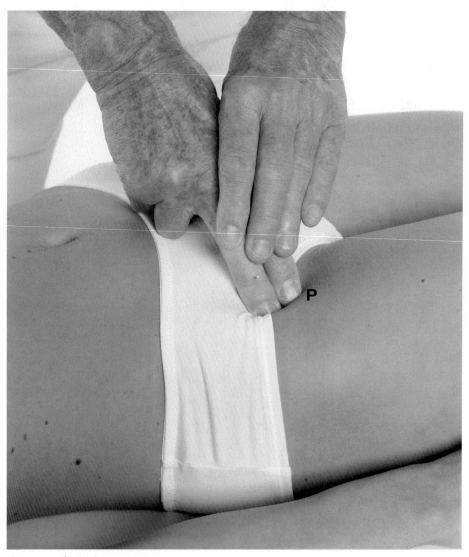

Abb. 28: Hüftgelenk

Die Lenden-Becken-Hüftregion (LBH-Region) **115**

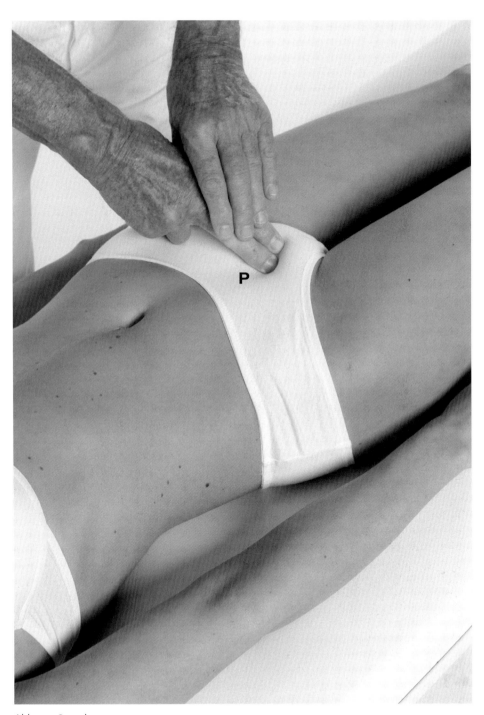

Abb. 29: Symphyse

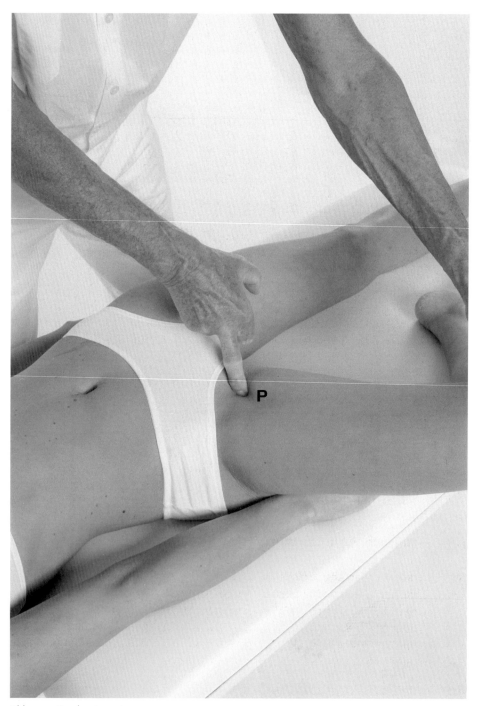

Abb. 30a: Trochanter minor

Die Lenden-Becken-Hüftregion (LBH-Region) **117**

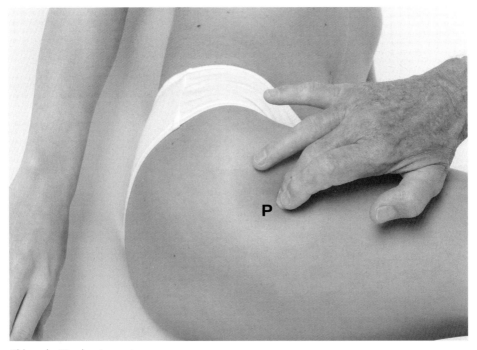

Abb. 30b: Trochanter major

Die Untersuchung in Rückenlage erbringt zur Befunderweiterung:
- Bestätigung einer eventuellen radikulären Symptomatik
- Funktionszustand der Hüftgelenke?
- Iliosakralgelenke (Patrick-Zeichen, Federungstest)
- Feststellung muskulärer Irritationen (M. iliopsoas u. a. m.)

## 7.1.4 Untersuchung in Bauchlage

Am Untersuchungsanfang verschafft man sich einen Überblick über Turgor und Verschieblichkeit von Haut und Subkutis: Dies geschieht entweder durch zartes Anheben und Bewegen von Hautfalten (**Kiblersche Hautfalte**) oder mittels des sogenannten „diagnostischen Strichs der Bindegewebsmassage" (siehe Abb. 32). Wie bereits ausgeführt, sind hiermit segmentdiagnostische Hinweise bei entsprechenden Verquellungsbefunden erhältlich.

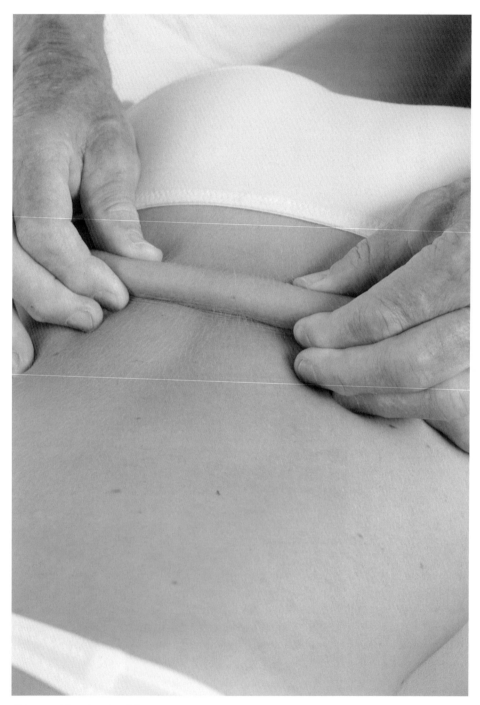

Abb. 31: Kiblersche Hautfalte

Die Lenden-Becken-Hüftregion (LBH-Region) **119**

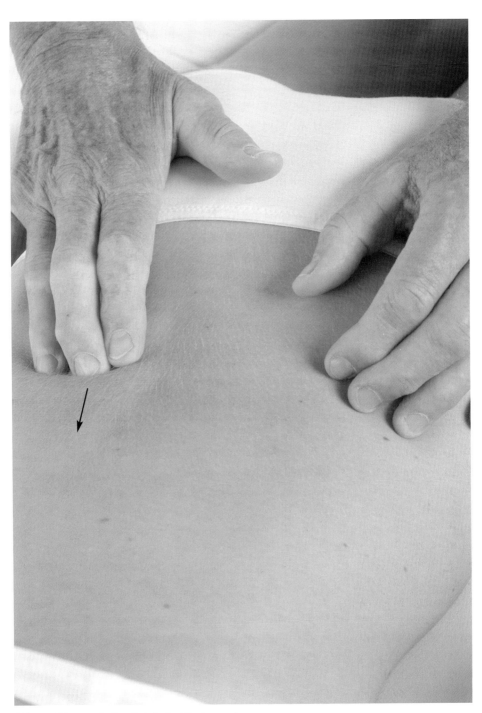

Abb. 32: Diagnostischer Strich der Bindegewebsmassage.

Eine mehrfache Ausführung stellt bereits eine wirksame Behandlung der bindegewebigen Verquellung dar.

> Verquellungen über dem Sakrum können ein Hinweis auf Störungen des thorakolumbalen Überganges sein.

Die Tastpalpation erlaubt des Weiteren das Erkennen von regionären oberflächlichen und tiefen muskulären Verspannungen, wobei entsprechende Befunde in der autochthonen Muskulatur ebenfalls zur Segmentdiagnostik herangezogen werden können. Auch hier ist es bereits möglich, mittels Inhibition oder Vibration die Zonen zu behandeln und dabei festzustellen, ob sich diese lösen lassen, oder als Ausdruck eines übergeordneten Reflexgeschehens weiterbestehen.

Muskuläre Schmerzpunkte finden sich des Weiteren an der medialen Insertion des M. glutaeus medius (D-Punkt nach *Hackett*) (Abb. 33), über dem M. piriformis (Abb. 34) sowie an den muskulären Insertionen am Beckenkamm (Abb. 35).

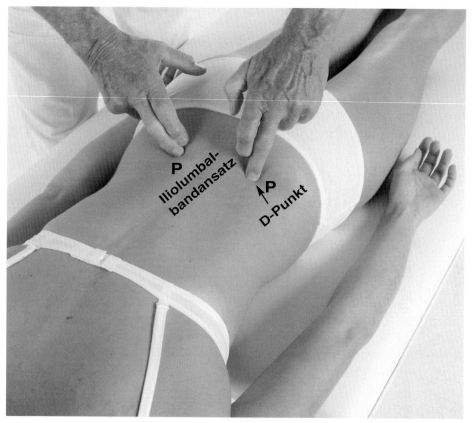

Abb. 33: D-Punkt nach Hackett (linke Hand), Lig. iliolumbale (rechte Hand).

## Die Lenden-Becken-Hüftregion (LBH-Region)

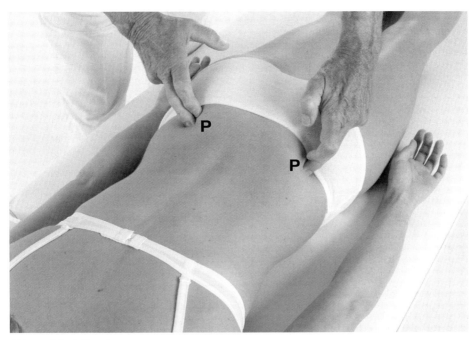

Abb. 34: M. piriformis

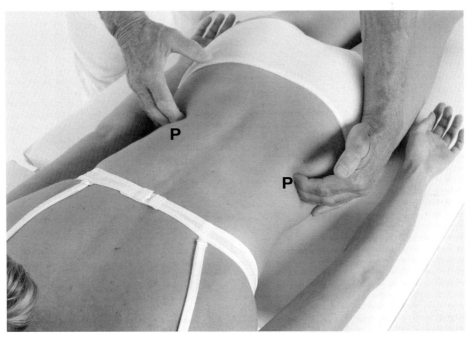

Abb. 35: Die Beckenkämme

Die Schmerzpalpation muss ferner die Dornfortsätze bzw. die Interspinalräume, das Kreuzdarmbeingelenk, die Ansätze des Ligamentum iliolumbale am Ilium (Abb. 33) (ligamentäre Insuffizienz), die interspinösen Bänder (Interspinosussyndrom) und die Steißbeinspitze (Kokzygodynie) (Abb. 37) berücksichtigen.

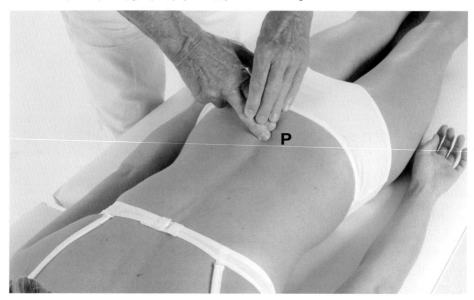

Abb. 36: Palpation des Interspinalraumes.

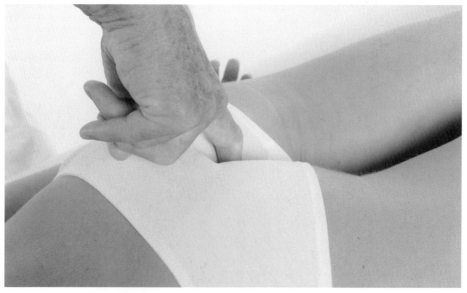

Abb. 37: Palpation der Steißbeinspitze.

Die Lenden-Becken-Hüftregion (LBH-Region) **123**

Ergänzend zum Federungstest des Kreuzdarmbeinglenkes in Rückenlage kann mit identischer Zielsetzung der sogenannte **Rütteltest** angewendet werden. Dazu wird die Beckenschaufel von ventral umfasst und mit kleinen, dorsal gerichteten Impulsen geschüttelt. Die über dem Iliosakralgelenk liegenden Finger der anderen Hand fühlen das federnde Nachgeben oder dessen Fehlen bei Blockierungen (Abb. 38).

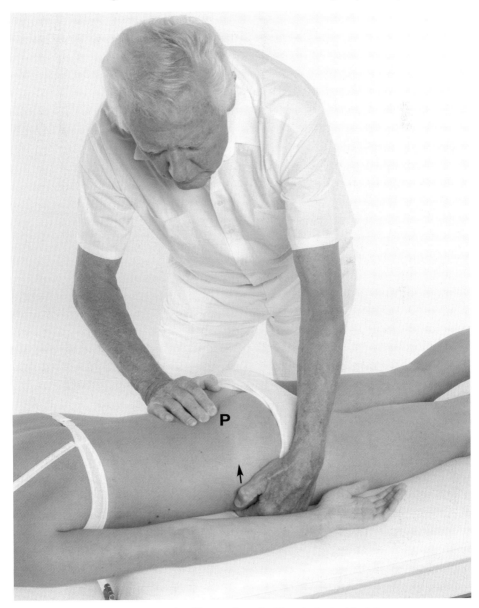

Abb. 38: Rütteltest zur ergänzenden Überprüfung der Iliosakralgelenkfunktion.

Eine weitere Prüfung des Iliosakralgelenkes gelingt über rhythmischen Druckimpuls auf das untere Kreuzbeindrittel, wobei die Finger der anderen Hand über dem kaudalen Teil des Kreuzdarmbeingelenkes die Antwort empfangen (Abb. 39).

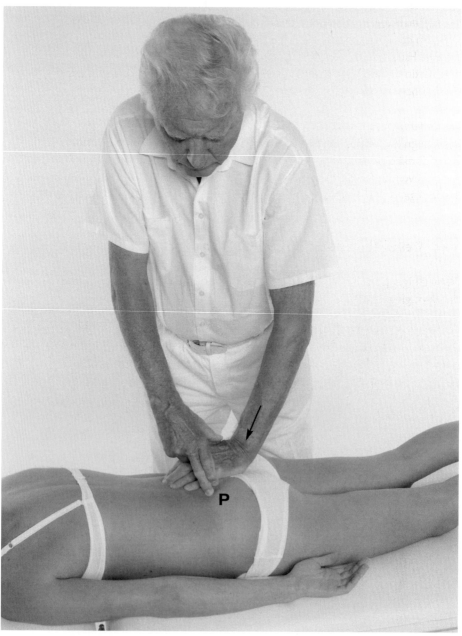

Abb. 39: Prüfung des Iliosakralgelenkes – Impuls auf unteres Kreuzbeindrittel.

Diagnostisch wertvoll ist noch der sogenannte **3-Phasen-Test.** Dazu umfasst der Untersucher mit einer Hand das gestreckt liegende Bein und führt es in der 1. Phase unter Gegenhalt der anderen Hand am Becken in die Retroflexion. Treten dabei Schmerzen auf, weist dies auf eine Störung im Hüftgelenk hin. Wird der Gegenhalt in der 2. Phase über dem Sakrum angebracht und ruft die Retroflexion Schmerzen hervor, muss an das Kreuzdarmbeingelenk gedacht werden. Fixiert schließlich in der 3. Phase die eine Hand mit der Handwurzel den fünften Lendenwirbel und löst jetzt die weitere Retroflexion eine Schmerzverstärkung aus, dann besteht der Verdacht auf eine Läsion des lumbosakralen Überganges.

Die Untersuchung in Bauchlage ergänzt die Untersuchung hinsichtlich
- der segmentalen Bindegewebsqualität sowie Tonussituation der Muskulatur,
- des Funktionszustandes des Iliosakralgelenkes,
- einer eventuellen Kokzygodynie,
- oder ligamentären Reizungen.

### 7.1.5 Weiterführende Untersuchungen an der Lendenwirbelsäule

Als wichtiger Beitrag zur Lokalisierung von Störungen in der Lendenwirbelsäule dient der **Springing-Test**.

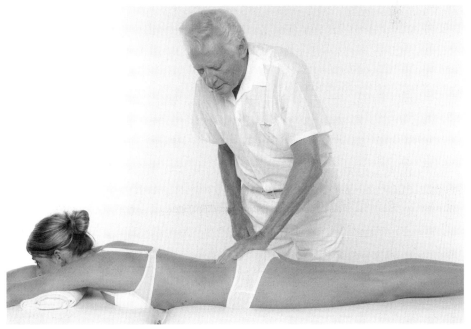

Abb. 40: Ausführung des Springing-Tests in Bauchlage.

Dazu legt man die gespreizt gehaltenen 2. und 3. Finger einer Hand parallel zur Lendenwirbelsäule an (unter Freilassung der empfindlichen Dornfortsätze) und sucht den Kontakt mit den Laminae des jeweils kaudal liegenden Wirbels. Mit der Ulnarkante der anderen Hand, die quer über den Palpationsfingern liegen soll, wird ein langsam federnder intensiver Druck ausgeübt, der durch die Palpationsfinger auf die Laminae übertragen wird. Befundmäßig ausgewertet werden können:

- das federnde Nachgeben im Laminabereich als Ausdruck einer intakten Gelenksituation,
- das fehlende Federn als Zeichen einer Blockierung,
- Angaben des Patienten über die segmental empfundene Schmerzverstärkung, die dann häufig Ausdruck einer Irritation des hinteren Längsbandes bei dorsalen Bandscheibenprotrusionen ist oder
- eine segmentale Instabilität anzeigt.

Die geschilderte und ursprünglich übliche Ausführung des Springing-Tests in Bauchlage (Abb. 40) erbringt den Nachteil, dass die gegebene Lordose über den Fingerdruck verstärkt werden kann. Um diese irreleitende Möglichkeit auszuschalten und diagnostische Fehleinschätzungen zu vermeiden, empfiehlt es sich, den Patienten am Fußende des Tisches so zu lagern, dass nur der Oberkörper in Bauchlage aufliegt, die Oberschenkel aber, im Hüftgelenk rechtwinkelig gebeugt, frei über den Tischrand herabhängen.

Wie Röntgenkontrollaufnahmen bestätigt haben, wird dadurch die Lordose verringert und die Aussagekraft des Springing-Tests verbessert (siehe Abb. 41).

Ein notwendiger ergänzender Test zur Erkennung der im lumbosakralen Übergang sehr häufig zu beobachtenden Hypermobilität bzw. Instabilität ist der **Instabilitätstest des lumbosakralen Übergangs**. Bei Seitenlage des Patienten legt der Untersucher die Finger beider Hände übereinander auf den fünften Lendenwirbel, um ihn so zu fixieren. Über die schräg etwa 120 Grad angewinkelten und in den Kniegelenken mäßig gebeugten Beine werden durch die Oberschenkel des Untersuchers über Knie und Femur des Patienten axiale rhythmische Impulse auf das Sakrum übertragen. Gelingt es dabei das Sakrum nach dorsal unter den fünften Lendenwirbel zu bringen – der Rezeptor dafür sind die widerstandleistenden Hände am fünften Lendenwirbel –, so kann eine Instabilität des lumbosakralen Überganges angenommen werden (siehe Abb. 42).

# Die Lenden-Becken-Hüftregion (LBH-Region)

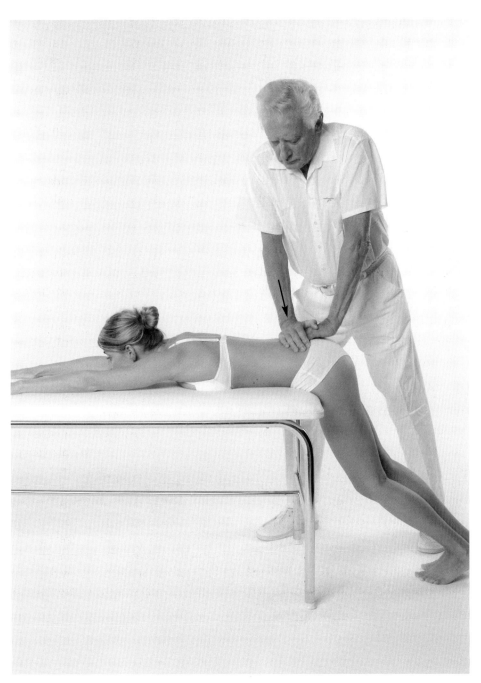

Abb. 41: Modifizierter Springing-Test.
Entlordosierte Lagerung am Tischende. Palpationsfinger beiderseits des Processus spinosus L 5.
Die ulnare Handkante der anderen Hand übt den federnden Impuls aus.

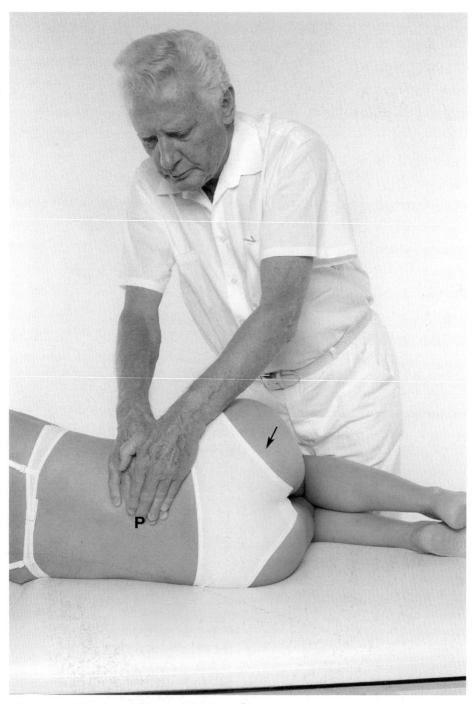

Abb. 42: Instabilitätstest für den lumbosakralen Übergang.

Mit dieser Untersuchung wird im Prinzip das translatorische Gleiten geprüft, das im Gegensatz zur übertriebenen Deutlichkeit bei der Instabilität bei seinem Fehlen auf eine Blockierung hinweist. Auch in den übrigen kranialeren Lendenwirbelsäulensegmenten weist eine mit dieser Testmethode festgestellte fehlende translatorische Bewegung auf das Vorliegen einer Blockierung hin.

Bei der Untersuchung der Lenden-Becken-Hüftregion in Seitenlage lässt sich dann auch gleich das Bewegungsverhalten jedes einzelnen Bewegungssegmentes überprüfen. Üblicherweise wird dabei im lumbosakralen Übergang beginnend bis L 1 hinauf Segment für Segment bezüglich Anteflexion, Retroflexion und Seitneigung getestet.

Zur Ausführung:
Bei der **segmentalen Anteflexionsprüfung in Seitenlage** wird über die in Knie- und Hüftgelenken gebeugten Beine das Becken durch den Untersucher wiederholt passiv angewinkelt. Der interspinös liegende Finger der Palpationshand fühlt die mitlaufende Spreizung der Processus spinosi, die im blockierten Segment fehlt oder eingeschränkt erscheint (siehe Abb. 43).

Die **Retroflexionsprüfung** erfolgt in analoger Weise, nur werden die angewinkelten Beine nach dorsal geführt. Das Becken kippt dabei nach ventral, die Lendenwirbelsäule lordosiert über die verbundene Retroflexion, der palpierende Finger fühlt das Zusammenrücken der Dornfortsatzspitzen (siehe Abb. 44).

> Mit dem Springing Test, Instabilitätsuntersuchung des lumbosakralen Übergangs und segmentaler Funktionstestung in Seitenlage ergibt sich die differentialdiagnostische Klärung: Blockierung oder Hypermobilität.

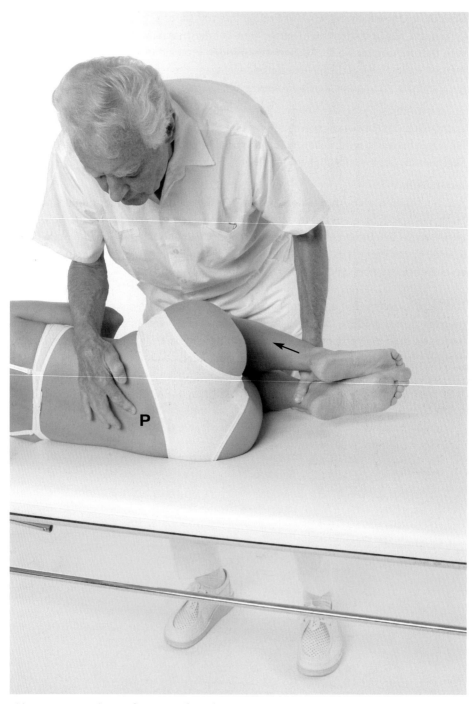

Abb. 43: Segmentale Anteflexionsprüfung der LWS.

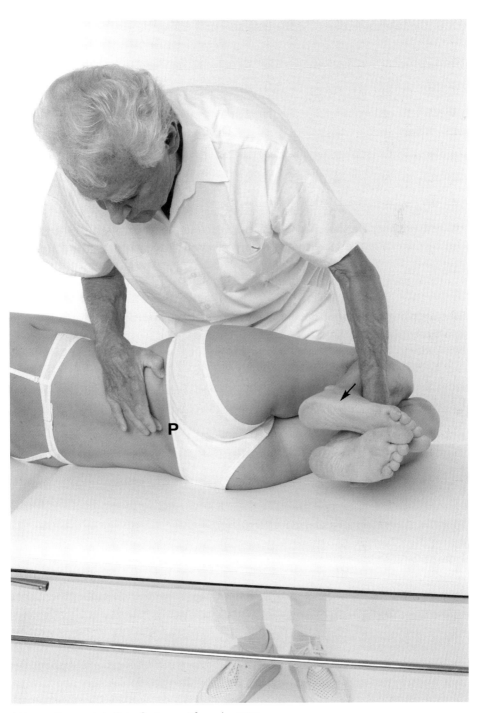

Abb. 44: Segmentale Retroflexionsprüfung der LWS.

## 7.1.6 Iliosakralgelenke – Störungsarten und Behandlungstechniken

Nicht von ungefähr wurden bereits mehrere und durchaus verschiedene Untersuchungsmethoden für die Iliosakralgelenke angegeben. Dies deshalb, weil keine Einzelmethode absolut zuverlässig auf Funktionsstörungen hinweist. So ist man darauf angewiesen, aus mehreren übereinstimmenden Befunden entsprechende Rückschlüsse zu ziehen.

An dieser Stelle ist aber generell zum Thema Iliosakralgelenkstörung anzumerken, dass sich dieses Teilgebiet zur ideologischen Spielwiese theoretisierender Manualtherapeuten entwickelt hat.

In weiterer Folge wurde das Iliosakralgelenk zu einem hypothetischen Komplex hochstilisiert, der über die tatsächliche klinische Bedeutung sicherlich hinausgeht.
Um die Orientierung zu erleichtern, wann bei einem lumbalen Schmerzsyndrom eine eventuelle Störung des Funktionsbereiches Becken-Iliosakralgelenk angenommen werden kann, sind nachfolgend aufgelistete Befunde zu beachten.

Störungen der Kreuzdarmbeingelenkfunktion sind dann anzunehmen, wenn:
- in diesem Bereich Schmerzen bestehen,
- pseudoradikuläre, unscharfe Ausstrahlungen über der dorsolateralen Beinregion und/oder in die Leistengegend vorliegen,
- das Kreuzdarmbeingelenk auf Druck schmerzhaft reagiert,
- Myogelosen vorhanden sind,
- ein Pseudo-Lasègue-Zeichen zu beobachten ist,
- Federungs- und Rütteltest Hinweise geben,
- die 2. Phase des 3-Phasen-Tests positiv ist,
- das Vorlaufphänomen auftritt,
- Funktionsstörungen im thorakolumbalen Übergang aufgedeckt werden,
- der M. iliacus verdickt und druckempfindlich erscheint,
- eine Psoasverspannung und/oder Verkürzung vorliegt,
- ein Patrick-Zeichen vorhanden ist,
- der M. piriformis einen Maximalpunkt aufweist.

Die sehr häufige Psoasverspannung stellt einen wesentlichen pathogenetischen Faktor bei Störungen des Iliosakralgelenkes dar. Das von D 12 bis L 5 reichende Ursprungsgebiet des Muskels und seine Insertion am Trochanter minor sowie sein Verlauf über den oberen Schambeinast (wie die Geigensaiten über den Steg), können im Falle von Verspannungen und/oder Verkürzungen des Muskels eine Kippung der gleichseitigen Beckenschaufel erzwingen, die das Ilium nach dorsal dreht und zwar so, dass die Spina iliaca posterior superior tiefer steht als der vordere Darmbeinstachel. Diese Verstellung der Beckengeometrie (das Acetabulum steht mehr ventral und kranial) zieht oft eine gleichseitige virtuelle Beinverkürzung nach, genauso wie sie für das bereits beschriebene Vorlaufphänomen den Ausgangspunkt bildet. Der ablaufende Fehlmechanismus bewirkt weiterhin gleichzeitig eine relative Gegenbewegung des Sakrums im Sinne der gleichseitigen Nutation (Ventral-Kaudalstellung). Und dabei überschneiden sich die Grenzen zwischen Beckenverwringung und Iliosakralgelenkblockierung, da die letzterwähnte Sakrumstellung auch die häufigste Blockierungssituation in diesem Gelenk darstellt.

Welche Konsequenzen ergeben sich nun sowohl bei der diagnostischen als auch therapeutischen Vorgehensweise solcher Störungen?

- **Iliosakralgelenkverschiebung** respektive Beckenverwringung und **Iliosakralgelenkblockierung** werden zwar didaktisch getrennt geführt, lassen aber in vielen Fällen eine exakte Trennung nicht zu.
- Während für Iliosakralblockierungen mehrheitlich die Meinung der überwiegend mechanischen Bahnung angenommen wird, gelten für die Iliosakralverschiebungen reflektorische Mechanismen als hauptverantwortlich. Störungen im Bereich des thorakolumbalen Übergangs, der Hüftgelenke sowie Diskopathien einerseits, aber auch viszerovertebrale Reflexabläufe stehen vordergründig zur Überlegung.
- Die in diesem Kapitel aufgelisteten Hinweise, die für eine Störung im abgehandelten Sinne sprechen, sind selten in ihrer Gesamtheit präsent. Die nachweisbaren Einzelsymptome dienen als Wegweiser der einzuschlagenden Behandlung.

Chirotherapeutisch führen folgende anschließende Überlegungen zum Therapieansatz:

Überwiegen die **Blockierungssymptome** (Federungstest, Patrick-Zeichen, Druckempfindlichkeit der Iliosakralgelenkgegend und des M. piriformis), ist die direkte Mobilisation und Manipulation des Iliosakralgelenkes erste Wahl.

Dominieren die Zeichen der **Beckenverwringung** (Vorlaufphänomen, virtuelle Beinlängendifferenz, Divergenz der Spinae, Psoasverspannung, Blockierungen im thorakolumbalen Übergang), muss die Behandlung meist mehrschichtig ausgeführt werden. Neben der Beachtung von Auslösungsmomenten aus dem thorakolumbalen Übergang und einer eventuellen notwendigen Dehnung des M. psoas haben auch korrigierende Mobilisationen und/oder Manipulationen ihren Sinn, wobei sich die erforderlichen Techniken aus der Beckenpalpation mit Provokationsmechanismen und dem Prinzip der freien Richtung ableiten lassen.

Die universellste Möglichkeit der Behandlung des Iliosakralgelenkes kann in Bauchlage des Patienten als **Mobilisation, aber auch als Manipulation** zur Anwendung kommen. Diese Technik ist dann angezeigt, wenn die in der Mehrzahl aller Fälle gegebene Iliosakralgelenkblockierung in Nutationsstellung des Sakrums bei Dorsaldrehung des Iliums vorliegt. Es handelt sich um Techniken mit auf das Ileum gerichteten Impulsen nach ventral.

## Vom Befund zur Behandlung

Der Therapeut steht dazu seitlich-Kontralateral zum behandlungsbedürftigen Gelenk. Homolateral wird das Sakrum fixiert (Abb. 45) und kontralateral am dorsolateralen Abschnitt des Beckenkammes Kontakt genommen. Diese Hand verabreicht rhythmische Druckimpulse in ventrolateraler Richtung (Mobilisation). Bei ungenügender Wirkung kann nach guter Vorspannung durch einen kurzen forcierten Stoß auf das Ilium ein Manipulationseffekt erzielt werden (Abb. 46).

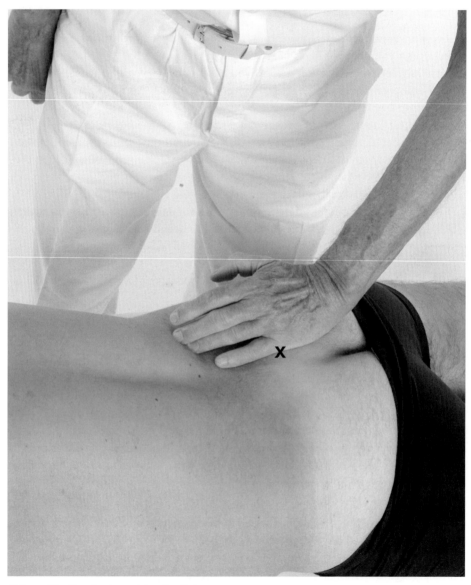

Abb. 45: Fixation des homolateralen Sakrums.

## Die Lenden-Becken-Hüftregion (LBH-Region)

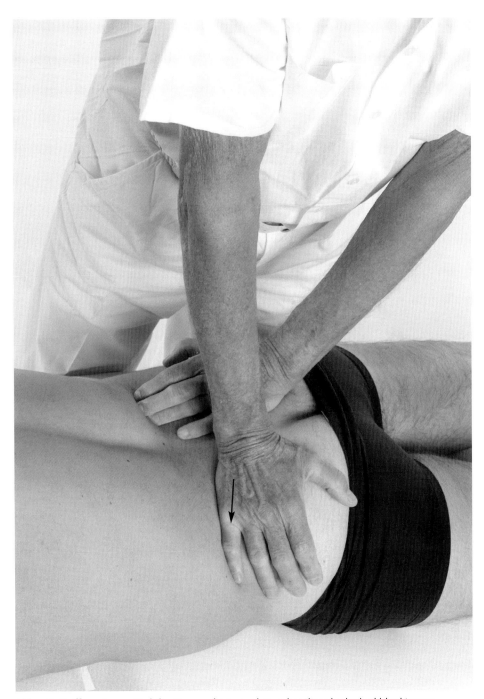

Abb. 46: Griffansatz zur Mobilisation und Manipulation bei Iliosakralgelenkblockierung, Impuls über den Iliumrand.

Bei ungenügender Effizienz empfiehlt sich eine Technikvariante, wobei der Patient zum Tischrand rückt und das eine Bein seitlich davon in Hüft-und Kniegelenk gebeugt auf den Boden stellt. Dies geschieht deshalb, weil so die Lendenlordose aufgehoben und der empfindliche lumbosakrale Übergang verriegelt wird. Das gestreckt auf dem Tisch liegende Bein der Behandlungsseite wird nun vom Therapeuten, der kontralateral seitlich steht, erfasst, abgehoben und so in volle Retroflexion gebracht, dass das Hüftgelenk überstreckt sowie durch Anspannen des Ligamentum iliofemorale fixiert ist und die Behandlungsimpulse dieses Gelenk nicht treffen. Der Ballen der anderen Hand agiert, wie beim Standardverfahren als Impulsgeber.

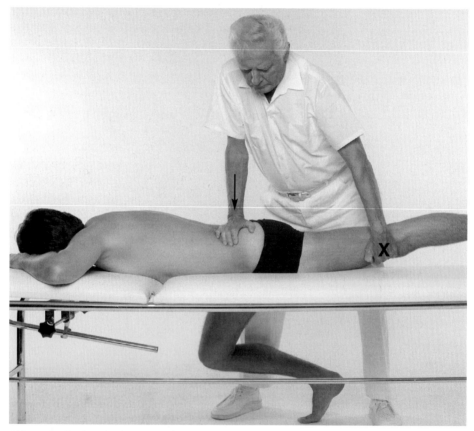

Abb. 47: Technikvariante zur Mobilisation des Iliosakralgelenkes.

Eine weitere vom Prinzip idente Technik ist dann angezeigt, wenn die Bauchlagerung etwa in der Gravidität nicht möglich ist. Die Ausführung dieser Modifikation erfolgt in Seitenlage. Das unten liegende Bein wird angebeugt, das oben liegende gestreckt. Die Crista iliaca wird durch die kranialwärtige Hand nach ventral bewegt, der kaudal liegende Unterarm umfast den oben liegenden Oberschenkel und abduziert ihn leicht, um eine Iliosakralgelenkverriegelung bei Hüftadduktion zu vermeiden. Die Hand selbst nimmt am Tuber ossis ischii Kontakt, setzt einen kranial-dorsalen Impuls und bringt gleichfalls das **Ilium nach ventral**.

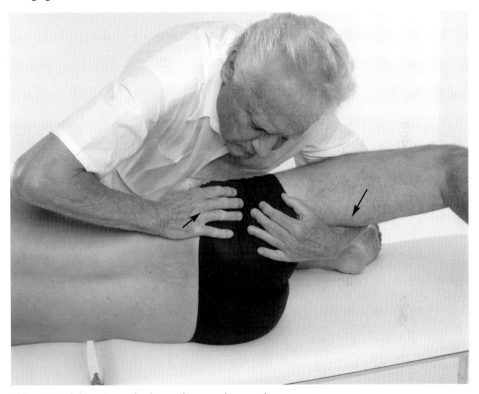

Abb. 48: Mobilisatoinstechniken – Ilium nach ventral.

Die Behandlung der häufigen Fehlstellung **„Sakrum kaudal"** kann über einen Angriffspunkt am kaudalen Sakrumbereich vorgenommen werden, wobei zuerst die von *Sell* angegebene Modikation einen Versuch wert ist. Die benötigte Ausgangslagerung bleibt gleich, nur muss der Patient so weit zum unteren Tischrand rücken, dass das Bein der Behandlungsseite frei herausragt und vom Therapeuten, der fußwärts steht, mittels Beinschere gehalten und extendiert werden kann. Die ulnare Handkante nimmt dann einen Querfinger seitlich-kranial der Sakrumspitze Kontakt. Nach zunehmender Vorspannung über extensorischen Zug mittels der Beinschere wird der kranialwärts gerichtete Manipulationsstoß unter gleichzeitiger impulsartiger Traktionsverstärkung über die Beinschere ausgeführt.

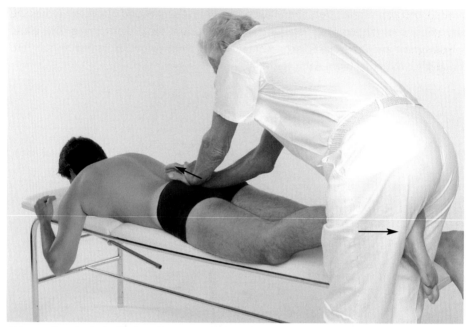

Abb. 49: Iliosakralgelenkbehandlung – Modifikation nach *Sell*.

Möglich ist auch eine Variante in Bauchlage.

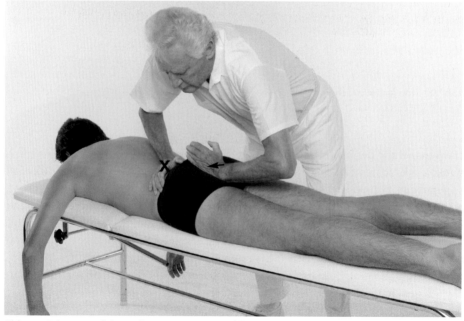

Abb. 50: Sakrum nach kranial – Variante in Bauchlage.

Die Lenden-Becken-Hüftregion (LBH-Region) **139**

Steht in seltenen Fällen das Ilium ventral und das Sakrum dorsal, so verlangt dies die Technik: **Ilium nach dorsal**. Der Patient liegt seitlich, das obere Bein gebeugt, das untere gestreckt. Die fußwärtige Hand drängt den Sitzbeinhöcker nach ventral, die andere Hand die Crista iliaca nach dorsal.

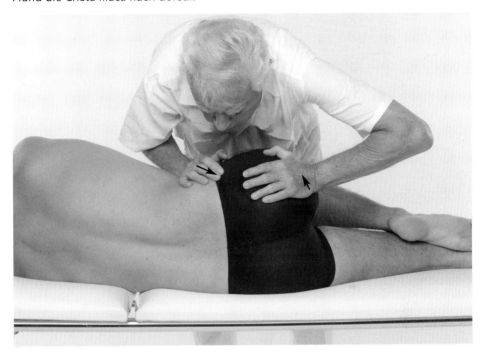

Abb. 51: Mobilisationstechnik Ilium nach dorsal.

Aus den erhobenen Befunden ergaben sich bisher folgende therapeutische Konsequenzen:

| | |
|---|---|
| ▌ Anatomisch kurzes Bein | – Schuherhöhung |
| ▌ Hüftgelenkerkrankung | – orthopädische Therapie, Mobilisation |
| ▌ Radikuläre Läsion | – dreidimensionale Traktion, Lagerung, segmentale Traktionsmobilisation |
| ▌ Iliosakralgelenkblockierung | – Mobilisation und Manipulation, Bauchlage |
| ▌ Iliosakralgelenkverschiebung | – Mobilisation entsprechend der Verstellung (z. B. Sakrum ventral – Ilium dorsal) |
| ▌ Bindegewebsverquellung | – Bindegewebsmassage |
| ▌ Muskelverspannung | – Dehnungsbehandlung |

Als besonders suffiziente Grifftechnik für das ISG muss folgende Muskelstechnik genannt werden. Das Bein der gesunden Seite liegt gestreckt, mit dem Knie-Oberschenkel drück der Patient gegen die Therapeutenschulter. Es erfolgt eine Aktivierung der Mm. erector Trunci, Glutaeus maximus und der ischiocruralen Muskeln (Abb. 52), anschließend Relaxation und Dehnung (Abb. 53).

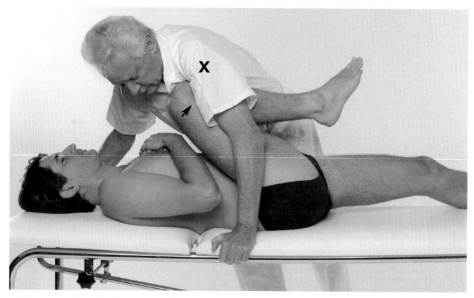

Abb. 52: Muskeltechnik zur Mobilisation des ISG – Aktivierung.

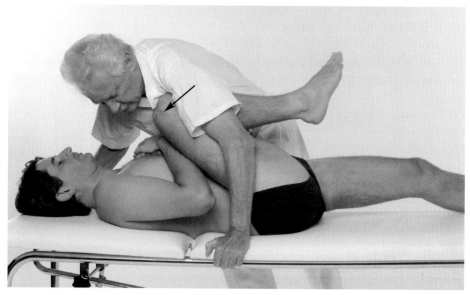

Abb. 53: Muskeltechnik zur Mobilisation des ISG – Entspannung, Dehnung.

## 7.1.7 Behandlungstechniken für die LBH-Region

Akute radikuläre Syndrome erlauben meist als einzige mögliche initiale manuelle Behandlung zarte traktorische Methoden, wobei die dreidimensionale Traktion in Rückenlage hauptsächlich dazu Verwendung findet, die Anwendbarkeit einer schmerzreduzierenden Stufenlagerung zu testen.

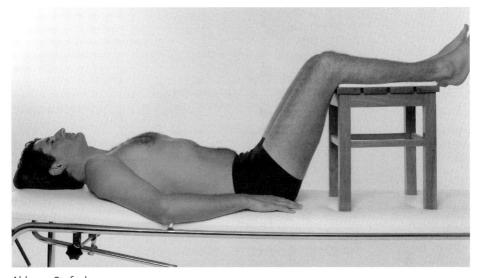

Abb. 54: Stufenlagerung

Als nächster manualtherapeutischer Schritt kann, bei Rückgang der Akutsymptomatik und wenn eine schmerzfreie Seitenlagerung erreichbar ist, eine segmentale Traktionsmobilisation versucht werden.

Zur **dreidimensionalen Traktion der Lendenwirbelsäule** liegt der Patient auf dem Rücken, mit dem Becken am unteren Tischrand, die abgewinkelten Beine werden vom Behandler so gehalten, dass er dazwischenstehend und die Unterschenkel zwischen seinen Armen und dem Körper fixierend mit in den Kniekehlen gehaltenen Händen eine Traktion ausüben kann. Diese erfolgt durch Rückverlegung des eigenen Körpergewichts. Dabei ist es möglich, durch dreidimensionales Variieren der Zugrichtung die optimale antalgische Einstellung zu finden, in der dann rhythmische Traktonen ausgeführt werden (Abb. 55). Bei bettlägerigen Patienten mit akutem Lumbalsyndrom bewährt sich wie erwähnt die festgestellte antalgische Traktionseinstellung zur Stufenlagerung mittels fester Kissen (Hocker, siehe Abb. 54).

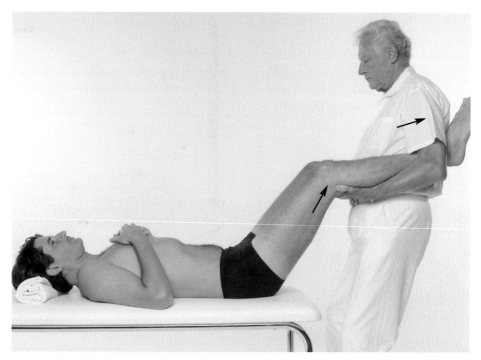

Abb. 55: Dreidimensionale Traktion der LWS.

Zur **segmentalen Traktionsmobilisation in Seitenlage** liegt der Patient auf der Seite, die Beine rechtwinkelig angezogen. Der Therapeut beugt sich von vorne über ihn, einen Unterarm über der Dornfortsatzreihe platziert, mit den Fingern die Spitze des kranialen Processus spinosus im gestörten Bewegungssegment fixierend. Die andere Hand umgreift von kaudal das Becken und nimmt Fingerkontakt am unteren Dornfortsatz (Abb. 56a). Durch rhythmischen Zug am kaudalen Dorn, unterstützt durch ein Abwärtsdrängen des Beckens mittels Oberkörperkontakt an den Oberschenkeln des Patienten, kommt es zu beabsichtigten segmentalen Traktionsmobilisation (Abb. 56b).

Die Lenden-Becken-Hüftregion (LBH-Region) **143**

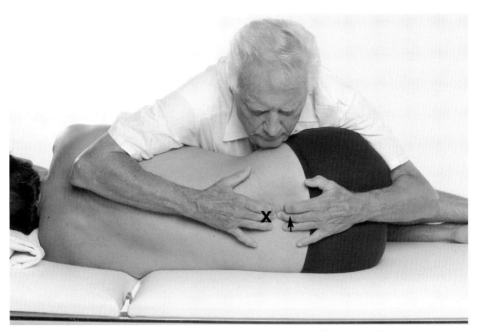

Abb. 56a: Segmentale Traktionsmobilisation: Seitenlage – Finger haken am oberen unteren Processus spinosus ein.

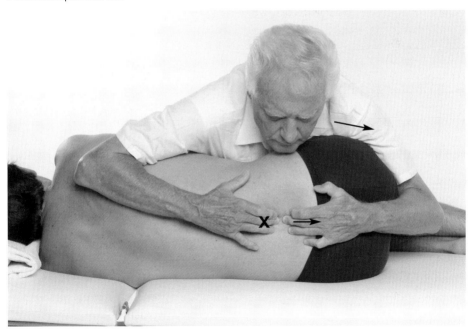

Abb. 56b: Segmentale Traktionsmobilisation über Oberkörper – Hüftbeugekontakt nach kaudal. Fixierung des kranialen Processus spinosus.

## 144 Vom Befund zur Behandlung

In Seitenlage lässt sich gleichfalls eine weitere **segmentale Mobilisation** ausführen, die unter Fixierung des kranialen und Zug am kaudalen Dornfortsatz, bei gleichzeitiger Flexionsverstärkung über die angewinkelten Beine, durch Oberkörperkontakt des Therapeuten erfolgt.

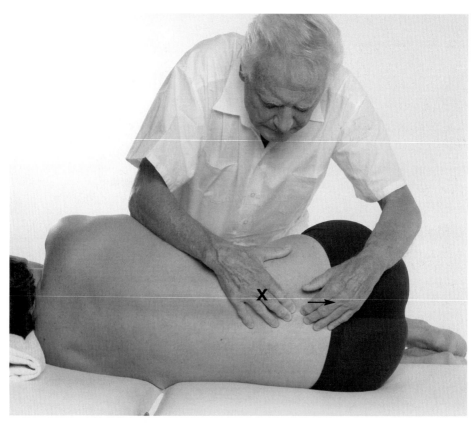

Abb. 57: Segmentale Mobilisation – der kraniale Dornfortsatz wird fixiert.

Die vielfach im Anschluss doch noch notwendige Manipulationsbehandlung kommt ebenfalls in Seitenlage des Patienten zur Ausführung.

Durchforstet man die verschiedentlich angegebenen zahlreichen Manipulationstechniken für die Lenden-Becken-Hüftregion auf ihre durchschnittliche Nützlichkeit, so bleiben bei kritischer und aus Eigenerfahrung gereifter Beurteilung nur wenige bewährte Methoden übrig, die anschließend vorgestellt werden.

Die **segmentale Rotationsmanipulation in der Lendenwirbelsäule** ist davon die bekannteste und weltweit am meisten ausgeführte, wobei allerdings überaus häufig nur eine ungezielte simple Technikvariante zur Anwendung kommt.

Bei der anzustrebenden, genau auf das gestörte Bewegungssegment ausgerichteten Technik hingegen müssen mehrere Faktoren übereinstimmen. Dazu liegt der Patient auf der Seite. Die untere Schulter wird bis zum Tischrand vorgezogen, um bei der folgenden Oberkörperrotation eine Retroflexion der Lendenwirbelsäule zu verhindern (siehe Abb. 59). Das unten liegende Bein bleibt ganz leicht flektiert, das obere wird stärker gebeugt und der Fuß an der Wadenmitte des unteren Beines angehakt. Diese Einstellung gilt für das Bewegungssegment L 5/S 1 (siehe Abb. 58).

Für die darüberliegenden Abschnitte, also L 4/5, L 3/4 etc., muss das obenliegende Bein zunehmend mehr gebeugt und höher kniewärts am unteren aufliegen. Die dadurch kaudal des Behandlungssegmentes zunehmende Kyphosierung unterstützt über die verbundene Bandstraffung die notwendige Verriegelung. Durch einen tischwärts gerichteten gegenläufigen Druck mit beiden Unterarmen auf die Schulter und das Becken des Patienten kommt es zur Verriegelung der oberhalb liegenden Abschnitte und zu der gewünschten Vorspannung des Behandlungssegmentes. Der Daumen der kranial liegenden Hand nimmt nun von oben lateralen Dornfortsatzkontakt am kranialen Wirbel und fixiert ihn zusätzlich (siehe Abb. 60). Der 2. und 3. Finger der kaudal angelegten Hand ziehen von unten den kaudalen Dorn in die Torsionsrichtung. Nach dem Erreichen der perfekten Verriegelung und in optimaler Vorspannung erfolgt der Manipulationsimpuls über die untere Kontakthand und den Unterarm durch eine rasche und kurze Rotationsverstärkung. Der Rotationseffekt kann durch Beindruck des Behandlers auf das angewinkelte Patientenbein gesteigert werden (Abb. 58a, b, 59, 60, 61).

## 146 Vom Befund zur Behandlung

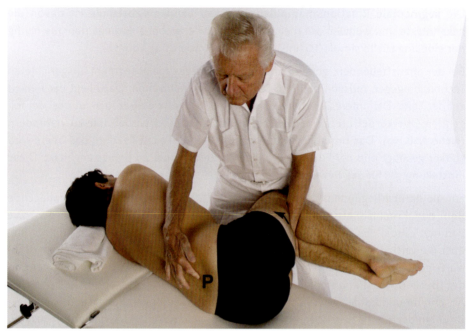

Abb. 58a: Ortung des Segmentes.

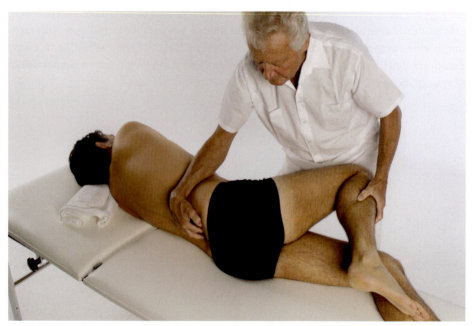

Abb. 58b: Das oben liegende Bein wird abgewinkelt und der Fuß für die Behandlung der kaudalen Bewegungssegmente ungefähr in der Mitte des anderen Unterschenkels aufgelegt.

Die Lenden-Becken-Hüftregion (LBH-Region) **147**

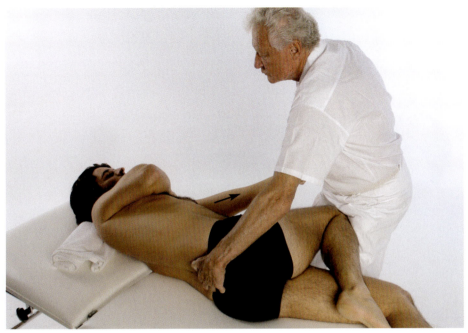

Abb. 59: Bei der Lagerung des Patienten zur Rotationsmanipulation wird die untenliegende Schulter zum Tischrand gezogen.

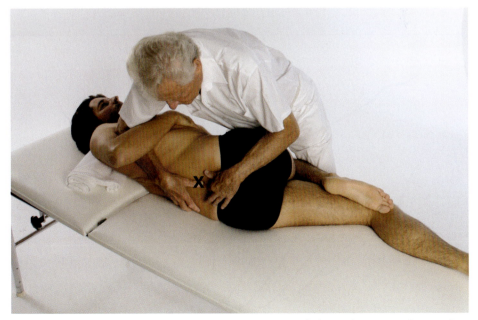

Abb. 60: Der Daumen der kranial liegenden Hand gibt Gegenhalt am oberen Dornfortsatz des blockierten Abschnittes, der Ellbogen ruht am oberen Thorax und verstärkt die Rumpfrotation.

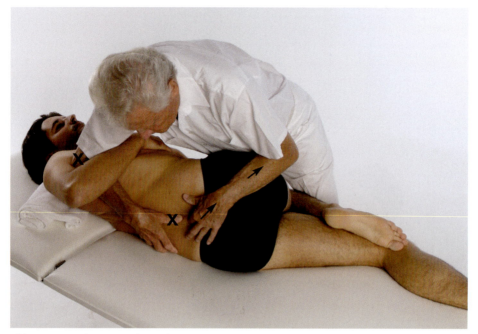

Abb. 61a: 2. und 3. Finger der anderen Hand nehmen Kontakt am unteren Dornfortsatz (an der tischwärtigen Seite). Aus dieser Endeinstellung heraus erfolgt die eigentliche Manipulation.

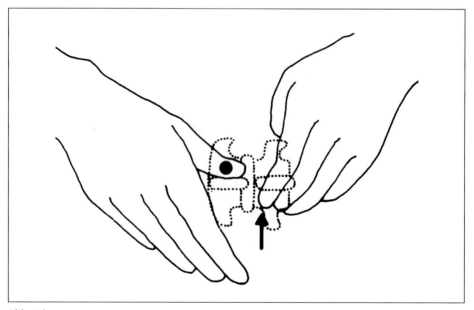

Abb. 61b

Die Lenden-Becken-Hüftregion (LBH-Region) **149**

Die Behandlung der oberen Lendenwirbelsäulenabschnitte (kranial von L 3/4) erfolgt sinngemäß, verlangt aber die Impulssetzung über die obere Kontakthand bei Fixierung der kaudalen Bewegungssegmente (Abb. 62–66).

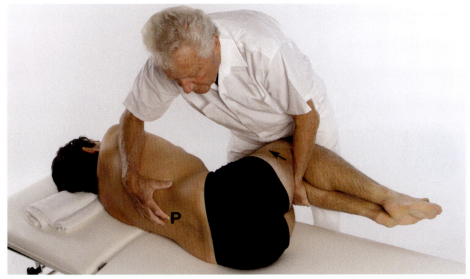

Abb. 62: Segmentale Ortung.

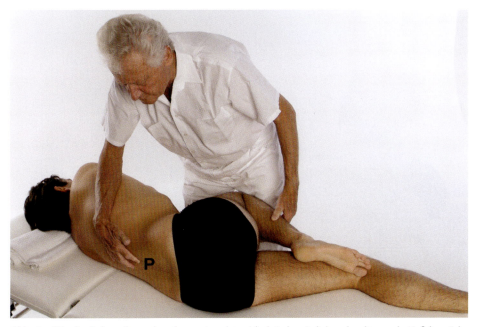

Abb. 63: Für die Behandlung der oberen Lendenwirbelsäule wird der obenliegende Fuß kranial des untenliegenden Knies aufgelegt.

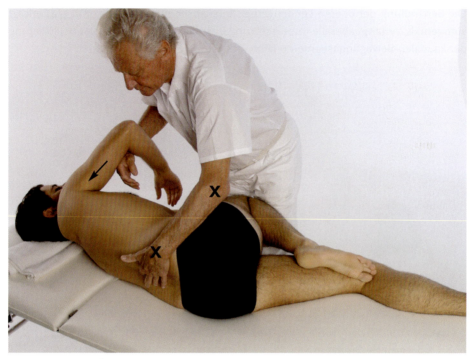

Abb. 64: Die unten liegende Schulter wird nach ventral gezogen, Thoraxkontakt durch „Einhängen".

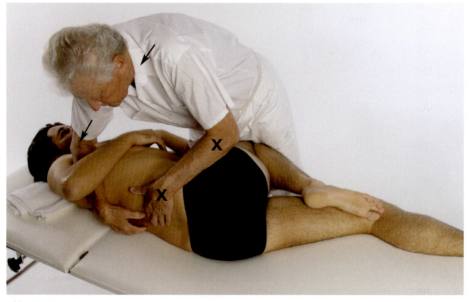

Abb. 65: Vorspannung

Die Lenden-Becken-Hüftregion (LBH-Region) **151**

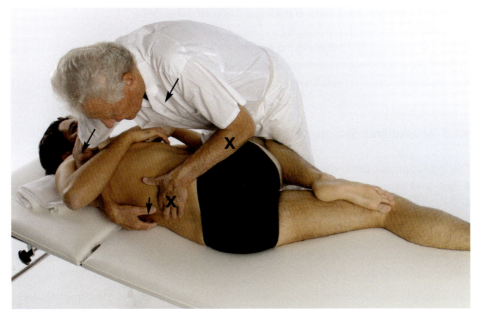

Abb. 66: Impulsgeber der Manipulation ist jetzt der Daumen der kranial liegenden Hand (tischwärtiger Ruck), wobei die Rumpfrotation durch synchronen Ellbogendruck verstärkt wird.

Bei hartnäckigen, schwierig zu lösenden Blockierungen kann eine Vorbehandlung über Isometrics nützlich sein. Das Procedere entspricht dem gerade geschilderten Vorgehen, bis zu dem Punkt vollständiger Verriegelung und Vorspannung. Anstatt des Manipulationsimpulses aktiviert sich der Patient isometrisch gegen die eingestellte Torsion und zwar in Abhängigkeit von der zu behandelnden Segmenthöhe, entweder durch Aufwärtsdrücken seines gebeugten Beines gegen den Behandler oder aber durch einen entsprechenden Gegendruck der Schulter. In der Entspannungsphase wird die Grundeinstellung verstärkt. Nach einigen Wiederholungen kommt es meist zu einem deutlichen Abbau muskulärer Gegenspannungen und zum Gelingen der angeschlossenen Manipulation.

In der zur Manipulation eingestellten Seitenlagerung des Patienten wird mit den angeführten Techniken prinzipiell das obenliegende (tischferne) Wirbelbogengelenk behandelt.

Anhaltspunkte zur richtigen Seitenlagerung liefern dazu theoretische Biomechaniküberlegungen, die von der folgenden funktionsanatomischen Gegebenheit ausgehen. Bei Seitneigung in der Lendenwirbelsäule schieben sich die sagittal orientierten Gelenkflächen der lumbalen Wirbelbogengelenke auf der Neigungsseite ineinander, bzw. gleiten kontralateral auseinander. Dies entspricht den Gleitvorgängen bei Retro- und Anteflexion (siehe Abb. 7).

Funktionsstörungen und Schmerzhaftigkeit weisen daher bei:
- Anteflexion und Linksseitneigung auf das rechte Wirbelbogengelenk,
- Retroflexion und Linksseitneigung auf das linke Wirbelbogengelenk,
- Anteflexion und Rechtsseitneigung auf das linke Wirbelbogengelenk,
- Retroflexion und Rechtsseitneigung auf das rechte Wirbelbogengelenk.

### 7.1.8 Muskuläres Störungspotential der LBH-Region

Die Indikation zur Behandlung muskulärer Störungen ergibt sich aus:
- Tast- und Schmerzpalpation,
- Verkürzungszeichen,
- Widerstandstestung, Schmerzprovokation.

Als weiterer wesentlicher pathogenetischer Faktor muss auch das muskuläre Störungspotential Beachtung finden.

Die Stabilität der Lendenwirbelsäule wird nicht zuletzt durch die Stammmuskulatur abgesichert. Balancestörungen wirken sich hier insofern fatal aus, als sie einem ständigen Rezidivieren vieler Lumbalgieformen Vorschub leisten.

Fünf Muskelgruppen sind es vor allem, die in dieser Hinsicht erhöhte Aufmerksamkeit erfordern:
- die Rückenstrecker,
- der M. iliopsoas,
- die ischiokrurale Muskulatur,
- der M. piriformis,
- gerade und schräge Bauchmuskulatur,
- die Gesäßmuskeln.

Verspannungen, respektive Verkürzungen der Rückenstrecker offenbaren sich meist schon bei der Inspektion durch ihr deutliches wulstartiges Vorspringen und weiterhin bei der Beweglichkeitsprüfung durch eine eingeschränkte Anteflexionsfähigkeit im Stehen, besonders aber im Sitzen.

#### 7.1.8.1 Rückenstrecker

Die **Dehnung der Rückenstrecker** erfolgt in Rückenlage des Patienten, über Widerstand an den angewinkelten Knien gegen ein leichtes isometrisches Kaudalaktivieren und über anschließende Dehnung durch kinnwärts gerichtetes Hochdrücken der Beine.

Die Lenden-Becken-Hüftregion (LBH-Region) 153

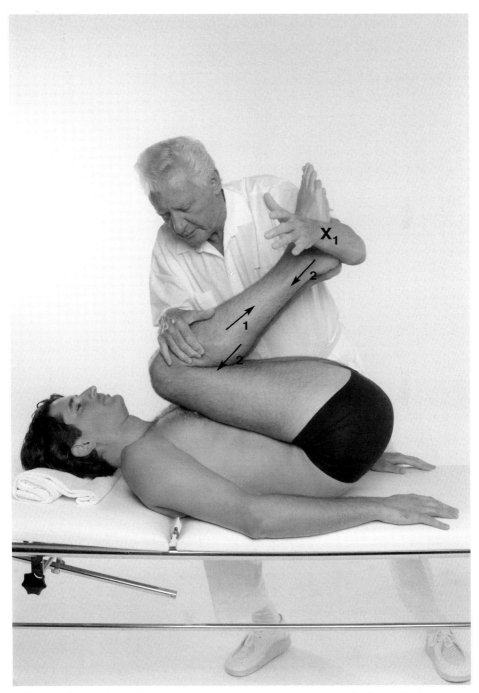

Abb. 67: Dehnung der Rückenstrecker (NMT) Knie zum Kinn. 1 = Druckrichtung Patient; 2 = Druckrichtung Therapeut; $X_1$ = Widerstand und Schub.

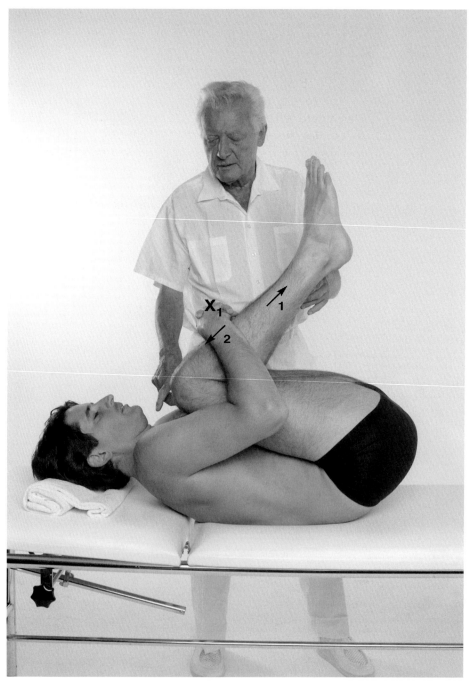

Abb. 68: Selbstbehandlung verkürzter Rückenstrecker (NMT). 1 = Drücken; 2 = Ziehen; $X_2$ = Widerstand und Zug.

Gute Wirkung bei Anteflexions- und Seitneigungshemmung durch Verspannungen der Rückenstrecker und des M. quadratus lumborum zeigt die **Traktion und Quermassage der Rückenstrecker**: Der Patient legt sich auf die Seite, Arme und Beine leicht angewinkelt. Der Therapeut stützt sich, vor dem Patienten stehend, mit seinen Ellbogen auf Schulter und Beckenkamm ab. Mit den Fingern beider Hände dehnt er dann die paravertebralen Muskelwülste von der Wirbelsäule weg nach lateral (Quermassage) und unterstützt das Dehnen durch einen synchronen Längszug (Traktion), der dadurch erfolgt, dass die Ellbogen des Therapeuten Schulter und Becken nach oben bzw. nach unten drängen. Dieser Vorgang wird so lange rhythmisch wiederholt, bis der muskuläre Spannungszustand nachlässt (siehe Abb. 69a und 69b).

Die Selbstbehandlung mittels Muskel-Energie-Technik (**MET**) ist in Abbildung 70a, b dargestellt.

## Vom Befund zur Behandlung

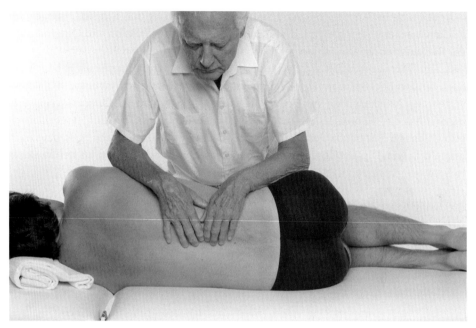

Abb. 69a: Quermassage mit Längsdehnung bei Verspannungen der Rückenstrecker und des M. quadratus lumborum.

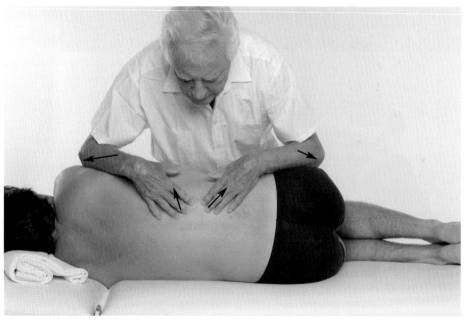

Abb. 69b: Quermassage mit Längsdehnung bei Verspannungen der Rückenstrecker und des M. quadratus lumborum.

Die Lenden-Becken-Hüftregion (LBH-Region)

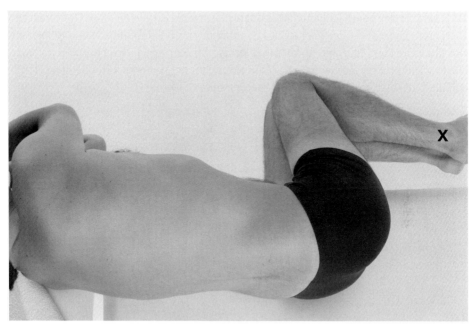

Abb. 70a: Selbstbehandlung (NMT) des verspannten M. quadratus lumborum. Halten der in den Knien und in den Hüften rechtwinkelig gebeugten, unteren Extremität.

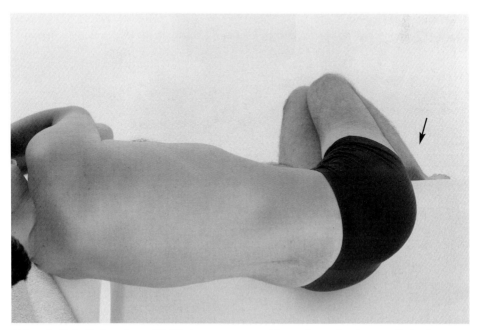

Abb. 70b: Selbstbehandlung (NMT) des verspannten M. quadratus lumborum. Sinkenlassen der Unterschenkel.

## 158 Vom Befund zur Behandlung

Zur Therapie der oberflächlichen Muskulatur lässt sich ferne eine reine **Quermassage** ausführen. Dazu steht der Therapeut kontralateral zur Behandlungsseite und legt seinen abgespreizten Daumen unmittelbar neben der Dornfortsatzreihe und parallel zu dieser vor dem Erektorenwulst an. Mit dem Ballen der anderen Hand unterstützt er den die Muskulatur quer nach lateral massierenden Daumen (Abb. 71a, b).

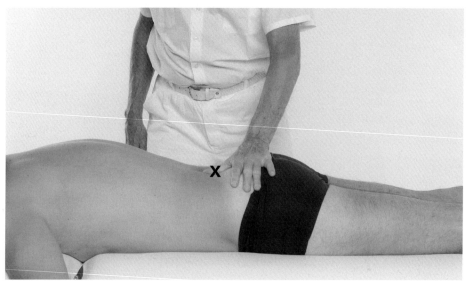

Abb. 71a: Quermassage der oberflächlichen Rückenmuskulatur in der LWS- und BWS-Region.

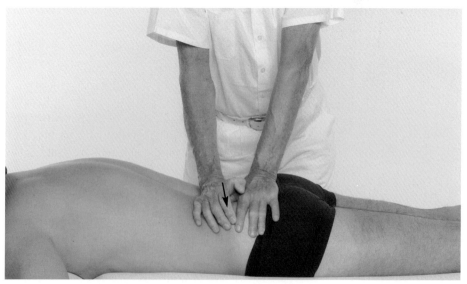

Abb. 71b: Quermassage der oberflächlichen Rückenmuskulatur in der LWS- und BWS-Region.

Für die tieferen Muskelschichten, die eher mediolateral gerichtet sind, empfiehlt sich der Pisiformekontakt, wobei die kraniokaudal massierende Hand am Handgelenk mit der anderen Hand unterstützt wird (Abb. 72).

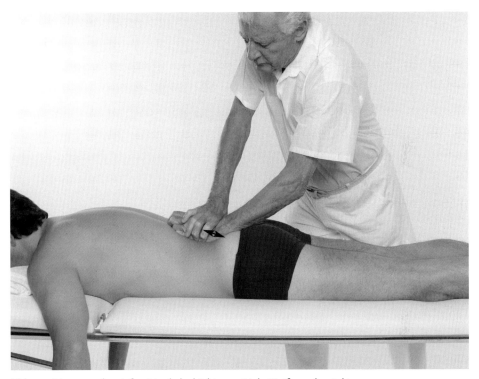

Abb. 72: Massage der tiefen Muskelschichten mittels Pisiformekontakt.

### 7.1.8.2 M. iliopsoas

Zur **Testung des M. iliopsoas** bleibt der Patient am Tischende, nur diesmal in Rückenlage. Unter Anwinkelung eines gebeugten Beines zur Brust und Fixierung mit den Händen hängt das andere Bein der Testseite frei über den Tischrand. Beobachtet wird nun, wie weit dieses Bein absinkt. Eine leichte Retroflexionseinstellung sollte dabei erreichbar sein und der Unterschenkel im rechten Winkel zum Boden hängen (siehe Abb. 73). Bleiben eine leichte Flexionsstellung im Hüftgelenk und/oder ein nicht entspanntes Absinken des Unterschenkels bestehen, so muss weiter differenziert werden, ob der M. iliopsoas alleine verkürzt oder auch der M. rectus femoris mitverspannt ist. Die Unterscheidung gelingt einfach. Verstärkt sich die Hüftbeugung bei passivem Weiterflektieren des Unterschenkels im Kniegelenk, dann liegt eine Verkürzung des M. rectus femoris vor, bleibt die Einstellung des Hüftgelenks dabei unverändert, weist dies auf die alleinige Verkürzung des M. iliopsoas hin (siehe Abb. 74).

## 160 Vom Befund zur Behandlung

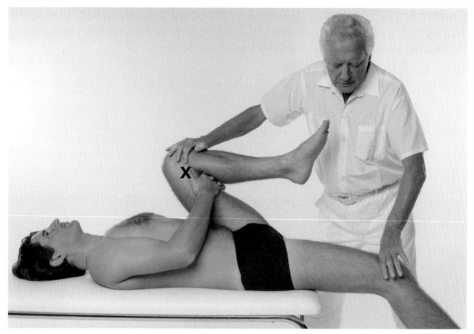

Abb. 73: Beckenfixation durch die maximale Beugung einer Hüfte lässt Streckhemmungen der Hüfte (kapsulär, muskulär) erkennen.

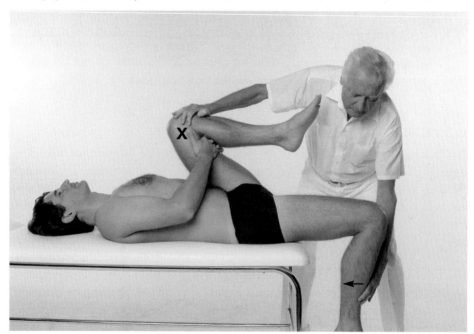

Abb. 74: Testung des M. iliopsoas und M. rectus femoris.

Die Lenden-Becken-Hüftregion (LBH-Region) **161**

Zur **Dehnung des M. iliopsoas** dient die vorgestellte Testlagerung. Die Dehnungsbehandlung erfolgt sinngemäß über einen Beugungswiderstand am Oberschenkel und anschließende Verstärkung der Streckbewegung (siehe Abb. 75).

Eine Selbstbehandlung aus der gleichen Ausgangslage gelingt mittels PIR (siehe Abb. 76) oder durch aktives Dehnen.

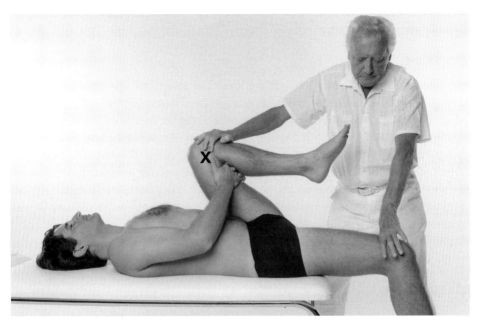

Abb. 75: Dehnung des M. iliopsoas.

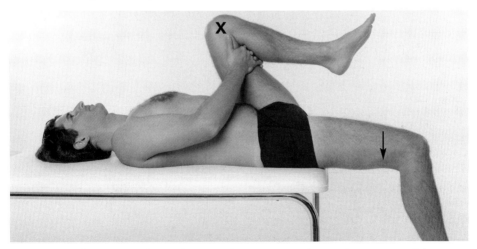

Abb. 76: Selbstbehandlung des M. iliopsoas Phase 2 (Hängenlassen des Beines nach kurzer, leichter Hüftbeugung).

**162** Vom Befund zur Behandlung

### 7.1.8.3 Die ischiokrurale Muskulatur

Die Verkürzung der ischiokruralen Muskulatur äußert sich in einem positiven Pseudo-Lasègue-Zeichen.

Die Behandlung entspricht im Aufbau gleichfalls der Prüfung des Lasègue-Zeichens. Am Ende des erreichbaren Beinhebewinkels wird gegen die fixierende Therapeutenhand isometrisch angespannt und im Anschluss in der Relaxationsphase durch weitere Winkelvergrößerung gedehnt.

### 7.1.8.4 Der M. piriformis

Für Isometrics des M. piriformis liegt der Patient in Bauchlage, das Bein der Behandlungsseite im Kniegelenk rechtwinkelig gebeugt. Der Therapeut führt nun über dieses gehaltene Bein das Hüftgelenk in maximale Innenrotation, das heißt, der außenrotatorisch wirkende M. piriformis wird in seine größte freie Längsstellung gebracht und aus dieser Position im Sinne der isometrischen Anspannung aktiviert. Die Dehnung gelingt in der Entspannungsphase über die Verstärkung der Innenrotation. Um ein Abheben des Beckens dabei zu vermeiden, muss dieses vom Therapeuten mit der anderen Hand fixiert werden (siehe Abb. 77a, b). Eine Dehnungsbehandlung dieses Muskels gelingt auch in Rückenlage (siehe Abb. 77c).

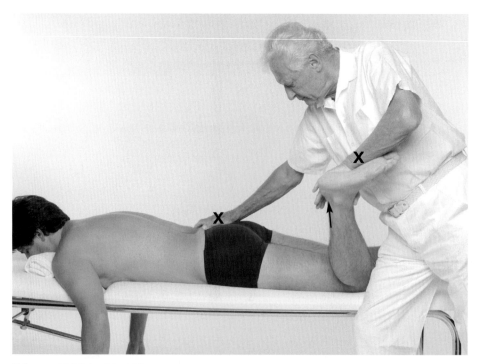

Abb. 77a: NMT des M. piriformis.

Die Lenden-Becken-Hüftregion (LBH-Region)

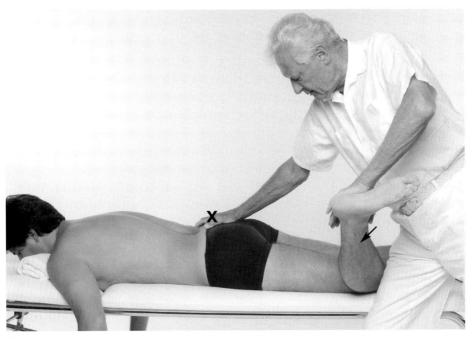

Abb. 77b: NMT des M. piriformis.

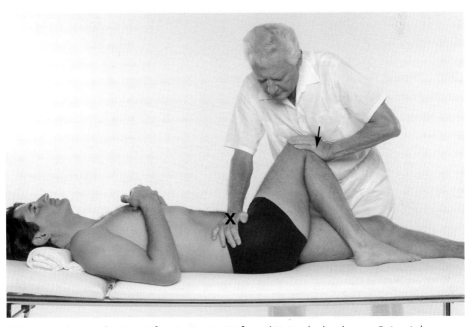

Abb. 77c: Dehnung des M. piriformis. Das in Hüft- und Kniegelenk gebeugte Bein wird unter Beckenfixierung adduziert.

Die antagonistisch zu den tonischen Rückenstreckern eingestellten Bauchmuskeln zeigen ein phasisches Verhalten. Man findet hier im Störungsfalle ausschließlich Abschwächungen, oft ganz beträchtlichen Grades. Die Testung erfolgt dadurch, dass man den Patienten auffordert, sich aus der Rückenlage bei aufgestellten, gebeugten Beinen langsam aufzusetzen. Dieses Anwinkeln der Beine ist unbedingt zu fordern, denn nur so bleibt der M. iliopsoas bei der Aufsetzaktion weitgehend entspannt und kann die Kraft der **Bauchmuskulatur** beurteilt werden (Abb. 78).

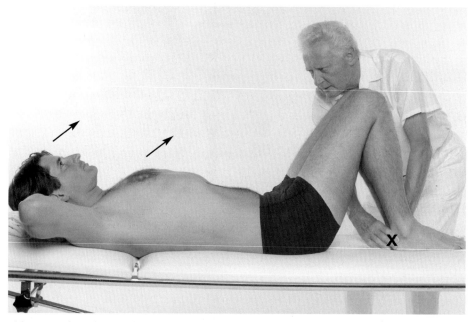

Abb. 78: Prüfung der geraden Bauchmuskulatur.

Die erforderliche Übungs- bzw. Kräftigungsbehandlung entspricht dem Testvorgang. Zur Beübung der schrägen Bauchmuskulatur muss das Anheben des Oberkörpers mit einer Rotationsbewegung (Rechts- und Linksrotation abwechselnd) ausgeführt werden.

Gleichfalls zur Abschwächung neigen die **Gesäßmuskeln**, der M. glutaeus maximus sowie die Mm. glutaeus medius et minimus. Eine Abschwächung des M. glutaeus medius et minimus lässt sich über das bereits beschriebene Trendelenburg-Phänomen feststellen, bzw. durch eine Untersuchung in Seitenlage bei Abduktion gegen Widerstand des in Hüfte und Knie gestreckten Beines.

Die **Kraft** des M. glutaeus maximus wird in Bauchlage beurteilt. Das Bein der Untersuchungsseite ist im Kniegelenk gebeugt, um die ischiokruralen Muskeln auszuschalten.

Mit einer Hand wird das Becken fixiert. Die andere Hand liegt auf der Dorsalseite des Oberschenkels und leistet gegen die erfolgende Retroflexion Widerstand (Abb. 79).

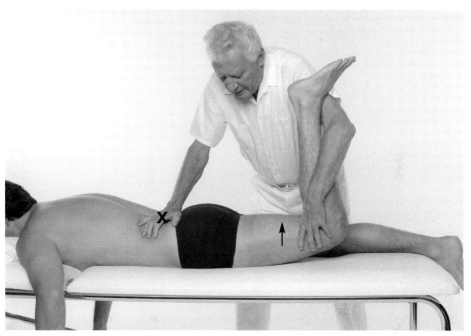

Abb. 79: Prüfung des M. glutaeus maximus.

Der **M. glutaeus maximus** wird bei der Kokzygodynie so **gedehnt**, dass der Patient in Bauchlage, nach passivem Auseinanderdrücken der Gesäßbacken, diese isometrisch im Sinne des Zusammenkneifens gegen den Widerstand der Therapeutenhände aktiviert. In der Entspannungsphase werden die Gesäßhälften weiter lateralwärts geschoben (Abb. 79, 80).

## Vom Befund zur Behandlung

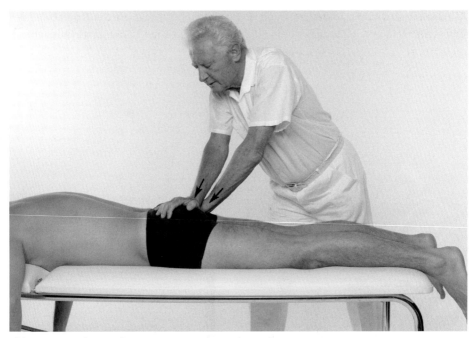

Abb. 80: NMT des M. glutaeus maximus bei Kokzygodynie.

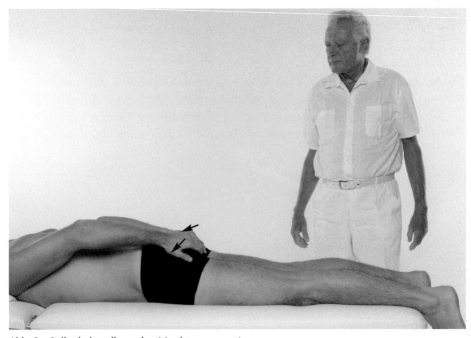

Abb. 81: Selbstbehandlung des M. glutaeus maximus.

Die **Dehnung des M. glutaeus** medius lässt sich am besten bei Rückenlage des Patienten ausführen, wobei das Bein der gesunden Seite, in Knie- und Hüftgelenk gebeugt, überkreuzt neben dem ausgestreckten anderen stehen muss. Das gestreckte Bein wird dann vom Therapeuten in maximale Adduktion gedrängt, anschließend dagegen isometrisch aktiviert und in der Entspannungsphase neuerlich verstärkt adduziert.

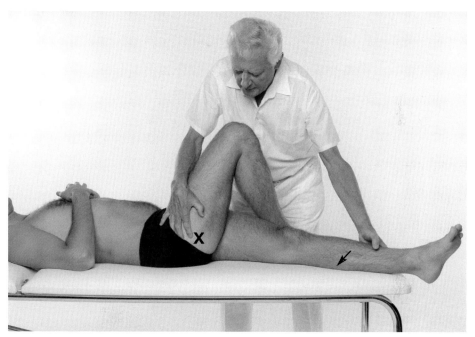

Abb. 82: NMT des M. glutaeus medius.

Trotz ihrer Tendenz zur Abschwächung finden sich in der mittleren Gesäßmuskulatur oft schmerzhafte Verspannungen, die mit MET behandelt werden müssen.

## 7.2 Die Thorakalregion

Bei der Untersuchung der Lendenwirbelsäule im Stehen wurde bereits die Brustwirbelsäule zum Teil mitberücksichtigt.

Für die weitere Exploration empfiehlt es sich, den Patienten zuerst im Reitsitz auf dem Untersuchungstisch zu postieren, um bei den anschließenden Untersuchungsgängen das Becken zu fixieren. Die zuerst vorgenommene Palpation liefert noch bessere Ergebnisse, wenn sie später zusätzlich in Bauchlage wiederholt wird, da bestimmte Strukturen in der einen oder anderen Haltung besser beurteilbar sind.

In Sitzposition sollten vor allem jene Strukturen exploriert werden, die sich so optimal präsentieren und dann besonders gut hervortreten, wenn der Patient die Arme vor der Brust verschränkt, die Hände auf die gegenseitigen Schultern legt und einen Buckel macht. In dieser Position, die von den Autoren als **Pharaonenhaltung** bezeichnet wird, entfaltet sich die Brustwirbelsäule am besten, die Scapulae weichen nach lateral und selbst die Rippen werden leichter palpabel.

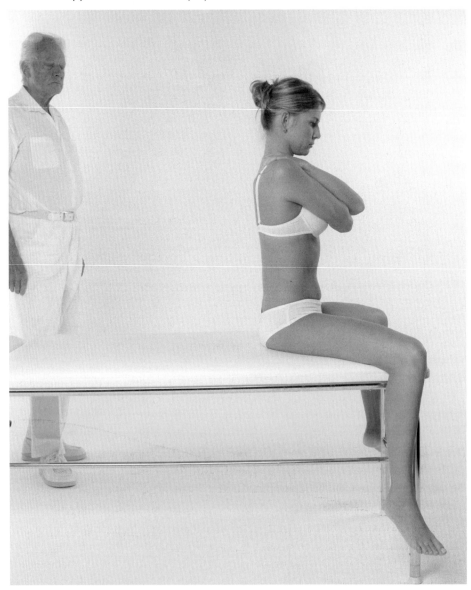

Abb. 83: Pharaonenhaltung

Letzteres erscheint schon deshalb wesentlich, weil der am Angulus costae der oberen Rippe inserierende M. iliocostalis pars cervicalis zu Myotendinosen an diesen Insertionsstellen (hauptsächlich zweite bis fünfte Rippe) neigt, ein Befund, der therapeutische Beachtung erfordert. Ebenfalls in dieser Position besser zu erfassen ist die Druckempfindlichkeit der interspinösen Strukturen. Obwohl hier nur relativ oberflächliche Gewebsanteile erreichbar sind, ergibt sich bei feststellbarer Druckempfindlichkeit eine Aussage zur Lokalisierung des gestörten Bewegungssegmentes.

> Besondere Beachtung verdient stets der thorakolumbale Übergang.

Der Übergangsbereich von der Brustwirbelsäule zur Lendenwirbelsäule stellt einen weiteren Wetterwinkel des Achsenorgans darf. Einmal sind es hier die mechanischen Gegebenheiten (größte Seitneigungs- und Rotationsfähigkeit der Brustwirbelsäule), zum anderen auch segmental-reflektorische Abläufe im Sinne viszerovertebraler Störungseinflüsse, die diese erhöhte Anfälligkeit bedingen. Dabei sind ganz besonders die Organe des kleinen Beckens zu bedenken, deren segmentale Zugehörigkeit mit dem thorakolumbalen Übergang korreliert.

Blockierungen und/oder muskuläre Irritationen müssen daher vorrangig unter diesen Aspekten analysiert werden. Ein erster Schritt dazu ist die Beweglichkeitsprüfung.

## 7.2.1 Testung der Beweglichkeit

Als erstes werden wieder Turgor und Verschieblichkeit von Haut und Subkutis sowie Tonus der oberflächlichen und tiefen paravertebralen Muskeln geprüft.

Bezüglich der Schmerzpalpation dieser Region wäre noch auszuführen, dass auch der interspinöse Raum, Wirbelbogengelenke und Rippenwirbelgelenke auf Druckempfindlichkeit zu untersuchen sind.

In derselben Vorgehensweise, die bereits im Lendenwirbelsäulenkapitel dargestellt wurde, orientiert der **Springing-Test** in der Brustwirbelsäulenregion, teils durch das Fehlen des federnden Nachgebens (Blockierung), teils über die Schmerzäußerung des Patienten über die segmentale Höhe von Störungen.

Die zuerst **aktiv ausgeführte Testung** beinhaltet wiederum Ante- (siehe Abb. 84) und Retroflexion (siehe Abb. 85) sowie Seitneigung und Rotation und begutachtet dabei sowohl das Ausmaß der Bewegungen als auch den Seitenvergleich.

**170** Vom Befund zur Behandlung

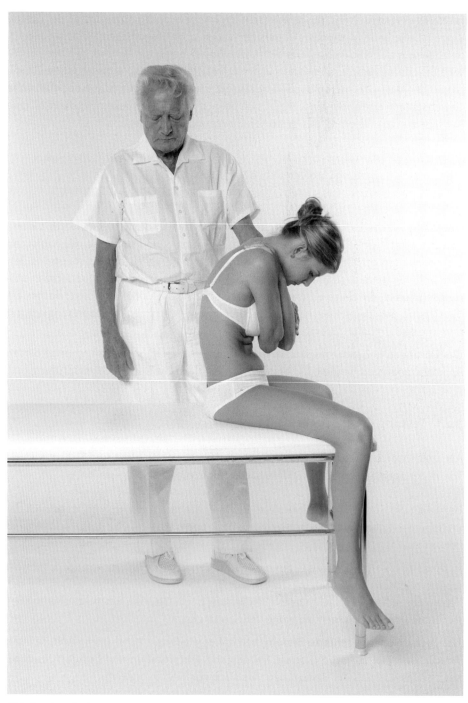

Abb. 84: Anteflexion

Die Thorakalregion **171**

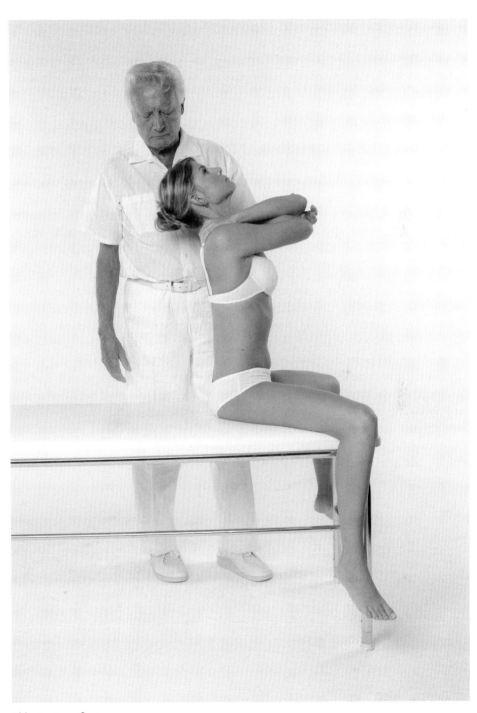

Abb. 85: Retroflexion

Bei der anschließenden **passiven Testung** wird der Oberkörper des Patienten mit einem Arm von vorne umfasst und über Schulter und/oder Ellbogenkontakt in die gleichen Testbewegungen geführt. Geachtet werden muss darauf, dass die Lendenwirbelsäule möglichst ausgeschaltet bleibt, was am sichersten durch Abstützen mit der freien Hand gelingt.

Muskulatur oder Gelenk? Eine Ergänzung erfahren kann die passive Beweglichkeitsprüfung durch die **Widerstandstestung.** Fand sich zum Beispiel bei der passiven Linksrotationstestung diese eingeschränkt und schmerzend, so besteht die prinzipielle Möglichkeit, dass die Störung entweder arthrogen oder muskulär bedingt ist. Wenn nun in der passiv erreichten Endrotationsstellung der Patient gegen den Widerstand des Behandlers zurückzurotieren versucht und diese Aktion die Schmerzen verstärkt, so ist daraus auf eine muskuläre Irritation im Bereich der rechtsseitigen Rotatoren zu schließen. Verändern sich die Schmerzen nicht, liegt wahrscheinlich eine arthrogene Störung vor, die im Zuge der weiteren Untersuchung verifizierbar wird (siehe Abb. 86).

Zur Beurteilung von Gelenkläsionen dient bereits der nächste Schritt, die **segmentale Beweglichkeitsprüfung,** die wieder in allen vier Bewegungsebenen zur Ausführung kommt. Als Grundeinstellung dient eine Ausgangsposition des Patienten mit im Nacken verschränkten Händen und den Ellbogen vor dem Gesicht. Der Untersucher umfasst von der Seite mit einer Hand Ellbogen oder distale Oberarme, um so den Oberkörper führen zu können. Der Zeigefinger der Tasthand liegt interspinös. Aus dieser Ausgangslage kann nun durch Anteflektieren oder Retroflektieren des Oberkörpers eine Spreizung bzw. Näherung der Dornfortsätze in Gang gesetzt und durch den Palpationsfinger gefühlt und gewertet werden. Zu achten ist darauf, dass jedes einzelne Bewegungssegment von D 1 bis D 12 überprüft und keines übersprungen wird (siehe Abb. 87 und 88).

Die Thorakalregion **173**

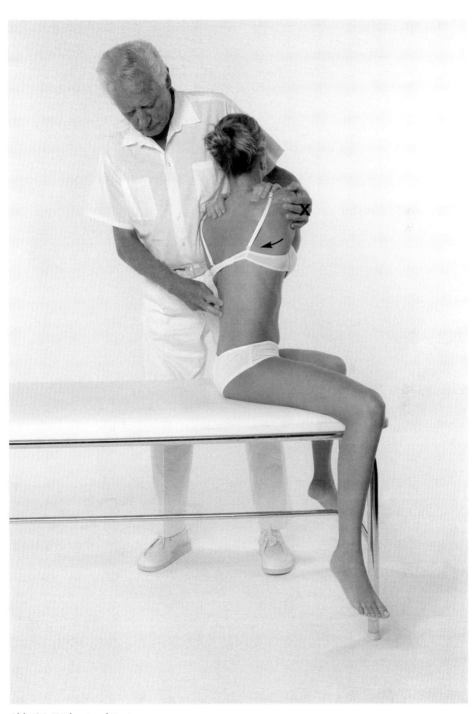

Abb. 86: Widerstandstestung

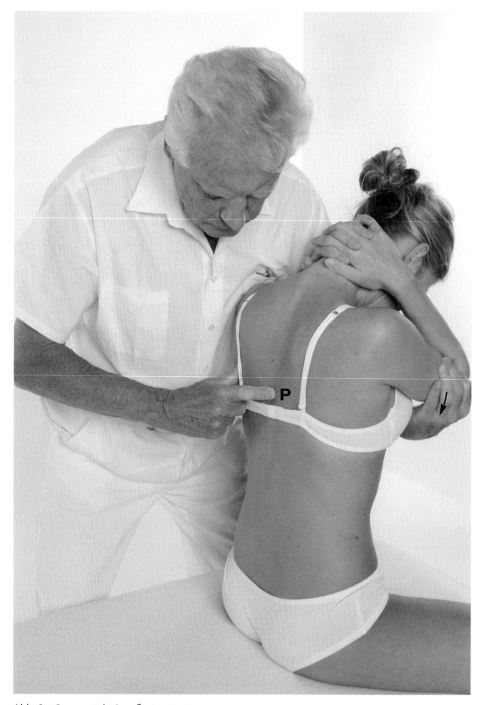

Abb. 87: Segmentale Anteflexionstestung.

Die Thorakalregion **175**

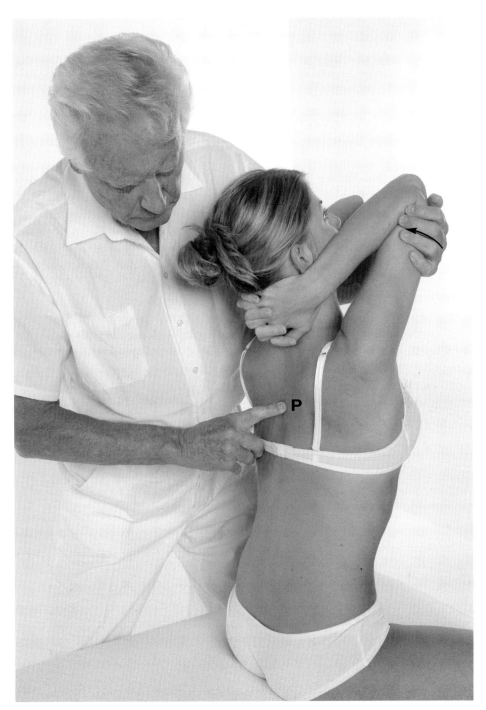

Abb. 88: Segmentale Retroflexionstestung.

Mit den vorgestellten Untersuchungsgängen konnte bereits entschieden werden, ob festgestellte Störungen hauptsächlich arthrogen oder muskulär bedingt entstanden waren. Des Weiteren lieferten diese Tests die entscheidenden Ergebnisse zur segmentalen Lokalisation der bestehenden Pathomechanismen und damit die Ansatzpunkte zur erforderlichen Chirotherapie.

### 7.2.2 Behandlungstechniken für die Brustwirbelsäule

Zur **regionären Mobilisation** bei eingeschränkter Retroflexion sitzt der Patient und lehnt seine vor dem Kopf verschränkten Unterarme auf die Schultern des vor ihm stehenden Therapeuten. Dann umgreift dieser mit beiden Armen den Patienten und legt seine Finger auf die bewegungsgestörte Region. Durch rhythmisches Rückpendeln mit dem Oberkörper und gleichzeitigem Fingerzug nach ventrokranial kommt es zu einem lordosierenden (rückbeugenden) Mobilisationseffekt (siehe Abb. 89). Der Anwendungsbereich umfasst subakute bis chronische Krankheitsbilder.

Finden sich bei der segmentalen Funktionstestung Bewegungseinschränkungen, so kann aus der Testeinstellung heraus gleich eine **Mobilisationsbehandlung** erfolgen. Lediglich die Tasthand verlässt die interspinöse Position und fixiert mit Daumengegenhalt den kaudalen Dornfortsatz des gestörten Bewegungssegmentes, mit der Führungshand wird der Thorax in die eingeschränkte Richtung geführt und nach Erreichung der Störregion die rhythmisch wiederholte Mobilisation vorgenommen (siehe Abb. 90 und 91).

Erforderliche **gezielte Manipulationen** sind sowohl am sitzenden Patienten als auch im Liegen ausführbar. Für die untere Brustwirbelsäule bzw. den **thorakolumbalen Übergang** empfehlen sich Manipulationstechniken am sitzenden Patienten, der die bereits beschriebene Pharaonenhaltung einnimmt.

Der Therapeut umfasst ihn für die **Gegenhaltetechnik** von hinten, ergreift die gegenüberliegende Schulter, bringt den gestörten Brustwirbelsäulenabschnitt in Anteflexion, Rotation sowie gegensinnige Seitneigung (z. B. rechtsrotiert, linksgeneigt) und zwar so weit, dass die erforderliche Vorspannung das gestörte Segment erreicht.

Mit dem Daumen der anderen Hand an der kontralateralen zur Drehungsrichtung gelegenen Seite des kaudalen Processus spinosus Gegenhalt leistend, kommt es durch impulsartige Verstärkung der Rotation über Schulter und Oberkörper zum Manipulationseffekt (siehe Abb. 92a und 92b).

Die Thorakalregion **177**

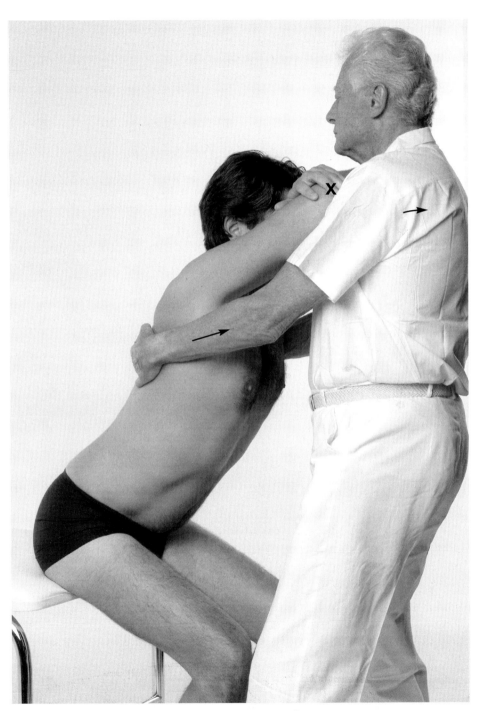

Abb. 89: Regionäre Mobilisation bei eingeschränkter Retroflexion.

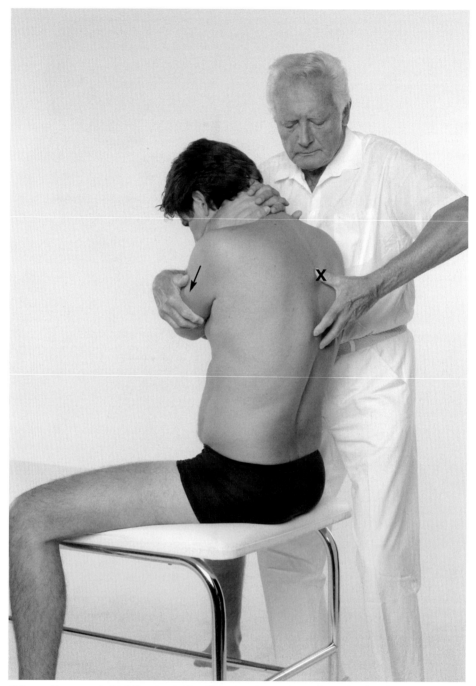

Abb. 90: Segmentale Mobilisation in Anteflexion – der Daumen fixiert den kaudalen Dornfortsatz.

## Die Thorakalregion 179

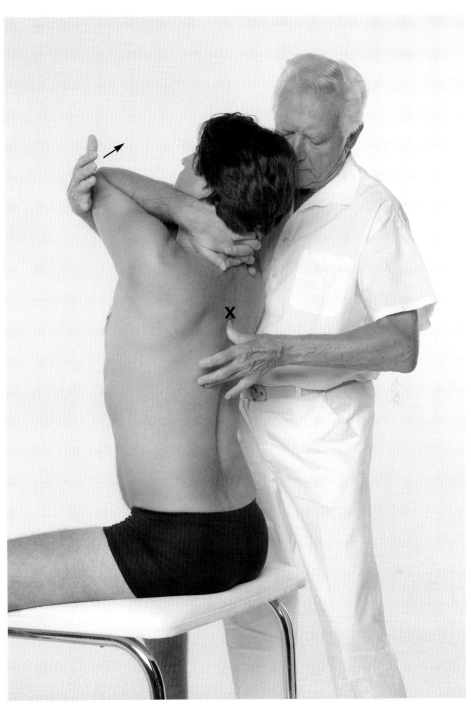

Abb. 91: Mobilisation einer segmentalen Retroflexionsstörung.

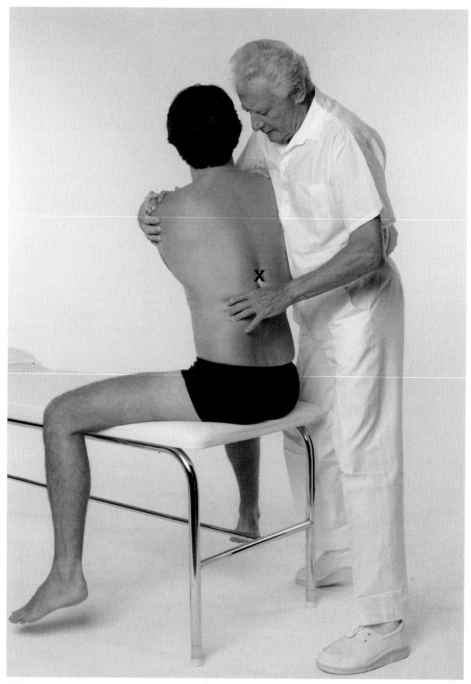

Abb. 92a: Rotationsmanipulation in der BWS – Gegenhaltetechnik. Einstellung des Rumpfes in leichter Anteflexion – Rotation – Seitneigung zu Gegenseite.

Die Thorakalregion **181**

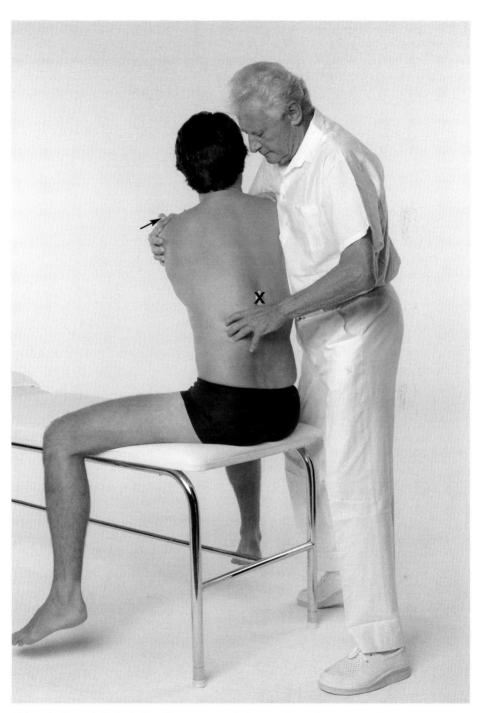

Abb. 92b: Gegenhaltetechnik – Daumengegenhalt am unteren Processus spinosus.

Aus der gleichen Ausgangsstellung lässt sich durch Rumpfretroflexion mit Rotation und Seitneigung zur gleichen Seite sowie Pisiformekontakt am Querfortsatz des oberen Wirbels über eine impulsartige traktorische Rotationsverstärkung (**Mitnehmertechnik**) der kraniale Wirbel mitnehmen (93a, b).

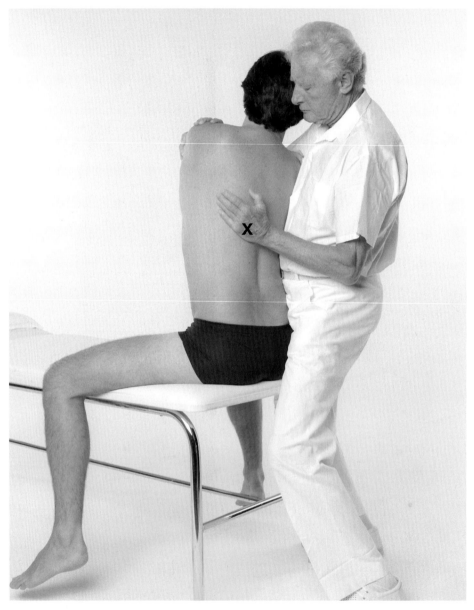

Abb. 93a: Mitnehmertechnik – Einstellung des Rumpfes in leichter Retroflexion – Seitneigung zur Rotationsmanipulation.

Die Thorakalregion **183**

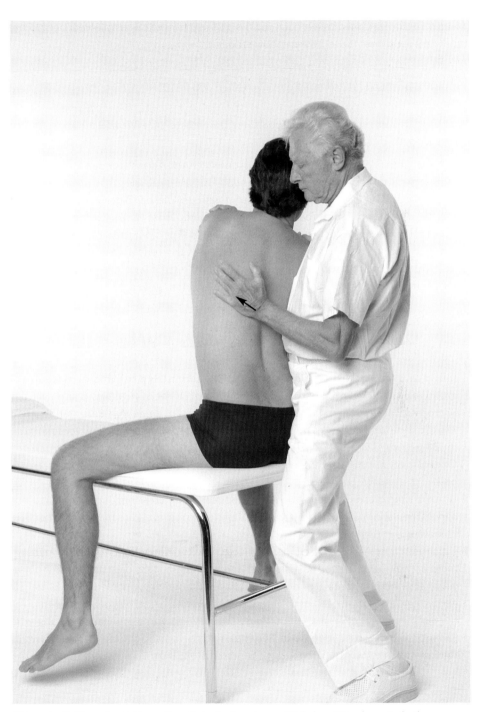

Abb. 93b: Pisiformekontakt am Querfortsatz des oberen Wirbels – Mitnehmertechnik.

Sowohl für die Gegenhalte als auch für die Mitnehmertechnik empfehlen sich vorbereitende postisometrische Relaxationsmethoden.

Für die thorakolumbale Übergangsregion können auch jene Mobilisations- und Manipulationstechniken Verwendung finden, die für die obere Lendenwirbelsäule angegeben sind.

Für die mittlere und obere Brustwirbelsäule empfehlen sich Manipulationstechniken am liegenden Patienten.

Außer den bereits beschriebenen Manipulationstechniken am sitzenden Patienten, die hauptsächlich an den weiter kaudal liegenden Brustwirbelsäulenabschnitten Verwendung finden, muss eine Methode beherrscht werden, die bei Blockierungen aller Art im mittleren und oberen Bereich universell verwendbar ist (Standardmanipulation). Sie beginnt mit einer seitlichen Patientenlage. Die Hände sind im Nacken verschränkt, mit den Ellbogen vor der Brust. Der Therapeut tritt von vorne an den Patienten heran und formt die Kontakthand so, dass Daumen und Zeigefinger ein V bilden und 3. bis 5. Finger in den mittleren und distalen Fingergelenken angebeugt sind.

Die Kontaktnahme mit dieser Hand erfolgt am kaudalen Wirbel des zu manipulierenden Bewegungssegmentes.

- Am universellsten wirkungsvoll ist die **Manipulation in die Retroflexion**. Dazu wird der Patient zuerst mit der kopfwärtigen Führungshand umfasst, leicht zur Seite rotiert und die Kontakthand mit dem Mittelfingermittelgelenk und dem Daumengrundgelenk über die Querfortsätze des unteren Wirbels angelegt. Dann rollt der Therapeut den Patienten langsam auf den Rücken, auf seine nun darunter liegende Kontakthand und verstärkt mit dem Gewicht seines Oberkörpers die Vorspannung im Bewegungssegment. Der Manipulationsimpuls besteht aus einem Druck des Oberkörpers auf die gekreuzten Patientenarme (siehe Abb. 94, 95a, b, 96a, b, 97, 98).
- Will man mit dieser Technik eine **Anteflexionswirkung** erreichen, so muss dazu nur der Manipulationsimpuls in eine gegenüber der Kontakthand mehr kaudal orientierte Richtung erfolgen.
- Die umstrittene Notwendigkeit, zusätzlich einen **Rotationseffekt** im Bewegungssegment erzielen zu müssen, lässt sich so berücksichtigen, dass die Kontakthand ulnarwärts abgewinkelt Kontakt nimmt. Dann liegen Daumengrundgelenk und Mittelfingermittelgelenk am oberen bzw. unteren Querfortsatz beider Wirbel. Der Manipulationsimpuls geht gegen die Kontakthand und bewirkt durch die Fingerstellung eine Rotationsvermehrung des oben liegenden Wirbels in Richtung zum Behandler (**Links**rotationseinschränkung – der Therapeut steht **links** vom Patienten).

Die Thorakalregion **185**

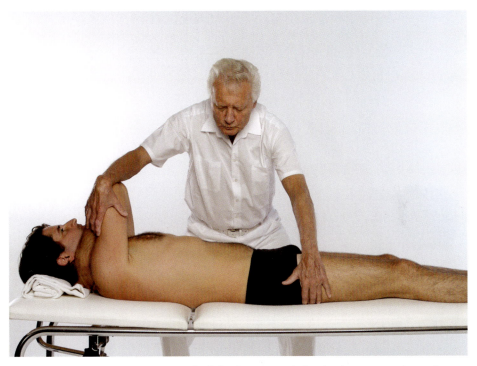

Abb. 94: Universelle Manipulationstechnik für die Brustwirbelsäule Phase 1. Aus der Rückenlage, mit im Nacken verschränkten Händen wird der Patient in Seitenlage gebracht.

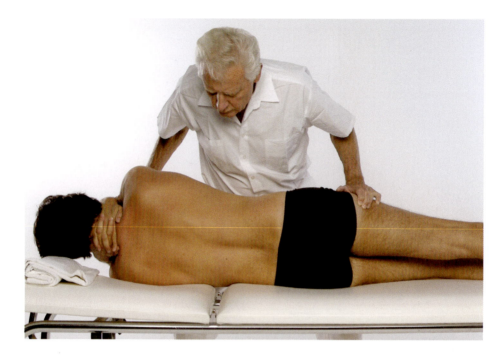

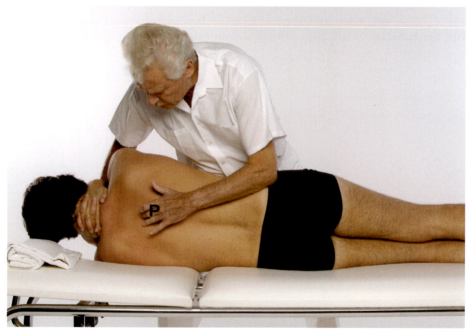

Abb. 95a, b: Phase 2. In Seitenlage ist das gestörte Segment zur Kontaktnahme bereit.

Die Thorakalregion **187**

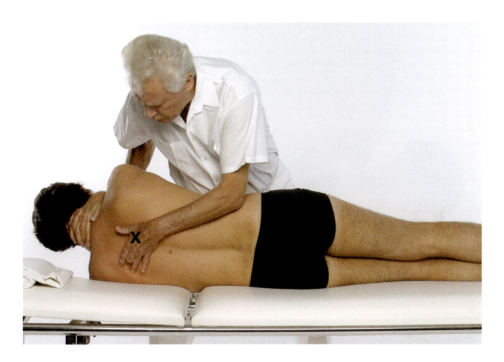

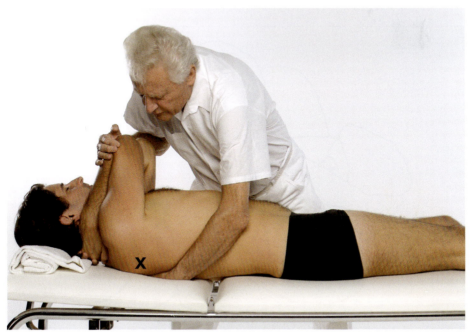

Abb. 96a, b: Phase 3. Kontaktnahme zur Manipulation von Ante- und Retroflexionsblockierungen, anschließend in Rückenlage zurückdrehen.

# 188 Vom Befund zur Behandlung

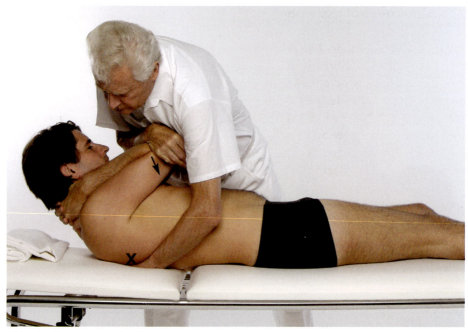

Abb. 97: Phase 4. Zurückrollen des Patienten auf die Kontakthand und Manipulationsimpuls.

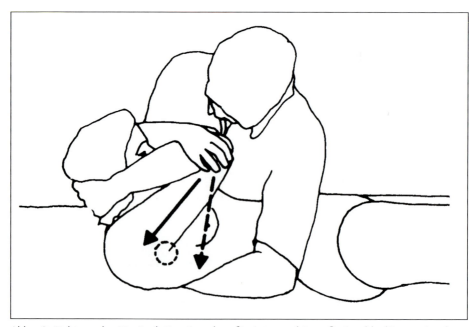

Abb. 98: Richtung des Manipulationsimpulses für Ante- und Retroflexionsblockierung (nach *Tilscher, Eder*: Lehrbuch der Reflextherapie).

## 7.2.3 Rippenfunktionsstörungen

Störungen im Bereich der Rippenwirbelgelenke, aber auch jene der chondralen Junktion zum Brustbein, führen häufiger als allgemein angenommen wird, nicht nur zu thorakalen Schmerzsyndromen, sondern auch zu mechanisch bedingten Dyspnoeformen. Die entsprechende Diagnostik beruht auf dem Nachweis der Functio laesa in diesen Gelenkabschnitten, die wiederum nur durch verschiedene chirodiagnostische Detailuntersuchungen erfolgen kann.
Besteht eine entsprechende Symptomatik, so können bereits durch die vorgenommene Brustwirbelsäulendiagnostik Störungen der Rippenbeweglichkeit zumindest teilweise erfasst werden.

> Ein Hinweis: Der schmerzhafte Processus xiphoideus kann auf eine funktionsgestörte 7. Rippe hinweisen.

### 7.2.3.1 Rippenuntersuchungs- und Behandlungstechniken am sitzenden Patienten

Der Untersucher tritt seitlich und kontralateral zur vermuteten Störungsseite zum Patienten und umfasst diesen mit der Hand im Nacken liegenden Patientenarm von ventral in der Ellbogengegend. Mit einer oder zwei Palpationsfingern der anderen Hand, die im Bereich der hinteren Axillarlinie flach in den zu prüfenden Interkostalräumen zu liegen kommen, kann nun die atemsynchrone Beweglichkeit der Rippen getestet werden. Verdeutlicht wird dieser Ablauf, wenn dabei der Patient durch Zug über den Ellbogenkontakt zum Untersucher hingeneigt wird. Da die Gesamtposition von Arzt und Patient an das Bild eines Harfenspielers erinnert, wird diese Untersuchungstechnik nach ihrem „Erfinder" als **Terriersche Harfe** bezeichnet (siehe Abb. 99).

Aus der gleichen Ausgangsposition lässt sich auch die **Testung der oberen Rippenwirbelgelenke** bewerkstelligen. Die Palpationsfinger liegen dann allerdings zur Beurteilung des Gelenkspiels direkt paravertebral über den Gelenken und die Führungshand gibt über Ellbogenkontakt sagittal eingestellte nach dorsal gerichtete Druckimpulse (siehe Abb. 100).

> Funktionsstörungen der ersten Rippe (evtl. bis zur fünften Rippe) kommen auch als pathogenetischer Faktor von Schulter-Arm-Syndromen und bei chronischen Kopfschmerzen in Frage.

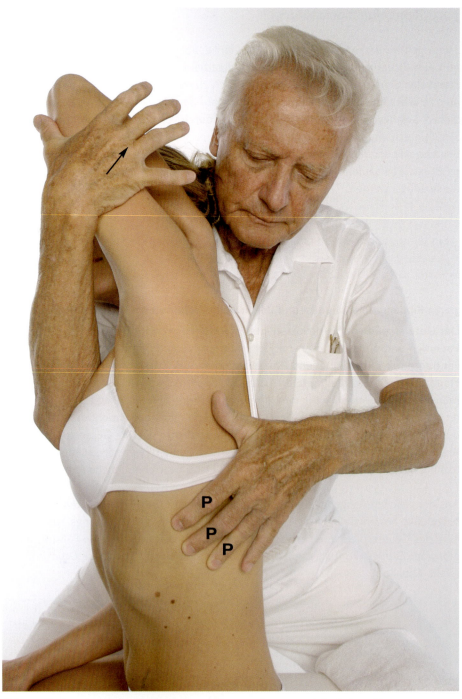

Abb. 99: Terriersche Harfe – Testung der mittleren und unteren rückwärtigen Rippen.

Die Thorakalregion **191**

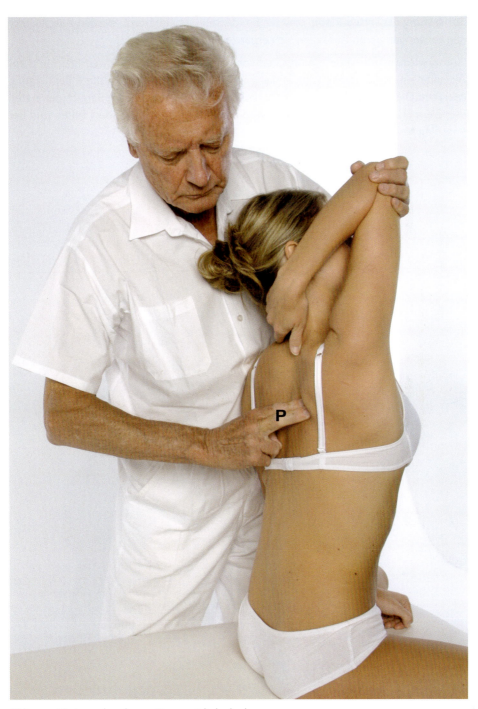

Abb. 100: Testung der oberen Rippenwirbelgelenke.

**192** Vom Befund zur Behandlung

Zur **Testung der ersten Rippe**, die eine Sonderstellung einnimmt, werden zwei Methoden verwendet, deren Aussagen sich ergänzen.

Einmal wird dazu der Kopf um 45 Grad von der zu prüfenden Seite wegrotiert und zur Testseite hin in maximale, rechtwinkelig zur Sagittalebene ausgerichtete Seitneigung gebracht. Die andere Hand bildet dabei mit der Zeigefingerkante im Bereich der ersten Rippe ein Hypomochlion. Verglichen wird der Ausschlag nach beiden Seiten und der Anschlag bzw. das federnde Endgefühl am Bewegungsende.

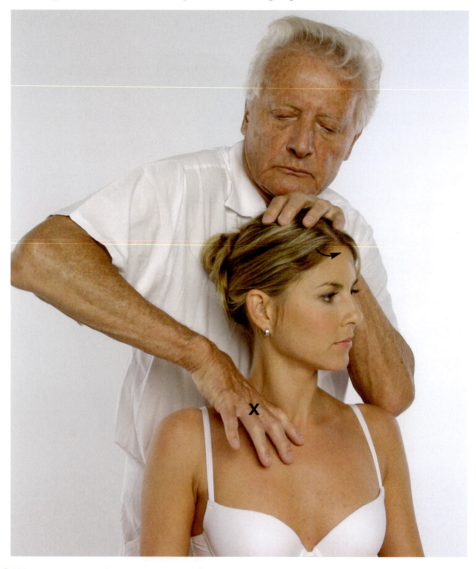

Abb. 101a: Testung der ersten Rippe – Phase 1.

Die Thorakalregion

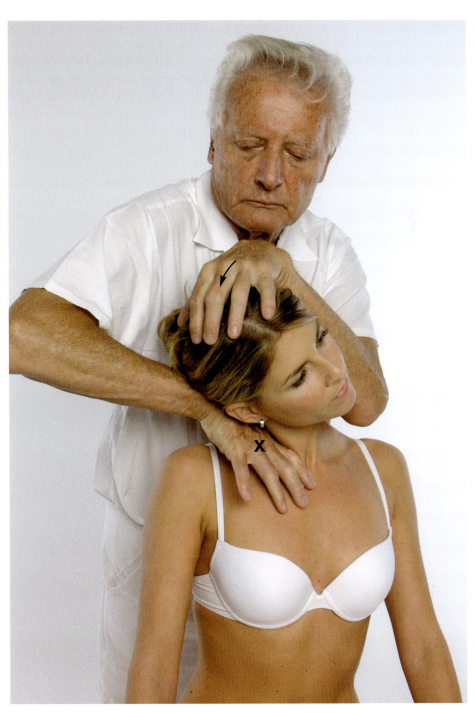

Abb. 101b: Testung der ersten Rippe – Phase 2.

Bei der zweiten Methode soll der Kopf um 45 Grad zur Prüfungsseite rotiert stehen, wobei diese Kopfstellung durch ein Abstützen mittels Unterarm und Hand des Untersuchers eine Absicherung erfährt. Die Zeigefingerkante der Impulshand oder das in 90 Grad Beugestellung angelegte Zeigefingermittelglied nimmt Kontakt über der ersten Rippe und prüft durch rhythmischen Druck, der von ventral-kranial nach dorsal-kaudal der anderen Seite (in Richtung gegenüberliegenende Hüfte) gerichtet sein muss, das Funktionsverhalten der ersten Rippe (siehe Abb. 102).

Diese Prüfungsvariante führt wiederum direkt in den therapeutischen Bereich, da eine wiederholte Ausführung der **Testbewegung als Mobilisation** wirkt. Bei nicht so ausgeprägten Blockierungen kann die Manipulation der ersten Rippe ebenfalls in analoger Weise über eine rasche impulsartige Drucksteigerung der Mobilisationsbewegung ausgeführt werden.

Die Thorakalregion **195**

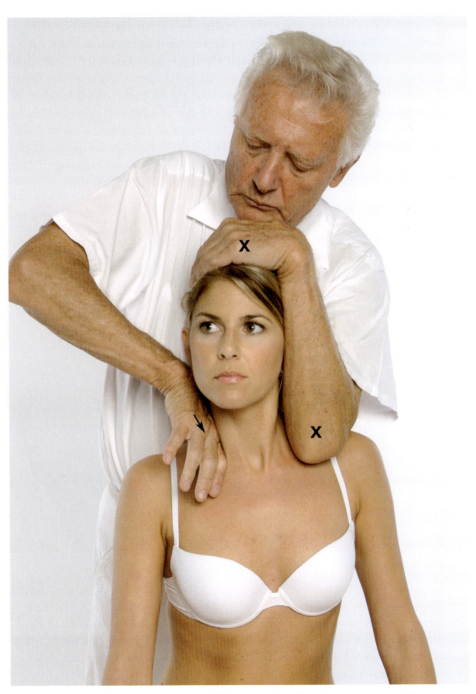

Abb. 102: Testung der ersten Rippe – Modifikation und gleichzeitige Ausgangsposition zur Mobilisation.

### 7.2.3.2 Rippenuntersuchungs- und Behandlungstechniken am liegenden Patienten

Die **Mobilisation der ersten Rippe** ist auch in **Rückenlage** möglich: am Kopf des Patienten stehend, werden Kopf und Hals mit einer Hand gehalten, die andere Hand nimmt mit der Radialseite des Zeigefingers kaudalwärts gerichteten Kontakt auf der ersten Rippe. Der Unterarm dieser Hand steht rechtwinkelig zur Rippe und wird mit dem Ellbogen an der Hüfte abgestützt. Durch Schub mit dem Becken und Kraftübertragung auf Unterarm und Kontaktfinger gelingt die Mobilisation. Ergänzend wäre dazu eine Isometricvariante anzugeben, die sich aus einer isometrischen Aktivierung des Kopfes zur Störungsseite gegen den Widerstand der Hand am Hinterhaupt und vorgestellten Mobilisationsschub in der Entspannungsphase zusammensetzt (Abb. 103).

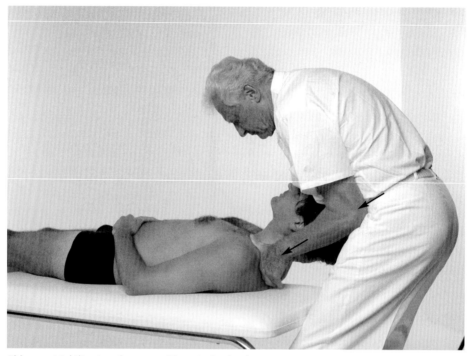

Abb. 103: Mobilisation der ersten Rippe in Rückenlage.

Am liegenden Patienten und zwar wiederum in Rückenlage, lässt sich die Rippenfunktion der zweiten bis fünften Rippe dadurch beurteilen, dass über vergleichenden **Tastkontakt in der Medioklavikularlinie der Interkostalräume** beider Seiten die atemsynchrone Rippenbewegung beurteilt wird.

Die vorderen oberen Rippen können in gleicher Vorgangsweise über Gegenhalt und Verstärkung der Atembewegung sowohl exspiratorisch als auch inspiratorisch behandelt werden. Dazu empfiehlt es sich mit flach in den Interkostalraum eingelegtem Daumen Widerstand zu geben. Je nachdem ob die exspiratorischen oder inspiratorischen Bewegungsabläufe gestört sind, müssen die kaudale oder die kraniale Rippe in der gegensinnigen Atemphase fixiert werden.

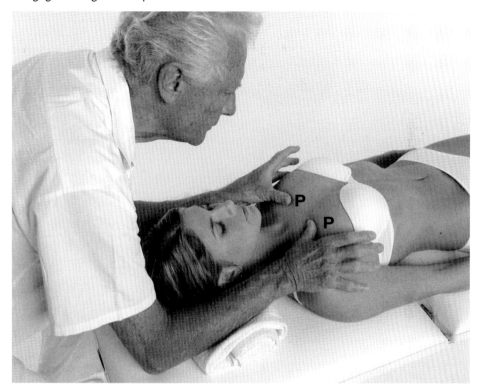

Abb. 104: Testung der Rippenbeweglichkeit (2.–5. Rippe ventral) – Ausgangsposition zur Mobilisation.

Testung und Behandlung der Rippen: In Seitenlage des Patienten – die Prüfungsseite schaut nach oben – wird nun der hochgestreckte Patientenoberarm umfasst und an diesem ein kranialwärts gerichteter leichter Zug ausgeübt. Die Palpationsfinger liegen im Bereich der mittleren Axilarlinie in den zu prüfenden Interkostalräumen. Ohne weiteren Zug am Patientenarm werden respiratorische Spreizung und nachfolgendes Zusammenrücken der Rippen untersucht. Diese Methode eignet sich speziell zur **Beurteilung der seitlichen unteren Rippenpartien** (siehe Abb. 105). Zur Behandlung dienen wiederum die zur Testung vorgesehene Einstellung und das gerade angeführte Vorgehen.

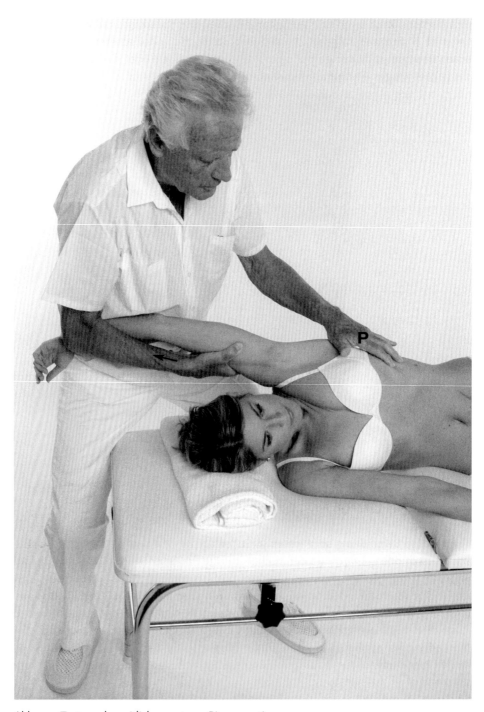

Abb. 105: Testung der seitlichen unteren Rippenpartien.

Abschließend kann dann noch in Bauchlage, wenn dies nicht schon bei der entsprechenden Untersuchung der Brustwirbelsäule ausgeführt wurde, das **federnd-elastische Nachgeben der Rippenpartien beider Seiten** ausgetestet werden. Der Untersucher steht dabei am Kopfende des Untersuchungstisches und erteilt über die flach am Thorax aufgelegten Hände – die Finger weisen entsprechend dem Rippenverlauf nach außen und unten – kurze druckartige Impulse auf die Rippen (Abb. 106).

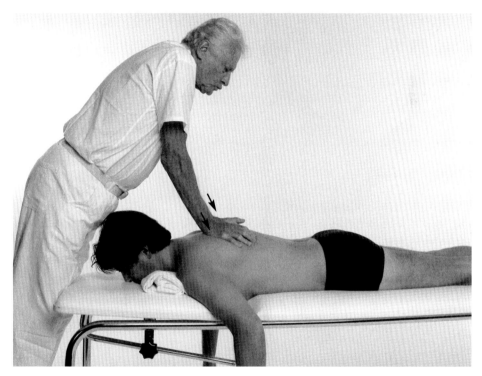

Abb. 106: Federn der Rippen – Seitenvergleich.

Einseitig ausgeführt, dient ein modifizierter Test zur Beurteilung des federnden Nachgebens von Einzelrippen. Dabei wird die kontralaterale Thoraxseite durch eine paravertebrale abstützende Hand vom Mitbewegen ausgeschlossen (Abb. 107a), während mit der Ulnarkante der anderen Hand federnde Impulse auf zu überprüfende Einzelrippen ausgeübt werden (Abb. 107b). Rippenwirbelgelenkblockierungen lassen sich solcherart gleich erfolgreich mobilisieren.

## 200 Vom Befund zur Behandlung

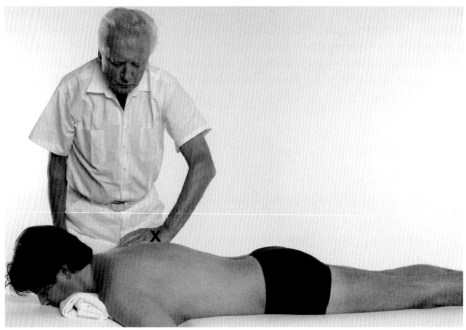

Abb. 107a: Einseitiges Federn von Einzelrippen, Testung und Mobilisation, Phase 1 – Fixierung der kontralateralen Thoraxpartie.

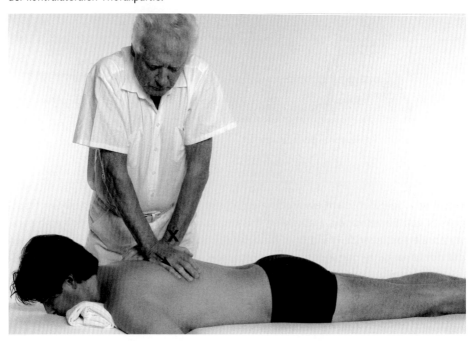

Abb. 107b: Einseitiges Federn von Einzelrippen, Testung und Mobilisation, Phase 2.

Aus der zuletzt beschriebenen Federungsmobilisation kann gegebenenfalls ohne Griffänderung die postisometrische Relaxationsbehandlung zur Ausführung kommen. Die Rippe wird dazu lediglich am gegebenen größten Exkursionsanschlag der Exspiration während der Inspiration mit der Handkante fixiert und in der nächsten Exspirationsphase neuerlich in dieser Bewegung gefördert. Mehrmaliges Wiederholen ist erforderlich.

**Manipulation der Rippenwirbelgelenke.** Zur Manipulationsbehandlung von Rippenwirbelgelenkblockierungen eignet sich ferner die universelle Technik, die bereits für die Behandlung von Wirbelgelenkblockierungen der Brustwirbelsäule beschrieben wurde (vgl. Abb. 94 bis 97). Eine Variation ist nur insofern erforderlich, als zum Gelenkkontakt der im Endgelenk maximal angewinkelte Daumen dient, der so angelegt wird, dass er am Tuberculum costae Gegenhalt findet (Abb. 108a, b).
Zur besseren Kontaktaufnahme an den zu behandelnden Rippen empfiehlt es sich die Schulterblätter über die Pharaonenhaltung nach lateral zu bringen.

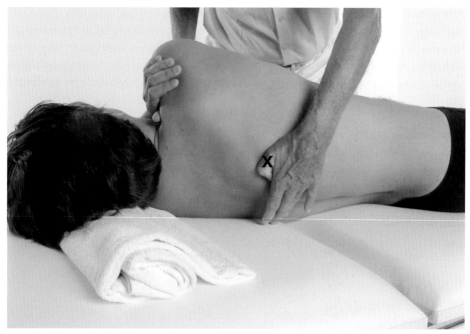

Abb. 108a: Abdecken des Kontaktpunktes mit der flachen Hand. Zurückdrehen in Rückenlage.

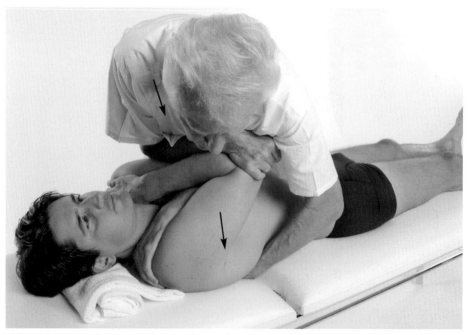

Abb. 108b: Manipulationsimpuls in Richtung der gegenhaltenden Hand.

## 7.2.4 Muskuläres Störungspotential der Thorakalregion

Bei festgestellten muskulären Verspannungen beginnt man die Behandlung mit Weichteiltechniken. Verwendung finden können dazu die bereits für die LBH-Region vorgestellten Techniken der Quermassage mit Daumen- oder Pisiformekontakt (siehe Abb. 71 und 72).

Therapeutisch erfasst werden müssen vor allem primäre muskuläre Störungen, die den M. pectoralis und die interskapuläre Muskulatur betreffen. Besonders bei bestehendem Rundrücken, hängenden sowie vorgezogenen Schultern ist der M. pectoralis häufig verkürzt und erfordert die beschriebene Dehnungsbehandlung.

Die **Behandlung des verspannten und/oder verkürzten M. pectoralis** wird so vorgenommen, dass der auf dem Rücken liegende Patient seinen dem Muskelfaserverlauf entsprechend elevierten gestreckten Arm über dem Tischrand hängen lässt. Der so in seine größte Längsausdehnung gebrachte Brustmuskel kann nun isometrisch gegen leichten Widerstand, durch die Hand des Therapeuten aktiviert und in der Entspannungsphase wiederum in Muskelfaserrichtung feinfühlig gedehnt werden. Mit der anderen Hand fixiert der Behandler die gegenüberliegende Thoraxhälfte, um ein Abheben des Thorax bei der Dehnung zu verhindern (Abb. 109).

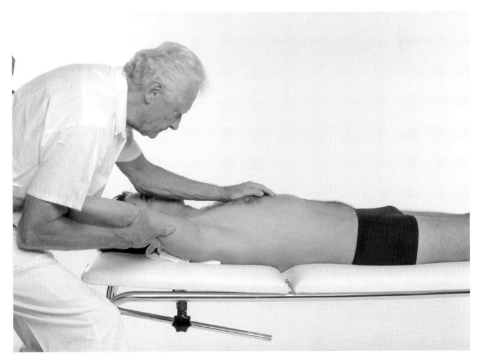

Abb. 109: Dehnung des M. pectoralis.

Je nachdem, ob der sternale oder der klavikuläre Pektoralisanteil gedehnt wird, muss natürlich der Abspreizwinkel des Armes modifiziert werden. Die Selbstbehandlung erfolgt unter dem Einsatz der Schwerkraft (Abb. 110a, b).

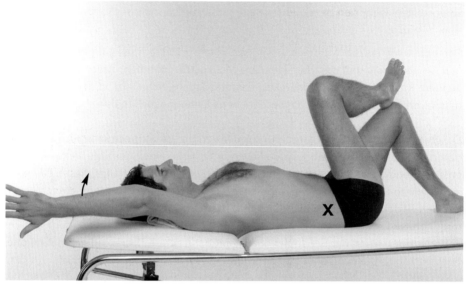

Abb. 110a: Pektoralisdehnung – Selbstbehandlung unter Ausnützung der Schwerkraft – Phase 1. (Die Beinstellung dient der Entlordosierung).

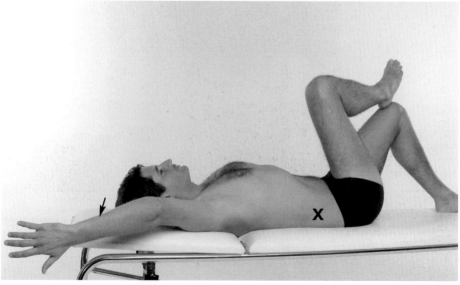

Abb. 110b: Pektoralisdehnung – Selbstbehandlung unter Ausnützung der Schwerkraft Phase 2.

Die Thorakalregion **205**

**Isometrics für die verspannte interskapuläre Muskulatur** werden wiederum besser in sitzender Patientenposition ausgeführt, wobei der mit der Spannungs- und Schmerzseite korrespondierende Arm maximal adduziert (Ellbogen zur gegenüberliegenden Schulter führen) und am Ende der möglichen Adduktion vom Therapeuten am Ellbogen gehalten und fixiert wird. Durch Heben oder Senken des Ellbogens lässt sich die anschließende isometrische Aktivierung, die im Sinne der Armabduktion geschehen soll, genau in die Verspannungszone dirigieren. Die Dehnung erfolgt durch neuerliche Verstärkung der Armabduktion (Abb. 111, 112).

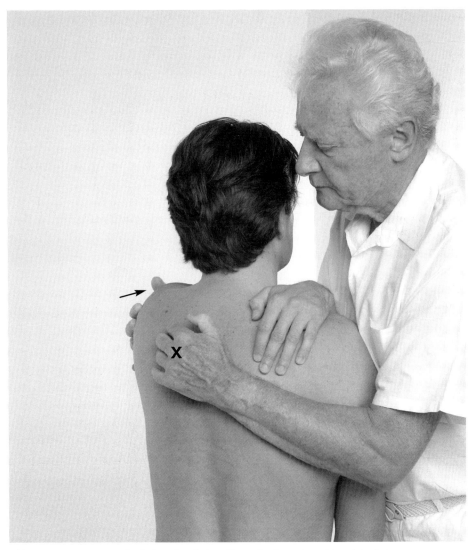

Abb. 111: Postisometrische Relaxationsbehandlung der interskapulären Muskulatur.

## 206 Vom Befund zur Behandlung

Eine Indikation für diese Dehnung ist dann gegeben, wenn die beschriebene Technik beim testmäßigen Einsatz interskapuläre Schmerzen provoziert.

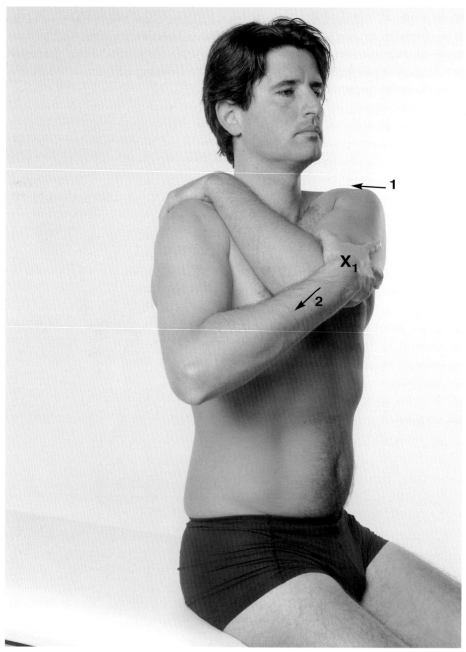

Abb. 112: Selbstbehandlung bei verspannter interskapulärer Muskulatur.

## 7.3 Der zervikothorakale Übergang

Die Betrachtung einzelner Wirbelsäulenregionen darf an und für sich niemals als solitärer, regional beschränkter Vorgang angesehen werden, da einerseits die Wirbelsäule als ganzes eine funktionelle Einheit bildet, andererseits in den einzelnen Übergangsregionen die geänderten funktionsmechanischen Gegebenheiten der Nachbarregion das Bild mitbestimmen. Diese Überlegungen treffen in besonders hohem Maße für die obere Brustwirbelsäule und die untere Halswirbelsäule zu, ein Abschnitt, der als zervikothorakaler Übergang bezeichnet wird und der die Segmente von C 6 bis D 3 umfasst.

> Übergangsabschnitte weisen immer eine höhere Störanfälligkeit auf.

In noch höherem Maße als in der Brustwirbelsäule müssen bei Funktionsstörung des zervikothorakalen Übergangs reflektorische Wechselwirkungen zwischen Wirbelsäule und Organen berücksichtigt bzw. ausgeschlossen werden. Im Zusammenhang sei als Beispiel an die kardiovertebralen Syndrome erinnert, wobei das primäre Reizgeschehen sowohl organisch als auch vertebral bedingt sein kann.

### 7.3.1 Untersuchung und Behandlung des zervikothorakalen Übergangs

Da die aktive und passive **Beweglichkeitstestung** integraler Anteil der Brustwirbelsäulen- und Halswirbelsäulenuntersuchung ist, beschränkt sich hier das Interesse auf die segmentale Beweglichkeitsprüfung. Den besten Einblick in die Funktionstüchtigkeit des Gelenkapparates dieser Region erhält man aber über die **Testung des translatorischen Gleitens**.

Die mittels „Wickelgriff" umfasste Halswirbelsäule (Abb. 113) wird dazu leicht dorsalwärts parallel verschoben, so dass der jeweils obere Wirbel auf seinem kaudalen Partner zu einem zarten Dorsalgleiten (translatorisches Gleiten) gelangt. Der interspinös liegende Tastfinger der anderen Hand erfasst diese Gleitbewegung bzw. deren Fehlen als Ausdruck einer segmentalen Funktionsstörung (Abb. 114).

Der „**Wickelgriff**" (Abb. 113) ist die effektivste Methode zur Behandlungsführung und Abstützung der Halswirbelsäule. Er unterstützt und/oder ersetzt die sogenannte Verriegelung der kranial des Behandlungsabschnittes liegenden Segmente. Dazu wird der Kopf so umfasst, dass das Gesicht in der Ellenbeuge des Behandlers liegt, sein Unterarm und Handgelenk bedecken die seitliche Kieferregion sowie das Ohr, ulnare Handkante und Kleinfinger fixieren den jeweiligen kranialen Wirbelbogen des Bewegungssegmentes.

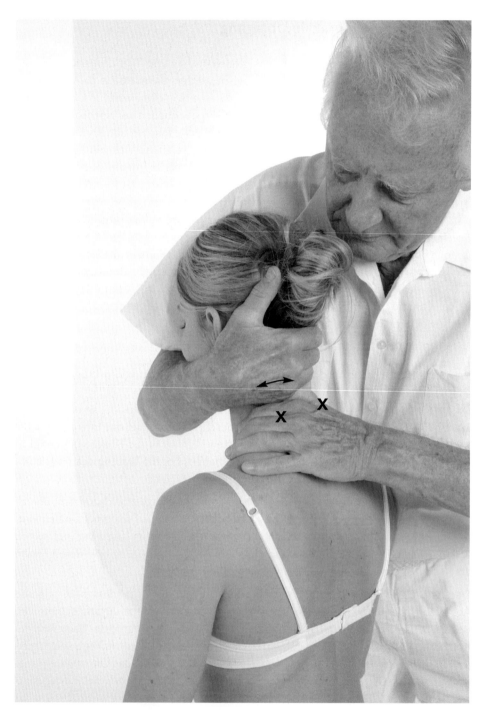

Abb. 113: Wickelgriff, Gabelgriff.

Der zervikothorakale Übergang **209**

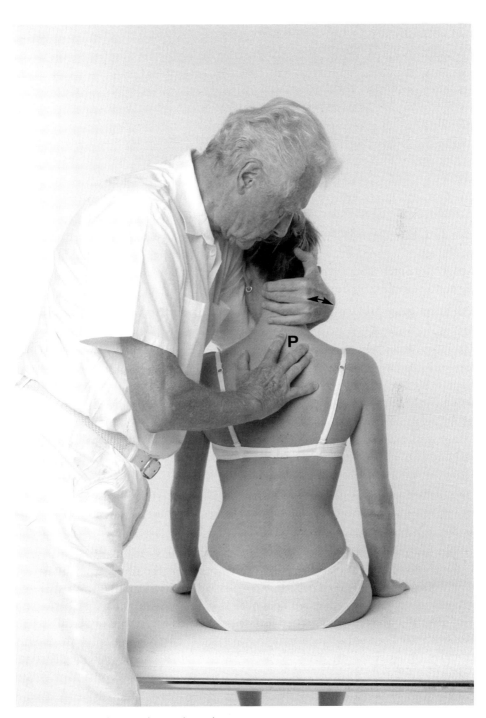

Abb. 114: Testung des translatorischen Gleitens im Sitzens.

Die translatorische Gleittestung kann des Weiteren nicht nur in der Sagittalebene, sondern auch in der Frontalebene, also über transversale Impulse zur Ausführung kommen.

Dazu wird gleichfalls mittels Wickelgriff der Kopf so gehalten, dass die Hand das Hinterhaupt bzw. die Halswirbelsäule umfasst und die Ulnarkante mit dem kleinen Finger den oberen Wirbel fixiert. Die Fixierung des kaudalen Wirbels erfolgt durch Gabelgriff (Daumen – Zeigefinger) der anderen Hand. Durch transversalen Zug am kranialen Wirbel in Richtung zum Untersucher und unter gleichzeitiger leichter Traktion wird das zu testende Gleiten in den jeweiligen Bewegungssegmenten beurteilt.

Im Wickelgriff lassen sich des Weiteren die segmentalen Ante- und Retroflexion sowie Rotation (Abb. 115) über den interspinös liegenden Tastfinger beurteilen.

Um die notwendigen Testbewegungen nicht zu weitläufig und damit besser beurteilbar zu machen, empfiehlt es sich die kranial der Testung liegenden Halswirbelsäulenabschnitte durch Dorsalverschiebungen (Bänderspannung!) mittels Wickelgriff von einer Mitbewegung auszuschließen.

Zur Seitneigungsprüfung empfiehlt es sich, die Führungshand am Scheitel anzulegen.

Aus den Untersuchungspositionen heraus lassen sich bei unveränderter Handhaltung wirkungsvolle **Mobilisationen** ausführen. Unter Traktion am kranialen Wirbel kann dieser gegen den fixierten kaudalen um alle Bewegungsachsen mobilisiert werden (Abb. 115).

Für die Manipulationsbehandlung des zervikothorakalen Übergangs, das heißt für dessen thorakalen Anteil, eignen sich die bereits beschriebenen Techniken der Brustwirbelsäulenmanipulation in Rückenlage (siehe Abb. 94–97). Dies gilt speziell für Retroflexionsstörungen.

Eine weitere wirkungsvolle Manipulationsart für den zervikothorakalen Übergang benützt die Mitnehmertechnik in rein traktorischer Qualität.

Bei sitzender Patientenposition mit im Nacken verschränkten Armen, kann man die sogenannte **Doppelnelsonmanipulation** ausführen. Schon aus dem der Ringersprache entnommenen Ausdruck lässt sich der Griffansatz vermuten. Der Therapeut ergreift von rückwärts die Unterarme des Patienten und fordert ihn auf, die Hände hinter dem Okziput zu verschränken und den Kopf nach vorne zu beugen. Die mitgeführten und jetzt ebenfalls am Nacken liegenden Hände des Behandlers fixieren mit dem zweiten und dritten Finger beider Hände den Dornfortsatz des oberen Wirbels. Durch weiteres passives Zurücklehnen des Patienten entsteht die erforderliche Vorspannung. Ein kranialwärts gerichteter Ruck bewirkt dann über die den Dornfortsatz fixierenden Finger die Manipulation (Abb. 116). Indikation: Anteflexionsstörung.

## Der zervikothorakale Übergang

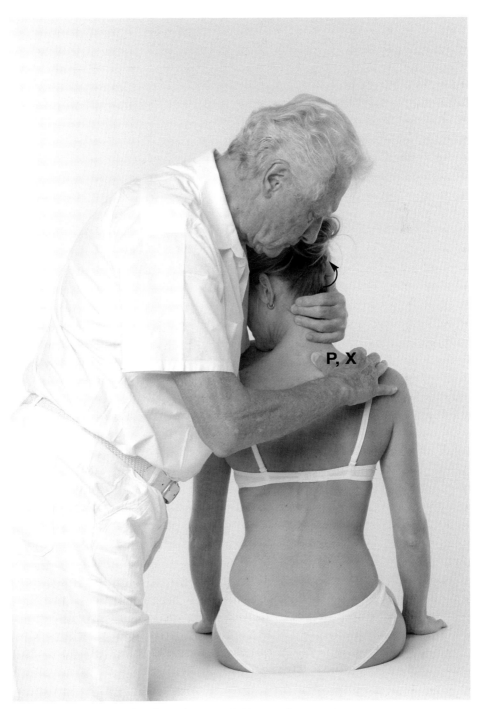

Abb. 115: Testung und Behandlung der Beweglichkeit (Linksrotation).

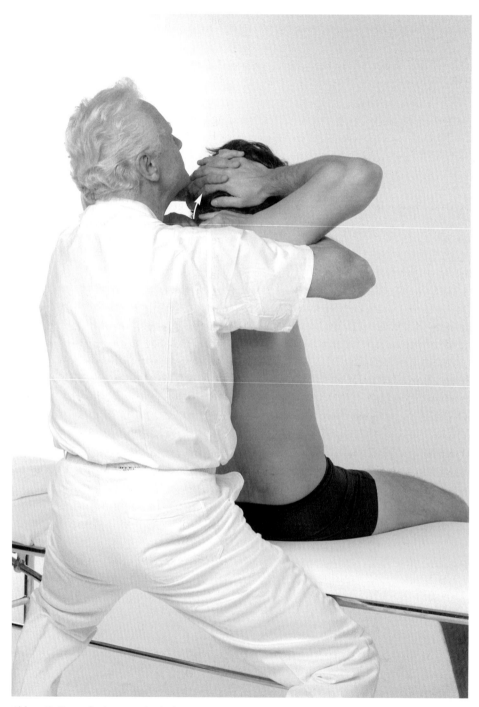

Abb. 116: Doppelnelsonmanipulation

Ebenfalls in sitzender Position lassen sich Seitneigungs-, respektive Rotationseinschränkungen dieser Region behandeln.

Der Therapeut stellt dazu sein kontralateral zur Behandlungsseite stehendes Bein auf den Tisch, der Patient legt seinen Arm über dessen Oberschenkel, so dass dieser die Axilla abstützt.

Dann zieht er den Patienten zu sich in Richtung des aufgestellten Beines und fordert ihn auf, sich entspannt anzulehnen. Mit einer Hand wird nun der Kopf zur Behandlungsseite geneigt und zur Gegenseite rotiert. In dieser Einstellung sind die über dem gestörten Segment liegenden Abschnitte der Halswirbelsäule sicher verriegelt. Möglich ist auch eine Grundeinstellung, in der sich der Patient nur entspannt an den Behandler lehnt und dieser die Halswirbelsäule in die geschilderte Behandlungsposition bringt. Die andere Hand nimmt Daumenkontakt seitlich am Dornfortsatz des oberen Wirbels. Die Gesamteinstellung soll so aufgebaut sein, dass der Manipulationsimpuls genau im Scheitelpunkt der Konkavität wirken kann. Der Stoß selbst erfolgt seitlich auf den Dornfortsatz. Die Zeigefingerradialkante liegt seitlich am zugehörigen Gelenk des Blockierungssegmentes und unterstützt den Manipulationsimpuls. Der Daumen muss dabei mit dem Unterarm eine Linie bilden und die Stoßrichtung schräg abwärts zur kontralateralen Seite ausgerichtet sein, so dass eine Rotation des oben liegenden Wirbels zur Behandlungsseite erzwungen wird. Wichtig für das Gelingen der Manipulation ist die volle Patientenentspannung und hier wiederum muss besondere Aufmerksamkeit darauf gerichtet sein, dass Schultergürtel und Arm der Behandlungsseite schlaff herabhängen. Der Manipulationsstoß lässt sich weiterhin durch ein synchrones zartes Verstärken der Seitneigung fazilitieren (Abb. 117a). Indikation: Seitneigungs- bzw. Rotationsstörungen (Abb. 117b).

**Universalmanipulation.** Eine Manipulationstechnik, die sich nicht nur für den zervikalen Anteil des zervikothorakalen Übergangs, sondern auch für die weiter kranial liegenden Abschnitte der Halswirbelsäule einsetzen lässt, wird ebenfalls am sitzenden Patienten vorgenommen. Der Therapeut stellt sich seitlich vorne zum Patienten, an jene Seite, zu der die Rotation eingeschränkt ist. Eine Hand umfasst von dorsal gabelförmig den unteren Wirbel des gestörten Segmentes. Der andere Arm umgreift den Kopf von der Gegenseite und die Hand nimmt mit ulnarer Handkante und Kleinfinger auf dem dorsalen Anteil des oberen Wirbels Kontakt. Der Kopf wird nun in die eingeschränkte Rotationsrichtung gedreht, bis der Rotationsverlauf den oberen Wirbel erreicht und gleichzeitig so weit seitgeneigt, dass die kranial der Störung liegenden Segmente verriegelt sind. Der Manipulationsimpuls besteht aus einer rotationsverstärkenden Traktion und ist dann besonders wirkungsvoll, wenn es gelingt dieses Manöver mit einer synchronen Entspannung des Patienten („er lässt sich in Richtung zum Behandler zusammensinken") zu koppeln (siehe Abb. 118).

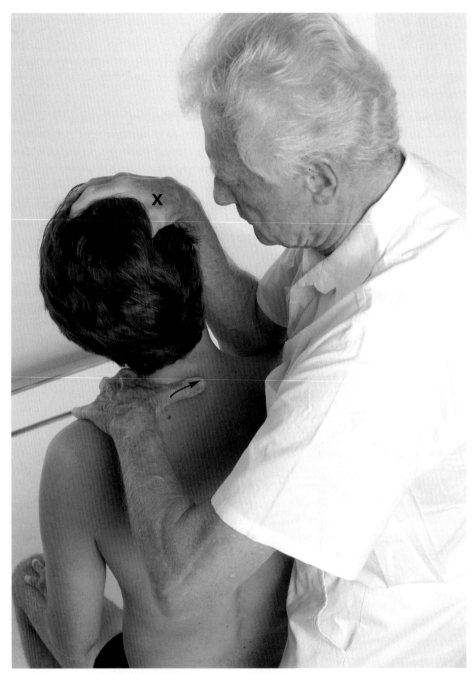

Abb. 117a: Standardvorgehen (Eine Einschränkung der Rotation lässt sich auch mittels Wickelgriff und Gegenhalts am Dornfortsatz des kaudalen Wirbels, durch Vermehrung der Rotation in Traktion behandeln.)

Der zervikothorakale Übergang **215**

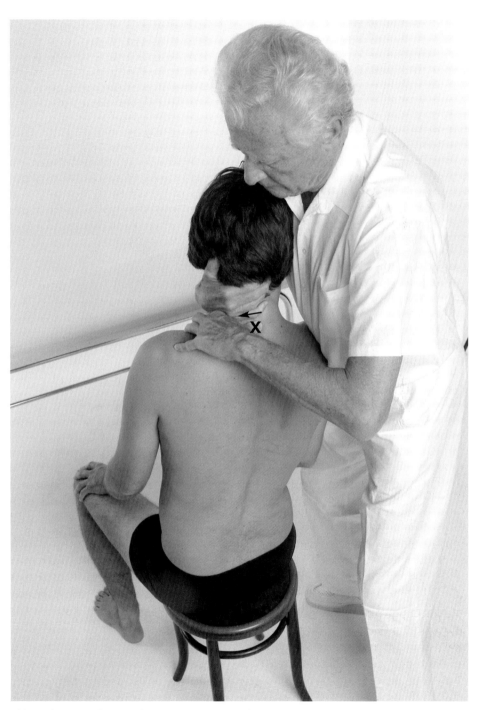

Abb. 117b: Behandlung Rechtsrotation mit Gegenhalt am unten liegenden Dornfortsatz.

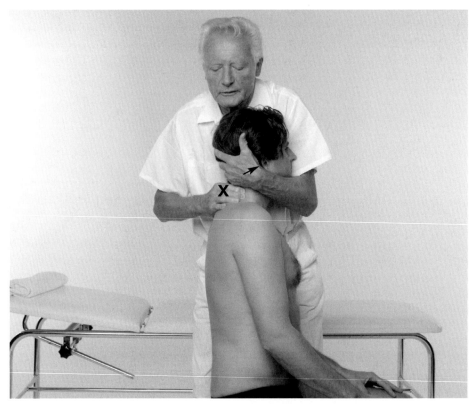

Abb. 118: Manipulation mittels rotationsverstärkter Traktion – gabelförmige Fixierung des unteren Gelenkpartners (Universalgriff C7–C1).

## 7.4 Die Halswirbelsäulenregion

Allgemeine Informationen über die Halswirbelsäule ergaben sich bereits beim ersten Kontakt mit dem Patienten. Besonders zu achten ist dabei auf die Form des Halses, die Haltung des Kopfes, die Form der Schultersilhoutte und die Höhe des Haaransatzes im Nacken. Ein kurzer Hals mit tiefem Haaransatz kann auf eventuell bestehende Missbildungen hinweisen. Hochgezogene Schultern mit konvexförmigem Trapeziusrand (gotische Schultern) sind ein Zeichen der Trapeziusverspannung, Rotation und Schiefhaltung des Kopfes können wiederum Ausdruck einer Akutstörung oder eines spastischen Schiefhalses sein. Dabei lässt die Inspektion auch noch eine weitere Differenzierung zu, denn bei radikulärer Irritation werden Kopf und Halswirbelsäule zur Gegenseite der Störung geneigt und gedreht gehalten, um solcherart das Foramen intervertebrale zu erweitern, während beim spastischen Schiefhals der Kopf zur Störungsseite geneigt und gegensinnig rotiert imponiert.

> Bereits die Inspektion liefert wichtige Hinweise zur Beurteilung der Halswirbelsäule.

## 7.4.1 Diagnostik und Chirotherapie radikulärer Läsionen

Um radikuläre Läsionen im Rahmen eines unteren Zervikal- oder Zervikobrachialsyndroms abgrenzen zu können, sollte bei entsprechendem Verdacht, eine orientierende neurologische Untersuchung Motorik und Sensibilität explorieren. Bei der Sensibilitätsprüfung weisen Hypalgesien – und nur diese sind bei sensorischen Phänomenen typisch – im Daumenbereich auf ein Läsion von C 6 hin, eine Hypalgesie der drei mittleren Finger tritt bei C 7-Schädigungen auf und die betroffene Wurzel C 8 äußert sich in der Kleinfingerregion. Das Unvermögen, die Oberarme gegen Widerstand abzuspreizen, lässt sich bei C 5-Läsionen feststellen. Die im Schoß gehaltenen Hände können bei C 6-Schädigungen bei Widerstandsgabe nicht zum Mund geführt werden (Ellbogenbeugung) und C 7-Ausfälle manifestieren sich durch das Unvermögen, die gebeugten Unterarme gegen Widerstand kniewärts zu drücken (Ellbogenstreckung). Wenn der abgespreizte Kleinfinger bei Gegendruck nachgibt, stellt das einen Hinweis auf Läsion der Wurzel C 8 dar, denn der Kennmuskel dieses Segmentes ist der M. abductor digiti quinti. Wichtig ist der Seitenvergleich.

Die entsprechenden therapeutischen Konsequenzen richten sich einmal mehr nach Akuität oder Chronizität des Zustandsbildes.

Akute Wurzelkompressionssyndrome mit schmerzreflektorischer Vollverspannung ohne freie Bewegungsrichtung der Halswirbelsäule sind ein **„Noli me tangere"** für aktivierende Therapieformen. Hier sind Ruhigstellung (Schaumstoffkrawatte) sowie eine schmerzhemmende Medikotherapie angezeigt (Paresen erfordern eine Operationsüberlegung). Nach Abklingen der Akutsymptomatik und Freiwerden von Bewegungsrichtungen kann die erforderliche Chirotherapie schrittweise aufgebaut werden (leichte Traktionen, Isometrics, Mobilisationen).

Differentialdiagnostische Aspekte bei bestehenden Zervikobrachialgien erfordern aber nicht nur das Bedenken einer radikulären Genese. Häufig sind von den Schultergelenkstrukturen ausgelöste Reizzustände dafür verantwortlich. Schmerzen im Arm können weiterhin auch von Epikondylitiden ausgehen und in zunehmendem Maße Ausdruck eines Karpaltunnelsyndroms sein. Die differentialdiagnostische Abklärung gegenüber vertebragenen Schmerzsyndromen ist relativ einfach. Charakteristische Untersuchungsbefunde weisen nach Ausschluss gravierender pathomorphologischer Veränderungen in eindeutige Richtungen.

**Synopse 9:** Orientierungstabelle der radikulären Symptomatik

| Segment | C 5 | C 6 | C 7 | C 8 |
|---|---|---|---|---|
| Dermatome | über der Schulter und dem M. deltoideus | Radialseite des Ober- und Unterarmes bis zum Daumen | lateral vom Dermatom C 6 zum 2. bis 4. Finger | lateral-dorsal vom Dermatom C 7 bis zum Kleinfinger |
| Kennmuskeln | M. deltoideus und M. biceps | Parese des M. biceps brachii und M. brachioradialis „Hand zum Mund" | Parese des M. triceps brachii (ev. auch Mm. Pectoralis major, pronator teres und Daumenballenatrophie) „Hand zum Knie" | kleine Handmuskeln (Atrophie) „Abspreizen des Kleinfingers" |
| Reflexausfälle | Abschwächung des Bizepsreflexes | Ausfall des Bizepsreflexes | ev. Ausfall des Trizepsreflexes | Abschwächung des Trizepsreflexes |

C 5      C 6      C 7      C 8

## 7.4.2 Zur Differentialdiagnostik von Schultergelenkstörungen

Die Häufigkeit der vom Schultergelenk ausgehenden Beschwerden und die Notwendigkeit ihrer diagnostischen Abgrenzung von vertrebragenen Störungen mit ähnlicher Symptomatik begründet das anschließende Eingehen auf entsprechende Einzelheiten. Bei Erkrankungen des Schultergelenks müssen hauptsächlich zwei Verlaufsformen differenziert werden: Einmal die Schulterkontraktur, die „Frozen shoulder", als Ausdruck einer überwiegend kapsulären Krankheitsentwicklung, zum anderen ein durch muskuläre Pathomechanismen bestimmtes Schmerzsyndrom.

Das typische Symptom der **Frozen shoulder** ist die weitgehende Bewegungseinschränkung, die sich nach dem gelenkspezifischen Kapselmuster entwickelt.

Das **Kapselmuster** des Schultergelenks weist konstante Einschränkungsrelationen von Außenrotation, Abduktion und Innenrotation auf (z. B. Außenrotationseinschränkung bei 5 Grad = Abduktionseinschränkung bei 15 Grad = Innenrotationseinschränkung bei 45 Grad; in einer Formel ausgedrückt „1 : 3 : 9").

Desweiteren ist auch die Krankheitsentwicklung typisch und erlaubt daher entsprechende Voraussagen.

**Synopse 10:**

|  | Kapselmuster Beweglichkeit | aktive | passive Beweglichkeit | Anspannungs schmerz |
|---|---|---|---|---|
| Schulter-kontraktion | ja | schmerzt, eingeschränkt | schmerzt, eingeschränkt | nein |
| Supraspinatus-tendinose | nein | Painful arc | Painful arc | bei Abduktion geg. Widerstand |
| Infraspinatus-tendinose | nein | Painful arc | Painful arc | bei Außen-rotation geg. Widerstand |
| Subskapularis-tendinose | nein | Painful arc | Painful arc | bei Innenrotation geg. Widerstand |
| akute Bursitis | nein | total schmerz-gehemmt | frei | nein |
| chronische Bursitis | nein | Painful arc | Painful arc | nein |
| Irritation des Akromioklavi-kulargelenks (ACG) | nein | endlagen-behindert | forcierte Adduk-tion schmerzt | nein |

**Krankheitsverlauf der Frozen shoulder**

3 x 4 = 12 = 1 Jahr

- 1.–4. Monat:
Schmerzcrescendo, zunehmende Bewegungsreduzierung
- 5.–8. Monat:
Schmerzcontinuum, gleichbleibende Kontraktur
- 9.–12. Monat:
Schmerzdecrescendo, zunehmende Beweglichkeit

Für **muskuläre Störungen** wieder gilt der sogenannte „**Painful arc**", der schmerzhafte Bogen als kritisches Detail. Darunter versteht man einen bei 80gradiger (*Cyriax*) Armelevation auftretenden Schulterschmerz, der beim Anheben des Armes über die Horizontale hinaus sofort wieder verschwindet. Ausgelöst wird dieser Schmerz durch den Kontakt der irritierten und sensibilisierten muskulären Insertionen am Tuberculum majus et minus humeri mit dem Ligamentum coracoacromiale. Beim Weiterheben des Armes unter Mitdrehen der Skapula löst sich dieses Band von den irritierten Strukturen ab und der Schmerz hört auf. Die zugrundliegende Insertionstendinopathie betrifft vor allem die Mm. supra- und infraspinatus sowie subscapularis. Einen Painful arc zeigen des Weiteren auch Bursitiden. Das vorgestellte Schema weist auf die notwendigen Differenzierungsüberlegungen hin.

> Das Charakteristikum kapsulärer Störungen ist das Kapselmuster, jenes muskulärer und bursärer Syndrome der Painful arc.

### 7.4.3 Untersuchung der Halswirbelsäule

Bei der Prüfung der Beweglichkeit achtet man speziell auf eventuelle Einschränkungen. Der Umfang des Bewegungsausmaßes ist dabei nach den bereits in den funktionsanatomischen Ausführungen des allgemeinen Teils getroffenen Aussagen zu beurteilen, wobei hier nochmals hervorzuheben wäre, dass ohne Kenntnis dieser Details keine Funktionsdiagnostik der Halswirbelsäule möglich ist.

Die Prüfung der Beweglichkeit erfolgt wiederum aktiv, passiv und durch Widerstandstests.

Bei der **passiven Testung** werden Kopf und Halswirbelsäule über eine am Scheitel liegende Hand durch die einzelnen Bewegungsebenen geführt und die Ausschläge bei Rotation und Seitneigung seitenbezüglich verglichen.

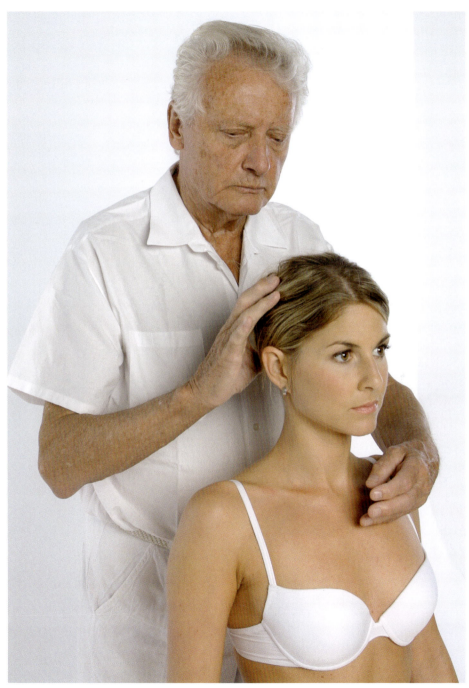

Abb. 119: Händepositionierung: Scheitel-Hinterhaupt, Kinn; Anteflexionstestung, Messung des Kinn-Jugulum-Abstandes in Querfinger.

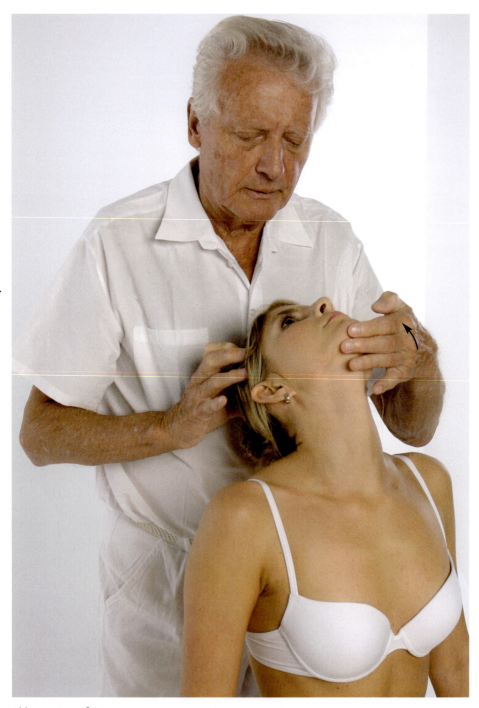

Abb. 120: Retroflexionstestung

Weiterhin notiert man auch das im Normalfall nachweisbare Federn am Ende des Bewegungsausschlages, oder den harten Anschlag bei Funktionsstörungen.

Die **Rotationsprüfung** erfolgt zuerst bei Neutralhaltung und ist dabei Ausduck einer Summationsfunktion von C 1 bis D 3 (Abb. 121).

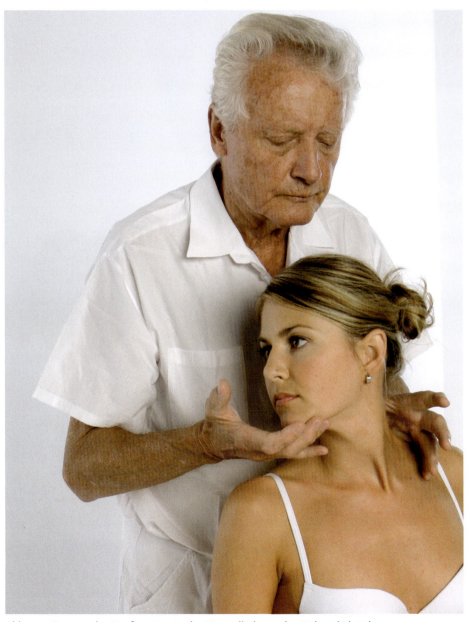

Abb. 121: Testung der Kopfrotation in der Neutralhaltung der Halswirbelsäule.

**224** Vom Befund zur Behandlung

Um weiter differenzieren zu können, prüft man dann die Rotation in maximaler Anteflexion.

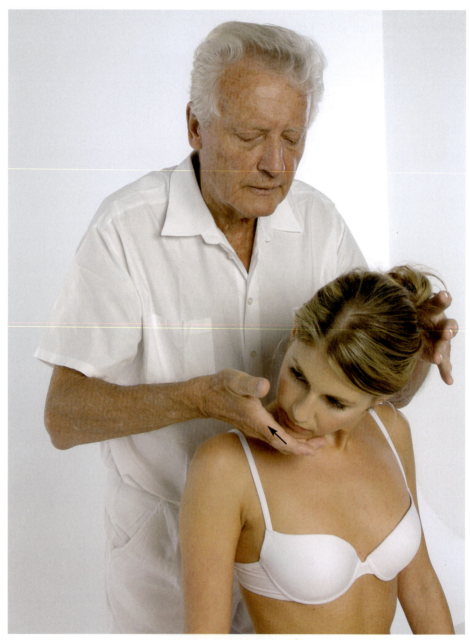

Abb. 122: Testung der Kopfrotation in der Anteflexionshaltung der Halswirbelsäule – Funktion des oberen Zervikalbereiches.

Bei dieser Einstellung sind die Abschnitte unterhalb von C2 gesperrt und das feststellbare Rotationsausmaß lässt Rückschlüsse auf die Funktion der Kopfgelenke zu (Abb. 122).

Bei maximaler Retroflexion ist die Kopfgelenkregion verriegelt und die Rotation findet in den kaudal gelegenen Wirbelsäulenabschnitten statt (Abb. 123).

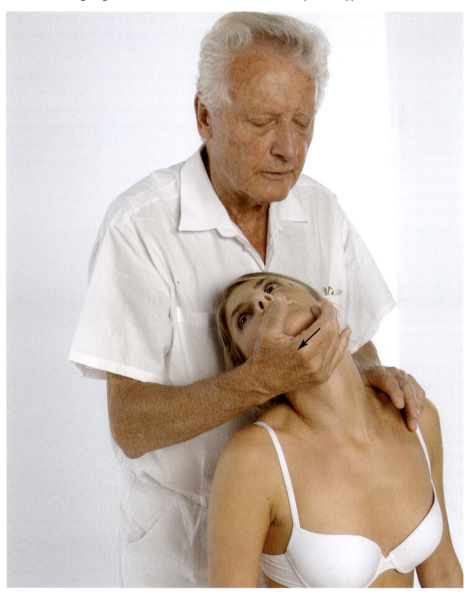

Abb. 123: Testung der Kopfrotation in der Retroflexionshaltung der Halswirbelsäule – Funktion des unteren Zervikalbereiches.

Bei der **Widerstandstestung** interessiert speziell die Aussage in Rotationseinstellung. Dazu aktiviert der Patient seinen im Wickelgriff in Rotationsendstellung fixierten Kopf isometrisch zur Gegenseite. Treten Schmerzen auf oder verstärken sich bestehende Beschwerden, so weist dies auf eine muskuläre Störung im Bereich der drehungsabgewandten Seite hin.

Der nächste Untersuchungsschritt heißt Palpation. Unter den gleichen Kautelen wie in den anderen Wirbelsäulenregionen werden **oberflächliche und tiefe Palpationen** ausgeführt.

Im Zusammenhang sei daran erinnert, dass man sich bei allen Untersuchungsgängen das erreichbare Ziel vor Augen halten muss. Für die Palpation heißt das: Sie versetzt uns in die Lage, strukturanalytisch und höhenlokalisatorische Befunde zu erheben und gibt darüber hinaus Auskunft über die aktuelle Schmerzschwelle. Die gewonnenen Erkenntnisse müssen jedoch als halbsubjektiv angesehen und durch weiterführende Untersuchungen (Funktionsuntersuchungen etc.) ergänzt werden. Um die speziellen Verhältnisse der Zervikalregion systematisch erfassen zu können, hat es sich bewährt, die häufigsten Schmerzlokalisationen nach einem konstanten Schema zu explorieren.

Folgende Punkte müssen diesbezüglich palpatorisch berücksichtigt werden:
- das Kiefergelenk,
- der Querfortsatz des Atlas,
- A-B-C-Punkte nach *Hackett* an der Linea nuchae superior (Abb. 124),
- Myogelosen der autochthonen Muskulatur im paramedianen Laminabereich (Abb. 125),
- die Insertinen des M. levator scapulae,
- die interskapulovertebralen Druckpunkte (ISVD) (Abb. 126),
- die Mm. supraspinatus und infraspinatus,
- die Akromioklavikulargelenke,
- das Tuberculum majus et minus humeri,
- der Processus coracoideus,
- das Sternoklavikulargelenk,
- die sternokostalen Junktionen,
- der Epicondylus medialis und lateralis humeri,
- der Processus styloideus radii.

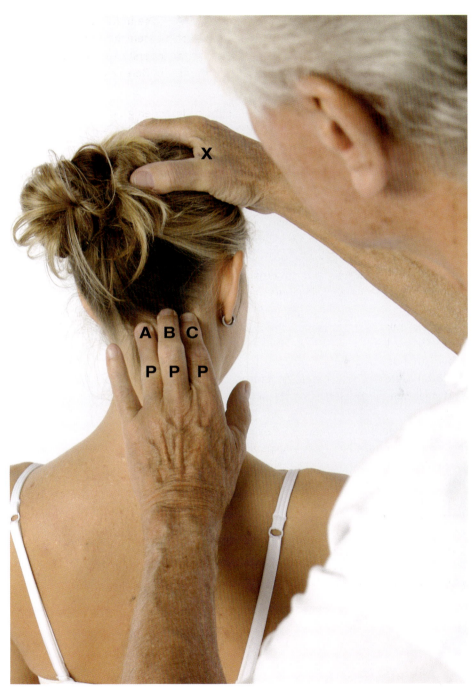

Abb. 124: A-B-C-Punkte nach Hackett (muskuläre Insertionen A = M. semispinalis capitis, B = M. splenius capitis, C = M. sternocleidemastoideus).

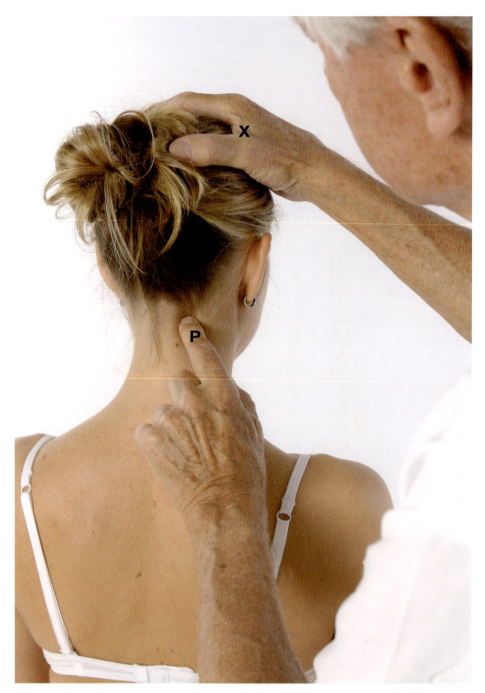

Abb. 125: Maximalpunkte im paramedianen Laminabereich. Myogelosen der tiefen Nackenmuskeln, schmerzhafte Gelenke.

Die Halswirbelsäulenregion **229**

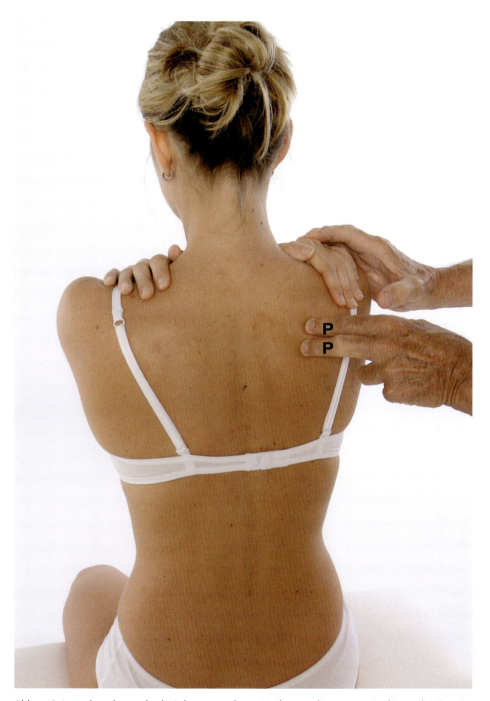

Abb. 126: Interskapulovertebrale Schmerzpunkte – M. iliocostalis pars cervicalis: auch Hinweis für Störungen der Halswirbelsäule – radikuläre Läsion?

Die Ergebnisse der Palpation tragen vor allem zur weiteren Differenzierung zwischen arthrogenen und muskulogenen Pathomechanismen bei, und sind, wie schon erwähnt wurde, eine Leitschiene für die anzuschließenden Untersuchungen und Behandlungen.

### 7.4.4 Entscheidungshilfe – Probebehandlung

Bieten traktorische Techniken eine Erleichterung der Beschwerden, so unterstützt dies die Annahme der Vertebragenität. Folgende Techniken haben sich diesbezüglich bewährt:

#### 7.4.4.1 Die manuelle Traktion der Halswirbelsäule

Im Sitzen: Beim sitzenden Patienten umfasst der Behandler von dorsal mit beiden korbförmig gehaltenen Händen den Kopf so, dass Okziput und Mastoid an Daumen und Daumenballen aufliegen, Handflächen und Finger am Unterkiefer bzw. temporal ansetzen (Cave; Druck und Zug am Ohr). Die Ellbogen fixieren die Schultern. Senkrechter Schub der Hände nach kranial führt zur Traktion.

Die Halswirbelsäulenregion **231**

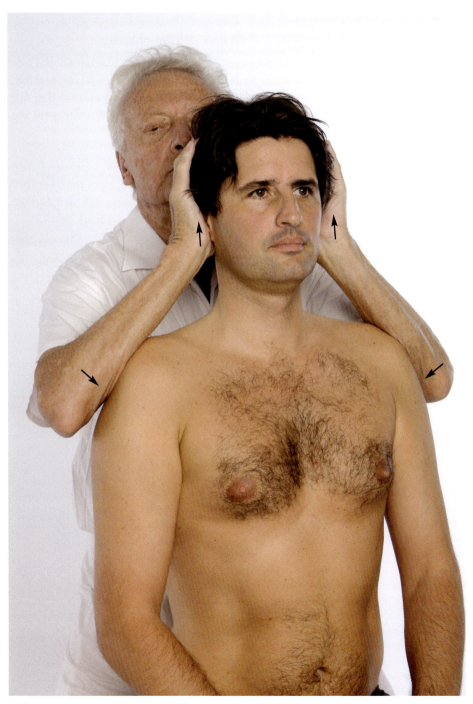

Abb. 127: Manuelle Traktion der HWS am sitzenden Patienten von dorsal.

### 7.4.4.2 Die Traktionsmobilisation

Der sitzende Patient lehnt seine Stirn an die Brust des Therapeuten.

Dieser umfasst mit beiden korbförmig gehaltenen Händen den Nacken so, dass die Ulnarkante und Kleinfinger kranial der Störung den Wirbelkörper umfassen und fixieren. Durch rhythmisches Zurücklehnen des Oberkörpers kommt es über den dort angepressten Kopf zur Traktion. So lässt sich von kaudal nach kranial aufsteigend Segment für Segment testen und gleichzeitig mobilisieren.

Im Liegen: Sie kann sowohl in Rückenlage am liegenden als auch am sitzenden Patienten zur Anwendung kommen. Liegt der Patient auf dem Rücken, steht der Therapeut kopfwärts, umfasst mit beiden Händen, die Finger rückwärts gerichtet, den Nacken, oder mit einer Hand das Kinn, mit der anderen gabelförmig das Okziput.

Durch Rückverlagern des Körpergewichtes lassen sich traktorische Impulse verabreichen und durch Variation von Traktionsrichtung und Einstellung des Kopfes die schmerzfreie Therapierichtung bestimmen.

Die Halswirbelsäulenregion **233**

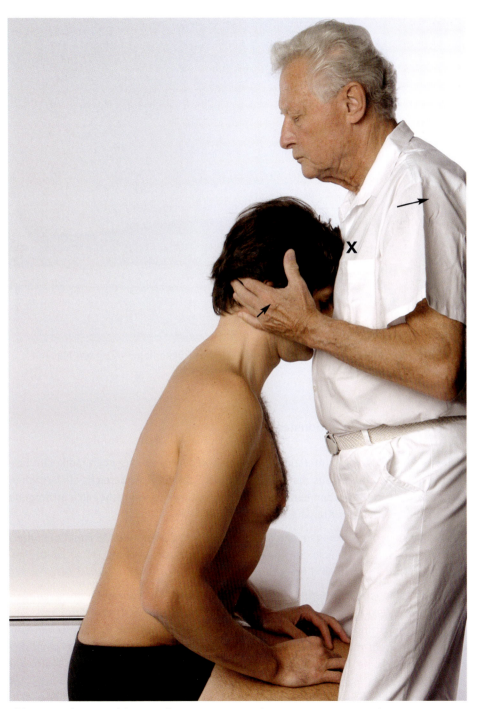

Abb. 128: Traktionsmobilisation der HWS am sitzenden Patienten von ventral.

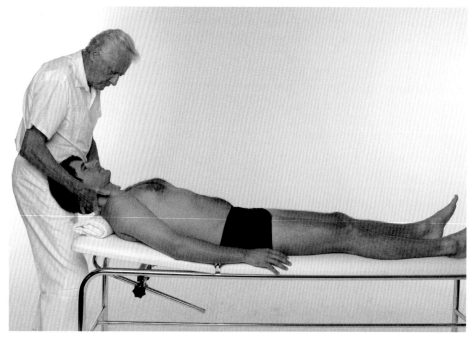

**Abb. 129:** Manuelle Traktion der Halswirbelsäule in Rückenlage – Zug am Nacken.

## 7.4.5 Segmentale Funktionstestung

Haben sich im Zuge des Untersuchungsganges weder muskuläre noch radikuläre Störungen noch Irritationen aus den Strukturen des Schulter-Arm-Bereichs als Ursachen für bestehende Beschwerden herausgestellt, so bestimmen wahrscheinlich arthrogene Pathomechanismen das Krankheitsbild.

Zur Aufdeckung der Störungsquelle dient wie erwähnt die **segmentale Funktionsuntersuchung** der Halswirbelsäule. Sie beginnt im Bewegungssegment C 2/C 3, die Kopfgelenkregion wird abschließend berücksichtigt.

Am günstigsten ist es wiederum, den Kopf im Wickelgriff zu führen. Testbewegungen lassen sich so am exaktesten in die einzelnen Bewegungssegmente dirigieren. Der beurteilende Tastfinger liegt im Laminabereich über dem Gelenk. Zur topischen Vororientierung sucht man den ersten tastbaren Processus spinosus. Dies ist jener des zweiten Halswirbels. Etwas kaudal davon und relativ weit lateral liegt der Tastfinger richtig. Von kranial nach kaudal fortschreitend muss jedes einzelne Bewegungssegment bezüglich Anteflexion, Retroflexion, Rotation und Seitneigung überprüft werden. Besonders aussagekräftig sind die Ergebnisse der Seitneigungstestung, da Lateroflexionen im Halswirbelsäulenbereich untrennbar mit Rotationen verbunden sind und bei dieser Testung das Fehlen des federnden Endgefühls eindeutig die Störung im Bewegungssegment signalisiert (Abb. 130–133).

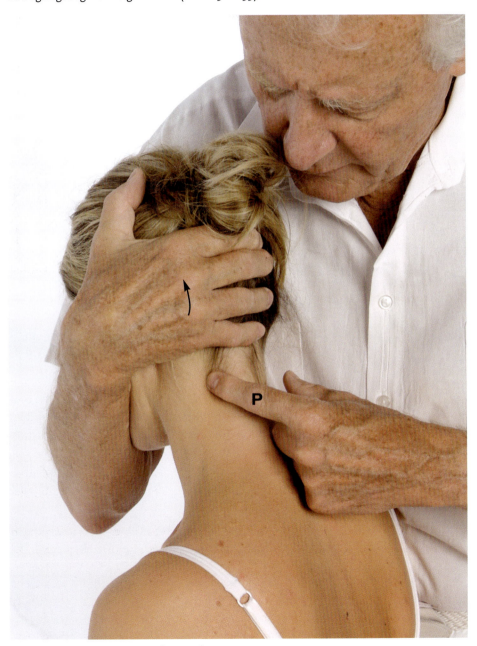

Abb. 130: Segmentale Testung der Anteflexion.

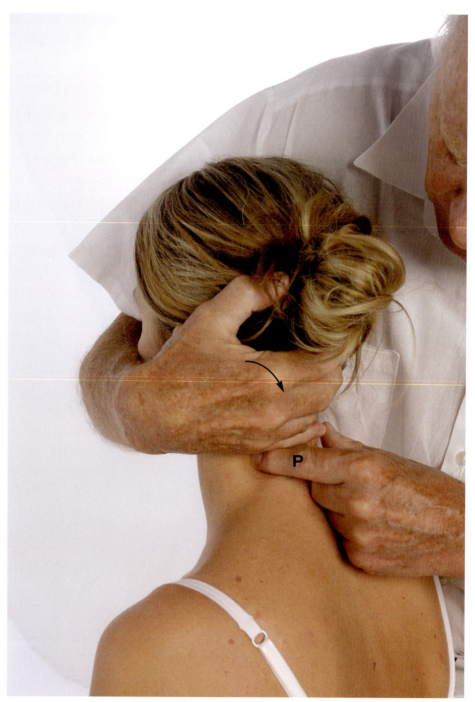

Abb. 131: Segmentale Testung der Retroflexion.

Die Halswirbelsäulenregion **237**

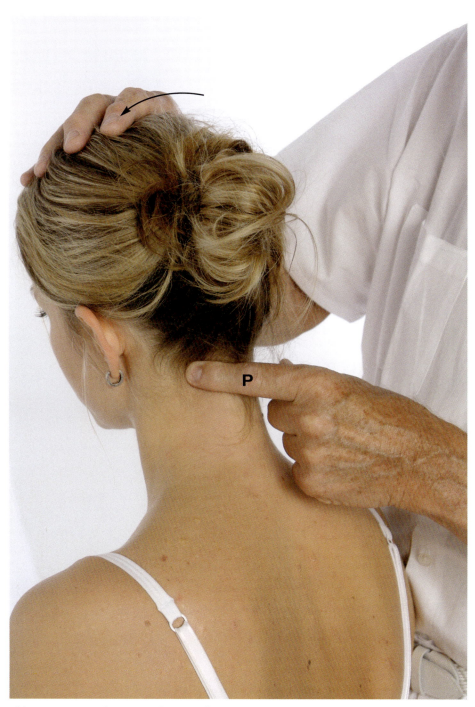

Abb. 132: Segmentale Testung der Lateroflexion.

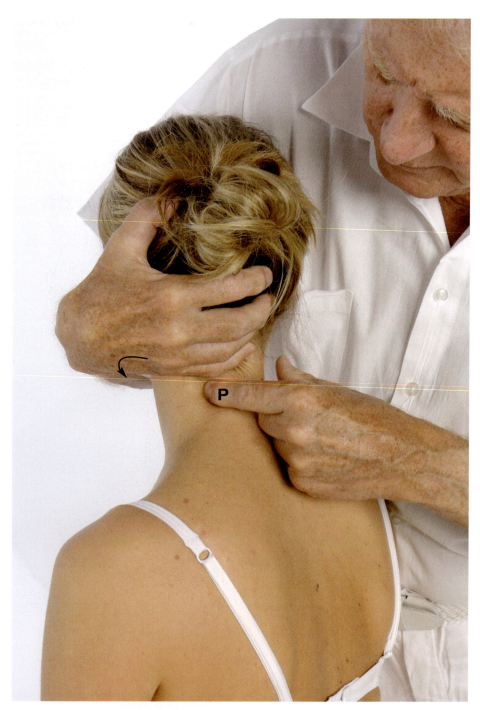
Abb. 133: Segmentale Testung der Rotation.

Die Halswirbelsäulenregion **239**

Noch deutlicher werden die dabei erhebbaren Befunde, wenn die jeweilige Seitneigungseinstellung mit einer leichten Gegenrotation kombiniert wird.

Die **translatorische Gleittestung** erfolgt auch hier über sagittale und/oder transversale Impulse und entspricht ganz den bereits bei der Besprechung des zervikothorakalen Überganges aufgezeigten Techniken (Abb. 134).

Einmal mehr ergibt sich unmittelbar aus den diagnostischen Handgriffen der therapeutischen Ansatz.

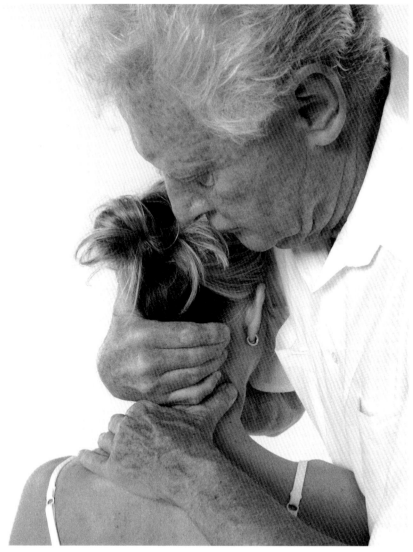

Abb. 134: Translatorische Gleittestung in der Halswirbelsäule.

## 7.4.6 Behandlung der gestörten Gelenkfunktion

Zur Mobilisationsbehandlung dieser Region gibt es eine Vielzahl von Methoden, die teilweise am sitzenden, teilweise am liegenden Patienten vorgenommen werden können, die aber fast durchwegs dem bekannten Prinzip folgen, dass der kaudal liegende Wirbel fixiert und der kraniale gegen diesen in die eingeschränkte Richtung bewegt wird. Aber auch die Manipulationstechniken, die bei ungenügender Wirksamkeit der Mobilisationen zur Anwendung kommen müssen, lassen sich großteils aus identischer Grundeinstellung der Therapeutenhände ausführen. Bevor aber auf die entsprechenden Details eingegangen werden kann, muss eine diesbezügliche Grundvoraussetzung näher vorgestellt werden.

### 7.4.6.1 Verriegelung als therapeutisches Prinzip

Speziell im Zusammenhang mit manuellen Techniken fällt immer wieder der Terminus „verriegeln". Nicht von ungefähr wird gerade an dieser Stelle nochmals und zwar im Detail darauf eingegangen, denn bei der Behandlung der Halswirbelsäule sind die verbundenen Mechanismen in besonders hohem Maße der Einstellschlüssel zur segmentalen Behandlung. Darüber hinaus sichert nur eine korrekt ausgeführte Einstellung diese exponierte Region gegen traumatische Begleiteffekte ab. Vom Prinzip her können am Verriegelungsmechanismus zwei Komponenten beteiligt sein. Einmal ist das der an den Gelenkflächen auftretende „Facettenschluss", zum anderen die „Bandstraffung". Nimmt man als Beispiel wiederum die Halswirbelsäule, so wissen wir, dass hier entsprechend der **Lovettschen Regel** Seitneigung und Rotation gleichsinnig ablaufen, das heißt, die Linksseitneigung bedingt eine Linksrotation und umgekehrt. Daraus ergibt sich die Konsequenz, dass ein guter Facettenschluss dann gegeben ist, wenn die Seitneigung mit einer gegensinnigen Rotation verbunden wird, denn so pressen sich die Gelenkflächen schon früher und fester aufeinander, als wenn nur reine Rotations- oder Seitneigungseinstellungen erfolgen. Eine weitere Bewegung ist nicht mehr möglich, die Bewegungssegmente sind verriegelt.

Für eine erfolgreiche Chirotherapie ist es nun von entscheidender Bedeutung, dass die Verriegelung so eingestellt wird, dass das zu behandelnde Bewegungssegment selbst nicht in die volle Verriegelung einbezogen ist, da eine Mitverriegelung den Behandlungsimpuls auffangen und die Funktionsnormalisierung des Gelenks verhindern würde.

Differenziert werden muss darüber hinaus noch das einzustellende Verhältnis von Rotation und Seitneigung unter Berücksichtigung der diagnostizierten Läsion. Bei Rotationseinschränkung müssen Einstellung und Behandlungsimpuls mehr die Rotation erfassen, bei Seitneigungsstörungen dementsprechend die Lateralflexion.

Ein weiterer wesentlicher Faktor der Mobilisations- und Manipulationsbehandlung ist die gute und feste Fixierung des kaudalen Partnerwirbels durch Abstützen respektive Umfassen des Wirbelbogens. Bei Rotationsgriffen gibt dabei der Daumen von dorsal am kaudalen Querfortsatz der Rotationsrichtung (z. B. Linksrotation – linker Querfortsatz) Gegenhalt. Diese Maßnahme trägt gleichfalls dazu bei, das gestörte Bewegungssegment isoliert treffen zu können und die übrigen Abschnitte zu schonen. In der Halswirbelsäule besteht ferner die Möglichkeit, über eine forcierte Anteflexion die Bandstraffung zur Fixierung aller unter C 2 gelegenen Segmente einzusetzen, eine Vorgangsweise, die schon im Diagnostikkapitel bei der Vorstellung des Rotationsverhaltens anklang.

Unter Beachtung der eben getroffenen Ausführung lassen sich Behandlungstechniken an der Halswirbelsäule sowohl in sitzender als auch in liegender Position des Patienten vornehmen.

Die angestrebte Darstellung des fließenden Übergangs diagnostischer Techniken in therapeutische Konsequenzen lässt sich am besten an Hand angenommener Störungen in serieller Bildfolge demonstrieren. Der begleitende Text kann sich dabei auf segmentale Einstellungsbesonderheiten beschränken, da alles Grundsätzliche bereits in den vorausgegangenen Ausführungen zur Sprache kam.

### 7.4.6.2 Erkennung und Behandlung von Seitneigungsstörungen

Generell gilt für die Behandlung von Seitneigungsstörungen in der Halswirbelsäule folgendes Einstellungsprinzip:
- Seitneigung zur Störung
- Rotation zur Gegenseite
- Impuls in die Seitneigung

Als erstes Beispiel wird eine **Einschränkung der Rechtsseitneigung** im Bewegungssegment C 2/3 angenommen.

**Phase 1** (Abb. 135)
Die linke Führungshand bringt den Kopf in die Seitneigung.
Über die Radialkante des Zeigefingers der Tasthand, die im untersuchten Segment als Hypomochlion wirkt, werden eingeschränkter Neigungswinkel und fehlendes federndes Endgefühl erkannt.

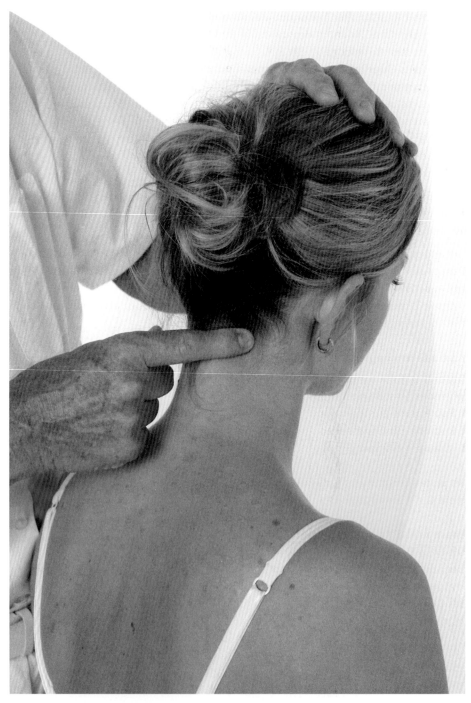

Abb. 135: Einschränkung der Rechtsseitneigung – Diagnostik.

**Phase 2** (Abb. 136a, b)
Seitneigungsbehandlung nach rechts. Nachdem die Widerstandsprüfung eine Verspannung der linksseitneigenden Muskulatur aufgedeckt hat, muss diese Störung durch eine **postisometrische Relaxation** als erstes abgebaut werden.

Dies geschieht durch leichten Kopfdruck des Patienten gegen die fixierte Führungshand des Therapeuten, wobei diese Aktion durch Blick nach links oben fazilitiert wird. In der Entspannungsphase blickt der Patient zur Seite der Einschränkung (rechts unten), dadurch und durch die Eigenschwere der Führungshand verbessert sich die Seitneigung. Einige Wiederholungen des Vorgangs sind meistens notwendig.

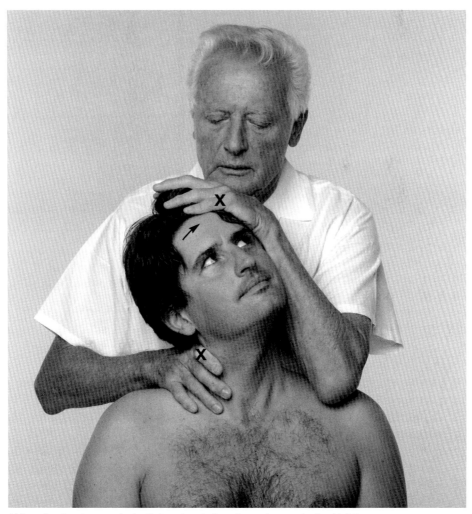

Abb. 136a: Postisometrische Relaxationsbehandlung, isometrische Aktivierung.

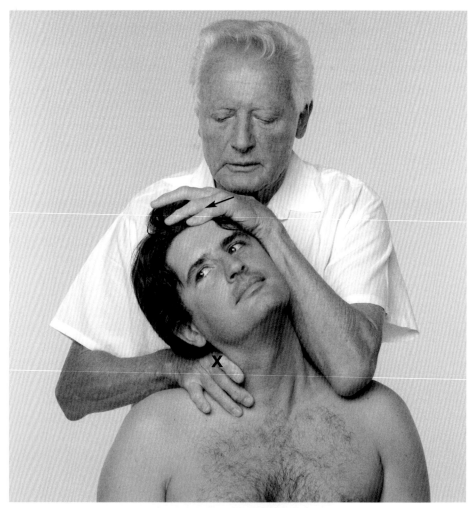

Abb. 136b: Postisometrische Relaxationsbehandlung – Dehnungsphase.

**Phase 3** (Abb. 137a, b)
Da nach Beseitigung der muskulären Störkomponente die Einschränkung der Seitneigung einschließlich des behinderten Joint play weiterbesteht, erfolgt als nächstes eine entsprechende **Mobilisationsbehandlung** mittels leichter Traktion in Richtung der Behinderung. Von der gesunden Seite her fixiert der Therapeut mittels Gabelgriff die Laminae des unteren Wirbels. Die andere Hand nimmt mit der ulnaren Handkante und dem Kleinfinger am oberen Wirbel seitlich Kontakt. Der Patientenkopf liegt mit der linken Gesichtshälfte am Oberkörper des Behandlers. Durch leichtes Zurücktreten oder Rückwärtspendeln kommt es im gestörten Abschnitt zu einer zarten Traktion und Verstärkung der Seitneigung nach rechts.

Die Halswirbelsäulenregion 245

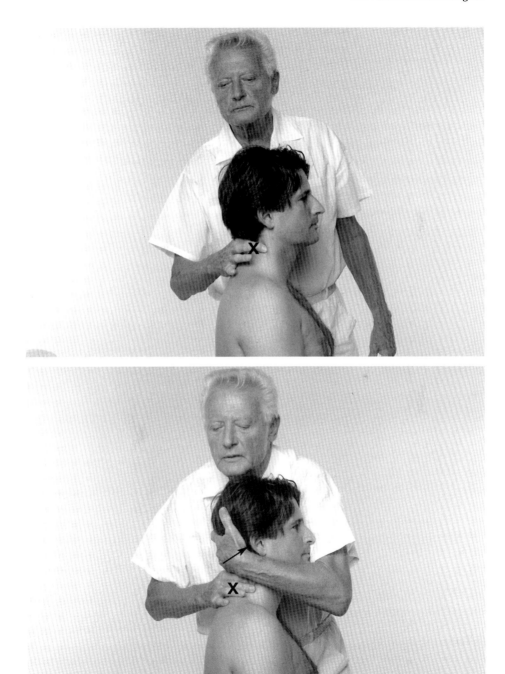

Abb. 137a, b: Mobilisation mit Traktion in die Rechtsseitneigung.

## 246 Vom Befund zur Behandlung

**Phase 4** (Abb. 138)
Besteht bei restierender Störung die Notwendigkeit einer abschließenden Manipulation, so kann diese ohne Stellungsänderung angeschlossen werden. Des Weiteren ist die sogenannte „**Meistertechnik**" als eine der ältesten und bewährtesten Manipulationsmethoden an der Halswirbelsäule für solche Störungen hervorragend geeignet.

Dazu platziert man die Führungshand auf Schläfe und Scheitelbein, die Kontakthand liegt mit der Mittelfingerspitze am obenliegenden Wirbel des gestörten Segments. Der Manipulationsimpuls ist eine synchrone Aktion der Führungshand (Verstärkung der Seitneigung) und des Kontaktfingers (traktorischer Ruck) unter gleichzeitiger Aktivierung von Pektoralis und Trapezius, das heißt, man zieht den Patient kurz zu sich sowie leicht nach oben (schnelles Aufrichten in den Zehenstand).

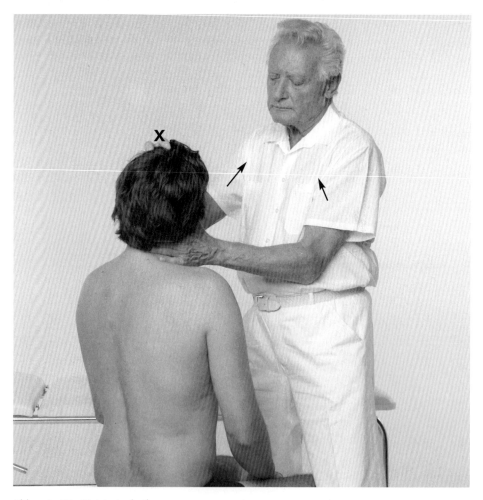

Abb. 138: Die Meistertechnik.

Die Halswirbelsäulenregion **247**

Hat sich die Notwendigkeit ergeben, eine **liegende Ausgangsposition** zu wählen, so entwickeln sich Untersuchung und Therapie in entsprechend variierter Form.

**Phase 1**
Angenommen wird die Seitneigungsstörung nach links im Bewegungssegment C 3/4. Der Patient liegt auf dem Rücken, der Behandler befindet sich kopfwärts, die Führungshand unterstützt von der Seite her das Okziput und neigt den Kopf zur Tasthand, die wieder als Sensor mit dem Zeigefinger am Gelenk der Neigungsseite anliegt.

**Phase 2** (Abb. 139a, b)
Die muskuläre Störungskomponente wird als erstes mittels **postisometrischer Relaxation** abgebaut, das Procedere ist analog. Blick nach rechts oben mit Aktivierung des Kopfes gegen Widerstand der Führungshand.

Entspannen, Blick nach links unten, Verstärkung der Seitneigung. Wiederholung bis zur Reduzierung oder zum Abklingen der muskulären Verspannung.

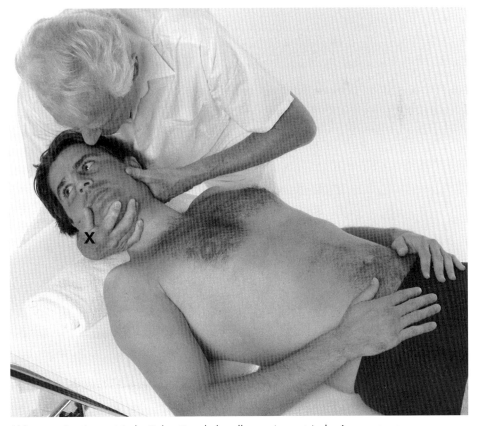

Abb. 139a: Postisometrische Relaxationsbehandlung – isometrische Anspannung.

# 248 Vom Befund zur Behandlung

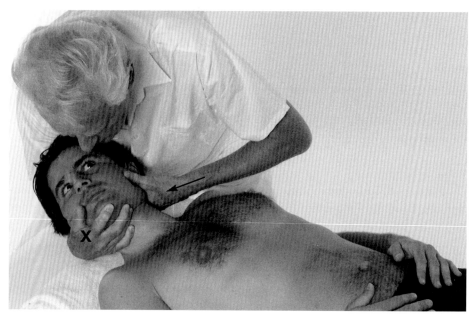

Abb. 139b: Postisometrische Relaxationsbehandlung – Dehnungsphase.

**Phase 3** (Abb. 140)
Rhythmische **Mobilisationen** in die eingeschränkte und freie Richtung mit zarter traktorischer Begleitkomponente.

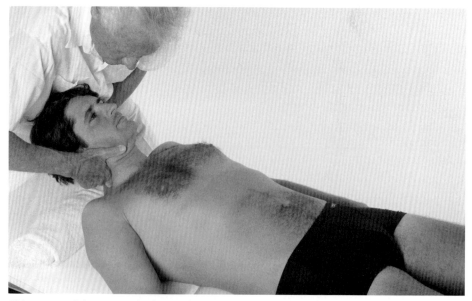

Abb. 140: Mobilisation in die freie Richtung.

**Phase 4** (Abb. 141)

Zur **Manipulation** stellt sich der Behandler seitlich zum Patienten und zwar homolateral zur Seite der Funktionsstörung. Der Kopf wird im Wickelgriff umfasst, die Finger umgreifen das Kinn, der Kopf ruht am Unterarm der Führungshand. Die Ausgangsstellung in leichter Rotation zur Gegenseite dient zur Verriegelung der kranial der Störung liegenden Segmente. Die impulsgebende Hand nimmt mit der Radialseite des Zeigefingergrundgelenkes Kontakt am Querfortsatz des oberen Wirbels. Der Manipulationsstoß geht primär in die reine Traktion. Führt diese Technik nicht zum gewünschten Erfolg, so empfiehlt es sich, die Grundeinstellung zu variieren und den Kopf nicht nur zur Gegenseite rotiert, sondern auch zur Störungsseite geneigt einzustellen, so dass der Behandlungsimpuls die Seitneigung verstärkt, aber ein traktorisches Moment beibehält. Der Manipulationsstoß wird deshalb schräg kranialwärts geführt, wobei darauf zu achten ist, dass der Unterarm der Stoßhand genau in diese Richtung zielt und die Führungshand den Manipulationsvorgang durch zusätzliche Traktion fördert.

Ergänzend wäre noch anzumerken, dass Manipulationen in reiner Traktion nur selten gelingen, am ehesten noch bei nicht besonders ausgeprägten Blockierungen und leptosomer Konstitution mit entsprechend weniger straffen Strukturen und geringerem muskulären Widerstand.

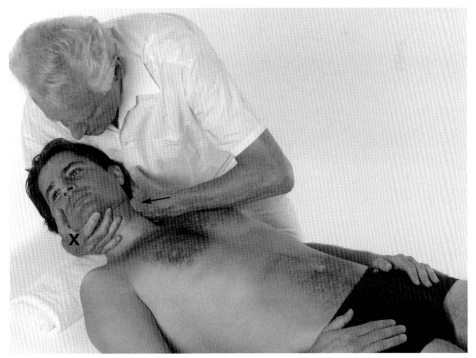

Abb. 141: Manipulation – entweder in reiner Traktion oder Traktion in Seitneigung zur eingeschränkten Seite.

### 7.4.6.3 Erkennung und Behandlung von Rotationsstörungen

Generell gilt für die Behandlung von Rotationsstörungen der Halswirbelsäule folgendes Einstellungsprinzip:
- Rotation zur Störung
- Seitneigen zur Gegenseite
- Impuls in die Rotationsrichtung

Als nächstes soll an Hand einer **Störung der Linksrotation** im Bewegungssegment C 5–C 6 der Weg von der Diagnostik bis zur abschließenden Manipulation demonstriert werden.

Wie bereits im allgemeinen Teil ausgeführt wurde, zeigen Rotation und Seitneigung in der Halswirbelsäule eine gegenseitige Abhängigkeit, das heißt sie sind untrennbar miteinander in einem Zwangsmechanismus gekoppelt. Für diagnostische und therapeutische Überlegungen bedeutet dies die Aufgabe den stärker gestörten Teilmechanismus vorrangig zu berücksichtigen. Während also im ersten Beispiel die Seitneigungseinschränkung dominierte, soll im Anschluss die Vorgangsweise beim *Überwiegen der Rotationsstörung* vorgestellt werden.

**Phase 1** (Abb. 142)
Mit der Führungshand umfasst der links vom sitzenden Patienten stehende Therapeut den Kopf und rotiert ihn nach links, um mit dem über dem Gelenk C 5/C 6 liegenden Zeigefinger der Tasthand Bewegungsablauf, Endgefühl und Störung beurteilen zu können.

Die Halswirbelsäulenregion 251

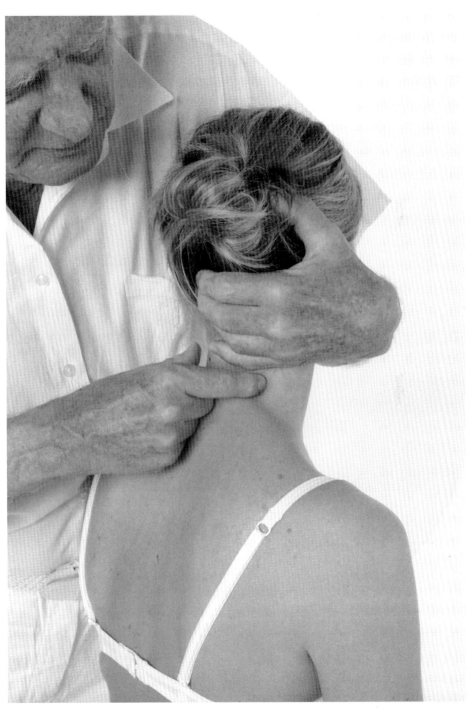

Abb. 142: Linksrotationsstörung im Bewegungssegment C 5/C 6 – Diagnostik.

Bei Mobilisationen und Manipulationen von Rotationsstörungen ist darauf zu achten, dass der Querfortsatz des kaudalen Wirbels mittels Daumenkontakt von dorsal fixiert wird, um eine Mitrotation dieses Wirbels zu verhindern (Abb. 143).

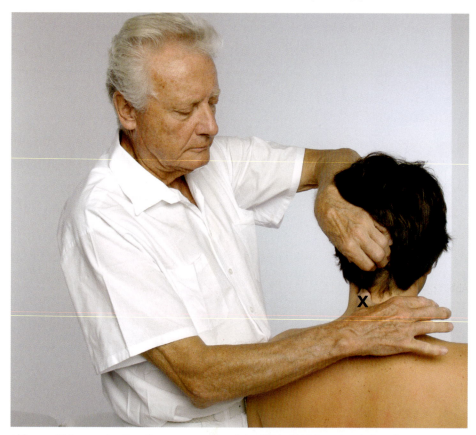

Abb. 143: Fixierung des Querfortsatzes am kaudalen Wirbel bei Rotationsbehandlungen.

**Phase 2** (Abb. 144a, b)
Bei den häufig mitlaufenden Verspannungen der rechtsseitigen Rotatoren kommt wiederum zunächst die **postisometrische Relaxation** zur Anwendung.
In Stichworten:
Fixierung des Kopfes und oberen Wirbels mit Wickelgriff in Linksrotation, des unteren Wirbels im Gabelgriff.
Blick nach rechts, Gegenhalt.
Blick nach links, entspannen, Verstärkung der Linksrotation mit leichter Traktion.
Fazilitierung durch ein- und ausatmen.

Die Halswirbelsäulenregion **253**

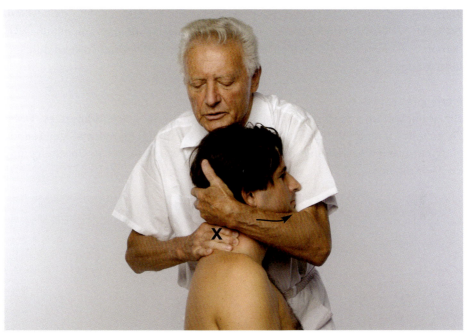

Abb. 144a: Postisometrische Relaxationsbehandlung – Blick nach rechts.

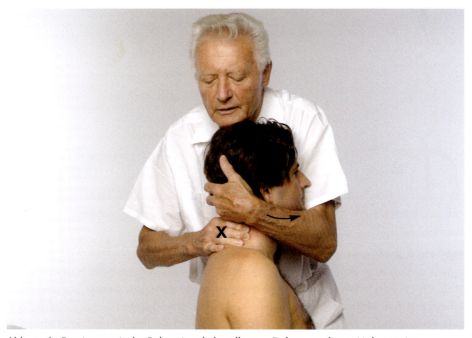

Abb. 144b: Postisometrische Relaxationsbehandlung – Dehnungsphase, Linksrotation.

**Phase 3**
Entweder im Anschluss oder bei Fehlen der Rotatorenverspannung kann mit unverändertem Griff eine rhythmische **Mobilisation** in Rotation und leichter Traktion durchgeführt werden.

**Phase 4** (Abb. 145)
Die **Manipulation** erfordert gleichfalls keinerlei Änderung des Griffansatzes. Unter Fixation des unteren Wirbels und zunehmender Vorspannung mit mäßiger Seitneigung nach rechts besteht der Impuls aus einer kurzen traktorischen Übersteigerung der Linksrotation.

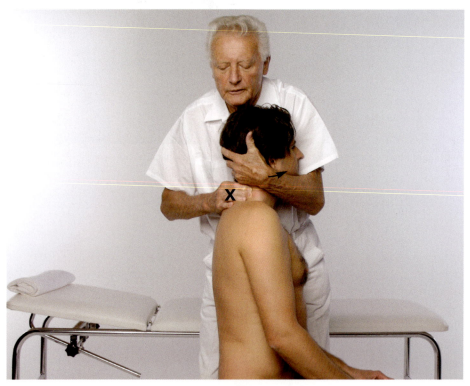

Abb. 145: Manipulation mit kurzer traktorischer Übersteigerung der Linksrotation.

Möglich ist des Weiteren der Einsatz der bereits vorgestellten Meistertechnik. Der Therapeut steht schräg gegenüber dem sitzenden Patienten, verriegelt die Halswirbelsäule durch Linksrotation und Rechtsseitneigung über dem blockierten Segment und nimmt mit dem Mittelfinger der linken Hand hinter dem Querfortsatz des oberen Wirbels Kontakt. Nach entsprechender Vorspannung wird ein Impuls nach kranial und in die Linksrotation am oberen Wirbel ausgeübt (Abb. 146).

Die Halswirbelsäulenregion **255**

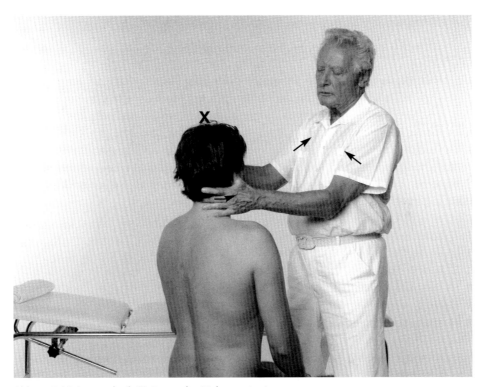

Abb. 146: Meistertechnik (Störung der Linksrotation).

Für die Ausführung im Liegen dient das bereits für die Behandlung der Seitneigungseinschränkung aufgezeigte Vorgehen, wobei zur Mobilisation lediglich eine Modifizierung im Sinne der Rotationsverstärkung zu berücksichtigen ist.
Die bereits erwähnte Verquickung von Seitneigung und Rotation bewirkt, dass die zur Behebung von Seitneigungseinschränkungen angegebene Manipulationstechnik gleichfalls und unverändert auch zur Behandlung von Rotationsstörungen einsetzbar ist.

## 7.4.7 Muskuläres Störungspotential der HWS-Region

Gerade in der HWS kann die Muskulatur die führende Schmerzstruktur sein.

Bei der Behandlung muskulärer Störungen sollte aber stets im Auge behalten werden, dass sicherlich eine ganze Reihe solcher Verspannungszustände primär muskulär aus den verschiedenen Be- und Überlastungssituationen entstanden sein können, dass aber ebenso häufig der muskuläre Hypertonus als Ausdruck der segmentalen Nozireaktion auftritt. Meist handelt es sich dabei um die bereits aufgezeigte arthromuskuläre Verkettung, wobei dann vielfach der Gelenkreizzustand als Starter der muskulären Symptomatik wirkt, ein Umstand, der gegebenenfalls die therapeutischen Aktivitäten dann auch auf den Gelenkfaktor richten muss.

Folgende Muskelpartien sind besonders zu beachten:
- M. trapezius,
- M. levator scapulae,
- M. sternocleidomastoideus,
- Skalenusgruppe,
- paraspinöse Nackenmuskulatur.

Verspannungen des M. trapezius äußern sich sowohl in hochgezogenen Schultern und einer konvexförmigen Silhouette des oberen Muskelrandes (gotische Schultern) als auch durch Palpation und Test.

Therapeutisch empfiehlt sich als erster Schritt die **Knetung des Muskelrandes**. Dazu muss der Patient eine den Muskel entspannende Position einnehmen. Diese erreicht man entweder mittels Bauchlage, oder sitzend, mit verschränkten abgestützten Armen und darauf ruhendem Kopf. Der Therapeut behandelt von dorsal her den freien Muskelrand durch knetende Zangengriffe.

Die **postisometrische Trapeziusrelaxation** kommt am besten in Rückenlage des Patienten zur Ausführung. Dabei wird mit einer Hand die Schulter festgehalten, mit der anderen der Kopf soweit als möglich zur Gegenseite geneigt und das Gesicht leicht zur fixierten Schulter gewendet. Am möglichen Endpunkt der Einstellung soll dagegen isometrisch angespannt und in der Relaxationsphase der Neigungswinkel vergrößert werden. Möglich ist auch die Variante der Fixierung des geneigten Kopfes und der isometrischen Anspannung und Dehnung über die Schulter (Schulter nach kaudal drücken) (Abb. 147a, b).

Die Halswirbelsäulenregion 257

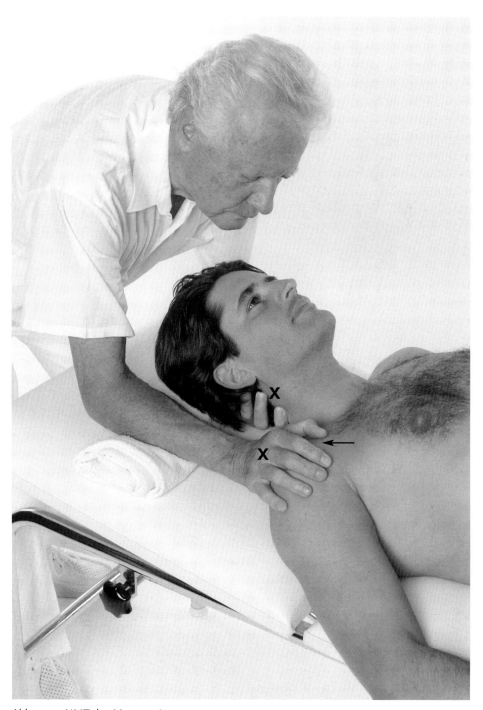

Abb. 147a: NMT des M. trapezius – anspannen.

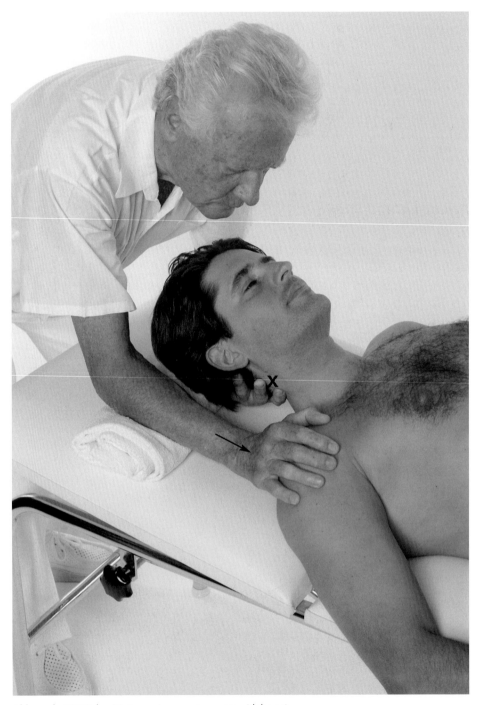
Abb. 147b: NMT des M. trapezius – entspannen (dehnen).

Die Halswirbelsäulenregion **259**

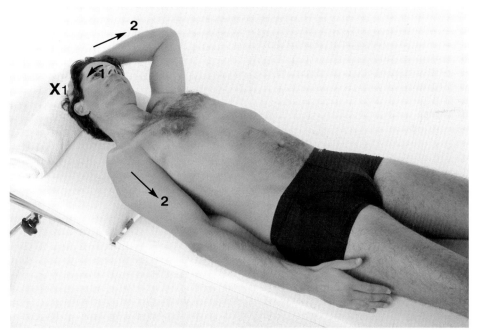

Abb. 148: Selbstbehandlung des M. trapezius – Aktivierung gegen die haltende Hand – anschließend Verstärkung der Seitneigung. Der Kopf ist leicht zur Dehnungsseite rotiert, die Schulter wird nach kaudal geschoben.

Um den **M. sternocleidomastoideus** postisometrisch zu relaxieren, bleibt der Patient weiterhin in Rückenlage. Der Kopf hängt in Retroflexion frei über den Tischrand. Unter Rotation zur Gegenseite spannt sich der Muskel vor. Widerstand von oben am Kinn durch die Hand des Therapeuten baut die Spannung auf. Während der Relaxation soll der Kopf weiter in Retroflexion und verstärkte Rotation gelangen bzw. unterstützend geführt werden. Nach einigen Wiederholungen schwindet als Zeichen der erfolgreichen Behandlung der typische Druckschmerzpunkt an der klavikulären Insertion des Muskels.

Die bei Verspannungszuständen der Skalenusmuskulatur auftretenden Schmerzen und Missempfindungen wie Dysästhesien im Arm, Beklemmungsgefühl und Kopfweh lassen sich gleichfalls durch **Isometrics für die Skalenusgruppe** erfolgreich behandeln. Diese Behandlung erfolgt im Sitzen. Der Kopf wird retroflektiert und zur Gegenseite der Verspannung rotiert. Eine Hand fixiert dabei Wange und Unterkiefer, die andere subklavikulär die obere Thoraxhälfte. Nach der isometrischen Aktivierung gegen die fixierenden Hände kann in der Entspannungsphase durch Verstärkung von Retroflexion und Rotation die Skalenusgruppe gedehnt werden (Abb. 149a, b).

260 Vom Befund zur Behandlung

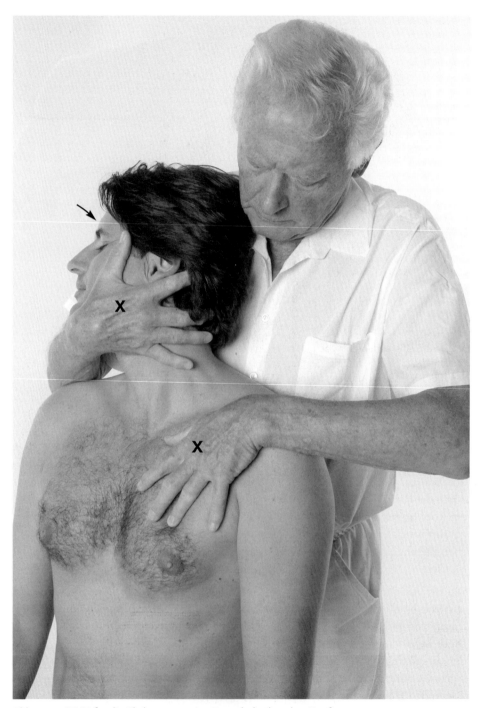

Abb. 149a: NMT für die Skalenusgruppe. Gegenhalt über den Kopf.

Die Halswirbelsäulenregion **261**

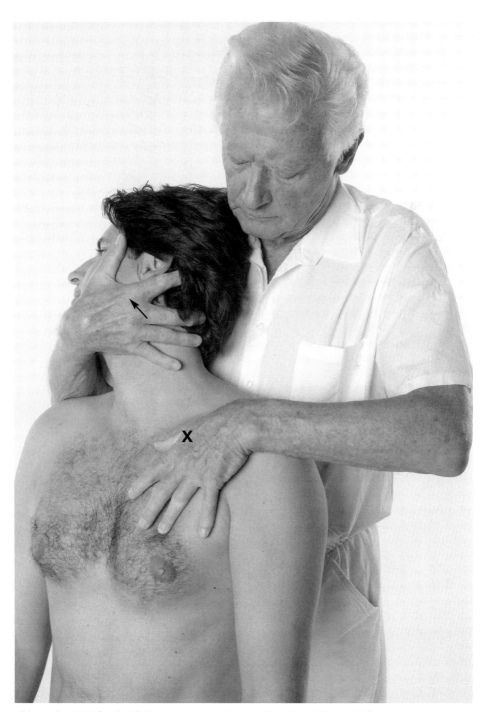

Abb. 149b: NMT für die Skalenusgruppe. Dehnung über die seitlichen Halspartien.

Wie aus den Abbildungen ersichtlich, lassen sich die vorgestellten Isometrics, sinngemäß abgewandelt, von den Patienten zur Selbstbehandlung einsetzen.

Weichteiltechniken. **Verspannungen der paraspinösen Nackenmuskulatur**, erkennbar durch die Untersuchung der aktiven und passiven Beweglichkeit sowie der Widerstandstestung, aber auch über die Tast- und Schmerzpalpation, sprechen gut auf **Knetungen** an, wobei diese Methode auch zur Vorbereitung von Mobilisationen und Manipulationen ihre Brauchbarkeit bewiesen hat. Die Ausführung erfolgt am besten in Rückenlage.

Für die Behandlung der oberflächlichen Muskeln begibt sich der Therapeut zum Kopfende des Tisches und umgreift mit beiden Händen von vorne den Nacken so, dass die Fingerspitzen des 2. bis 4. Fingers rechts und links die paraspinösen Muskelwülste erreichen und diese nach ventral lateral streichen können, das heißt, die Muskulatur wird von den Dornfortsätzen weg nach außen gedrängt, gelockert und gedehnt (Abb. 150).

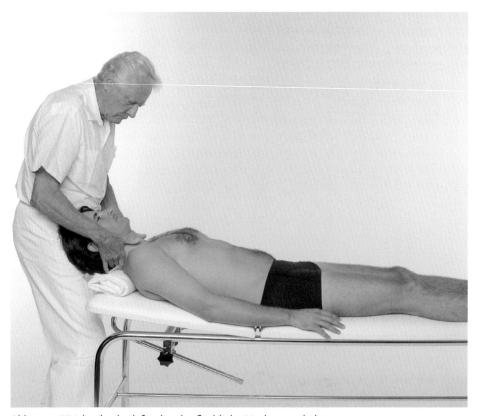

Abb. 150: Weichteiltechnik für die oberflächliche Nackenmuskulatur.

Die weitere Behandlung der Nackenmuskeln erfordert einen Stellungswechsel seitlich zum Kopf des Patienten. Um die rechtsseitige Muskulatur zu lockern, steht man links vom Patienten, legt die flache rechte Hand auf die Patientenstirn und umgreift mit der linken Hand von vorne den Hals so weit, dass die Finger die rechtsseitigen Muskeln erreichen. Mit dieser Hand wird nun die Muskulatur zum Behandler gezogen, während die andere den Kopf über die Stirn synchron in die Gegenrichtung rotiert. Die Gesamtaktion muss gut koordiniert zwischen beiden Händen abgestimmt sein, so dass die fließenden rotatorischen Hin- und Herbewegungen des Kopfes sich mit der gegensinnig laufenden Zug- und Druckmassage ergänzen (Abb. 151a, b).

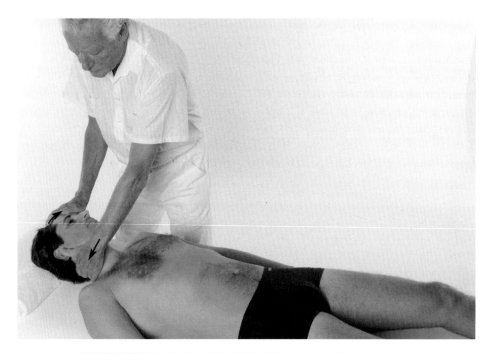

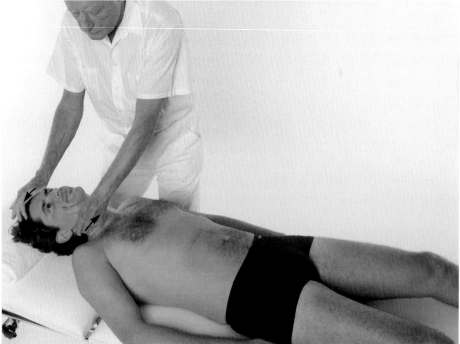

Abb. 151a, b: Weichteilkombinationstechnik für die Nackenmuskulatur.

## 7.5 Die Kopfgelenkregion

Reflexbeziehungen der Kopfgelenkregion:
Afferenzen aus der oberen Halswirbelsäule interferieren mit
- dem Trigeminuskerngebiet
- den Abduzensmotoneuronen
- der Vestibulariskernregion
- den vegetativen Stammhirnzentren (PR, Atmung, Brechzentrum)
- dem zentralen Gammasystem
- den tonischen Nackenreflexen (motorische Koordination)

Schon die didaktische Separierung von der Halswirbelsäule lässt vermuten, dass der Kopfgelenksregion eine Sonderstellung eingeräumt werden muss. Sowohl die diagnostische als auch die therapeutische Bedeutung dieses obersten Wirbelsäulenabschnittes reicht weit über jene der kaudaleren Regionen hinaus, und es ist sicherlich nicht übertrieben, wenn man von einer Regulationsdominanz der Kopfgelenke spricht, um damit auszudrücken, dass die Störungsfreiheit dieser Region für ein einwandfreies Funktionieren des ganzen Achsenorgans notwendig ist. Neben den bereits aufgezeigten neuralen Querverbindungen zu vegetativen Zentren, den Abduzenskernen sowie der Stellung als peripheres Gleichgewichtsorgan ist vor allem die Beeinflussung des Gammasystems aus dem Rezeptorenfeld der Kopfgelenke von größter Wichtigkeit, wird doch dadurch die Tonussituation des gesamten Muskelsystems tangiert. Reizzustände der Kopfgelenke, seien es nun Blockierungen oder auch Instabilitäten, sind daher nicht nur häufig für chronische Kopfschmerzformen und unklare Schwindelzustände verantwortlich, sondern produzieren auch vegetative Reaktionen sowie periphere Symptome (Dysästhesien, Schwächegefühl, Unsicherheit etc.). Sie können vor allem dann differentialdiagnostische Probleme aufwerfen, wenn an diese Mechanismen nicht gedacht wird und/oder die funktionsdiagnostischen Fähigkeiten im Sinne der manualmedizinischen Detailuntersuchung nicht gegeben sind.

Die angeführte Wertigkeit der Kopfgelenke erfordert natürlich seitens ärztlicher Maßnahmen besondere Subtilität und Verantwortungsbewusstsein, da hier wie in keinem anderen Wirbelsäulenabschnitt die Möglichkeit iatrogener Schädigungen durch unsachgemäße Handgriffbehandlungen stets gegenwärtig ist.

Wendet man sich nun den Untersuchungs- und Behandlungsmethoden dieser Region zu, so gilt hier neuerlich die Gegebenheit fließender Übergänge. Als sicherlich sehr wesentliche Voraussetzung dafür ist, im Hinblick auf chirotherapeutische Maßnahmen als erstes das Erkennen bzw. Ausschließen von Instabilitäten anzusehen, die speziell dann zu vermuten sind, wenn anamnestisch Traumen oder entzündlich-rheumatische Erkrankungen angegeben werden. Am häufigsten bedingen Gewalteinwirkungen im Kopfgelenkbereich Schädigungen des Bandapparates. Betroffen werden hier vor allem die Ligamenta alaria sowie das Ligamentum transversum atlantis und es leuchtet ohne weiteres ein, dass Bandläsionen im Bewegungssegment C 1/C 2 zu Instabilität und chronischen Beschwerdebildern führen können.

### 7.5.1 Instabilitätsuntersuchung – Ergebnisse und Konsequenzen

Untersuchungstechnisch wird diesbezüglich am sitzenden Patienten die Bandfestigkeit zwischen Atlas und Axis wie folgt überprüft:

Der Therapeut steht seitlich neben dem Patienten. Eine Hand umfasst von dorsal gabelförmig den Axis, die andere fixiert von der Gegenseite mit Kleinfingerulnarkontakt den Querfortsatz und rückwärtigen Bogen des Atlas. Aus dieser Ausgangsposition versucht man nun bei gleichzeitig leicht anteflektierter Halswirbelsäule (verminderter Anpressdruck des Dens im vorderen Atlasbogen) den Axis unter dem Atlas, einige Winkelgrade ventralwärts gerichtet, zur Gegenseite zu verschieben (Abb. 152).

Die Kopfgelenkregion **267**

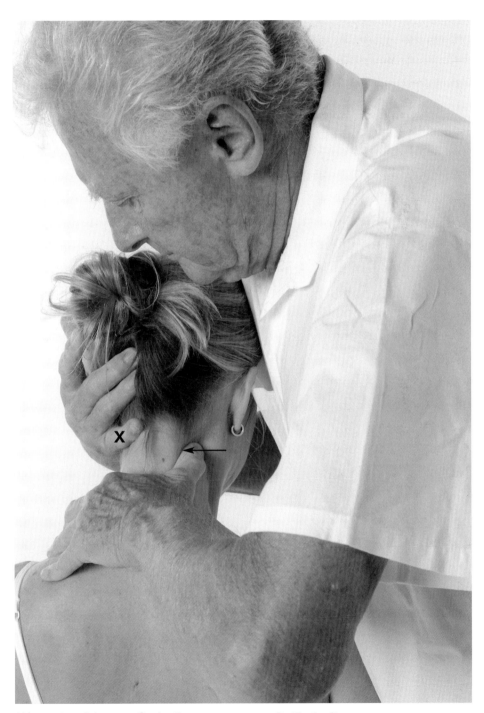

Abb. 152: Instabilitätstest für das Bewegungssegment C 1/C 2 im Sitzen.

**268** Vom Befund zur Behandlung

Findet sich dabei ein deutliches Nachgeben in die Druckrichtung, muss das als Instabilitätszeichen gewertet werden und dies gilt als deutliches Zeichen einer fehlenden Indikation für Manipulationen im Bewegungssegment.

Ein entsprechender Test ist sinngemäß auch in Rückenlage ausführbar (Abb. 153).

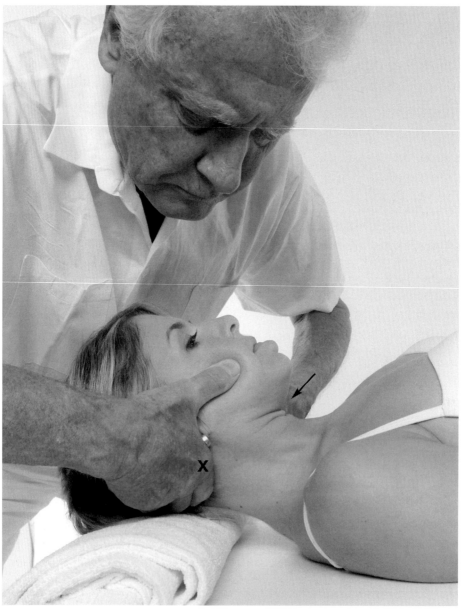

Abb. 153: Instabilitätstest für das Bewegungssegment C 1/C 2 im Liegen.

Als therapeutische Konsequenz ergibt sich:
- Vermeidung langdauernder Anteflexionshaltung (Schule, Büro) – Schreibpult, Arbeitsplatzoptimierung.
- Krankengymnastischer Aufbau einer ausbalancierten Halsmuskulatur.

## 7.5.2 Kopfgelenkblockierungen – Untersuchung und Behandlung

Wesentlich häufiger noch als Instabilitäten sind Blockierungen im Kopfgelenkbereich für Beschwerden verantwortlich. Grundsätzlich wäre diesbezüglich anzumerken, dass vor allem der Abschnitt Okziput-Atlas besonders anfällig und mit Störungen bei C 2/C 3 kombiniert ist. Blockierungen im Bewegungssegment C 1/C 2 kommen seltener vor, machen dafür aber wesentlich dramatischer verlaufende Krankheitsbilder.

Um dem gesamten Bereich praktisch-medizinisch nähertreten zu können, muss man sich die funktionsanatomischen Gegebenheiten nochmals in Erinnerung rufen und sich die Frage stellen: Welche Bewegungen können im Abschnitt Okziput-C 1 einerseits, und welche im Bewegungssegment C 1/C 2 andererseits ablaufen?

**Okziput/Atlas:**
Möglich sind Ante- und Retroflexion sowie Seitneigung (Vor-Rück-Seitnicken).
Es gibt hier keine Rotation, lediglich ein rotatorisches Joint play.
**Atlas/Axis:**
Hauptbewegung ist die Rotation (40 bis 50 Grad der Gesamtrotation des Kopfes laufen zwischen C 1/C 2).
Ferner sind Ante- und Retroflexion möglich.
Hier wiederum gibt es keine reine Seitneigung.
Als begleitender Zwangsmechanismus zeigt jeder Seitneigungsvorgang eine Rotation des Axis zur selben Seite.

Vorliegende Blockierungsqualitäten entsprechen den Teilmechanismen bzw. sie stellen ein Resultat mehrerer gestörter Einzelfunktionen dar.

Untersuchung und Behandlung orientieren sich an den aufgezeigten funktionsanatomischen Fakten.

Einleitend und für erste Anhaltspunkte gut, wird zuerst die Summationsbeweglichkeit der Halswirbelsäule sowohl aktiv als auch passiv, einschließlich Widerstandssetzung, getestet. Die **passive Beweglichkeitsprüfung** muss dabei nicht nur in **Neutralhaltung**, sondern auch bei völliger **Ante- und Retroflexion** der Halswirbelsäule geprüft werden (siehe auch Abb. 119, 120, 122, 123). Gelenkmechanisch bedingt, sperrt volle Anteflexion die Rotation unter C 2. Rotationseinschränkungen in dieser Einstellung weisen daher auf Blockierungen im Kopfgelenkbereich hin. Eine zusätzlich intensive Vornickbewegung verriegelt auch C 1/C 2, die Rotation geschieht dann im Abschnitt C 2/C 3. Volle Retroflexion hingegen sperrt die kraniale Region und Rotationsstörungen müssen folglich in den kaudaleren Abschnitten lokalisiert werden.

**Segmentale Diagnostik C 0/C 1.** Zur Prüfung und Behandlung der Anteflexion zwischen Okziput und Atlas im Sitzen tritt man seitlich an den Patienten, umfasst mit Wickelgriff den Kopf und achtet dabei darauf, diesen so zu halten, dass eine reine Nickbewegung ablaufen kann. Der tastende Zeigefinger der anderen Hand fühlt, zwischen Hinterhauptschuppe und hinterem Atlasbogen palpierend, den Bewegungsausschlag oder dessen Fehlen bei Blockierungen (siehe Abb. 154).

Um in Rückenlage eine **Anteflexionsstörung im Segment Okziput/C 1** feststellen zu können, umgreift die linke Hand gabelförmig zwischen Hinterhauptschuppe und dorsalem Atlasbogen den Nacken. Der Kopf des Patienten ruht entspannt auf dieser Hand. Die andere Hand liegt über den Augenbrauen an der Stirn, der Daumen an der einen, die Finger an der anderen Schläfe. Durch kaudal gerichteten Druck auf die Stirn wird eine Vornickbewegung ausgelöst, wobei das federnde Endgefühl bzw. dessen Fehlen beurteilt werden kann (siehe Abb. 155).

Die Kopfgelenkregion **271**

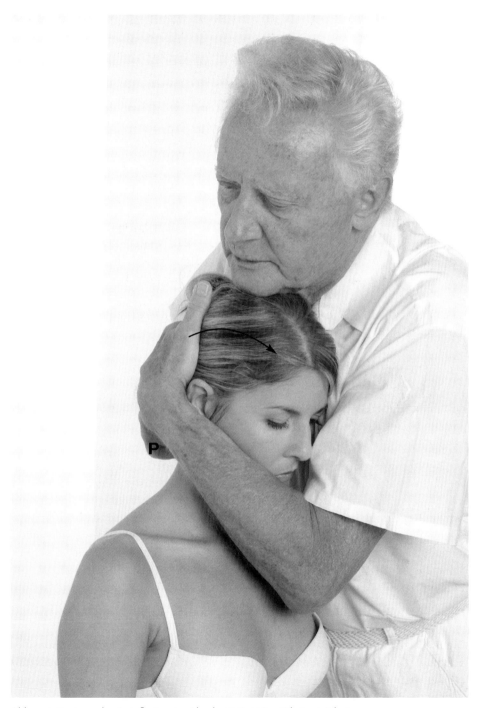

Abb. 154: Testung der Anteflexion im Abschnitt C 0/C 1 (Okziput-Atlas).

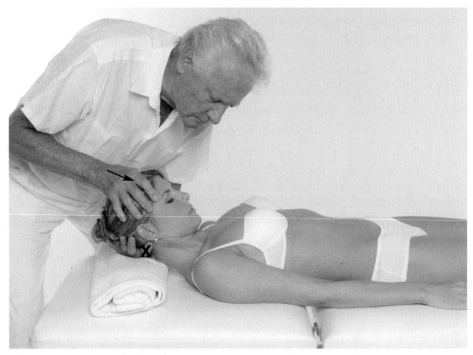

Abb. 155: Testung der Anteflexion im Abschnitt Okziput-Atlas in Rückenlage.

Findet man dabei eine **Anteflexionsstörung**, so ist einmal mehr die diagnostische Ausgangshaltung auch der therapeutische Ansatz.

Im Sitzen:
Da Bewegungseinschränkungen im Segment Okziput/C 1 stets eine begleitende Verspannung der tiefen kleinen Nackenmuskeln (Mm. rectus et obliquus capitis) aufweisen, sollte als erstes bei festgestellter **Anteflexionseinschränkung** eine postisometrische Relaxationstherapie zum Einsatz kommen. In dem zur Untersuchung angesetzten Wickelgriff wird, lediglich ergänzend, mit der anderen Hand gabelförmig der hintere Atlasbogen umfasst sowie fixiert und der Kopf in maximal möglicher Vornickbewegung eingestellt. Der weitere Ablauf erscheint bereits selbstverständlich:
Blick nach oben – einatmen – Gegenhalt.
Blick nach unten – ausatmen – verstärken der Anteflexion.

Im Liegen:
Die am Okziput liegende Hand fixiert dabei in der erreichbaren Vornickeinstellung den dorsalen Atlasbogen, die andere Hand die Stirn. Für die **postisometrische Relaxation** gilt das bekannte Vorgehen:
Blick nach oben – einatmen – Gegenhalt.
Blick nach unten – ausatmen – Nickverstärkung (Abb. 156a, b).

Die Kopfgelenkregion 273

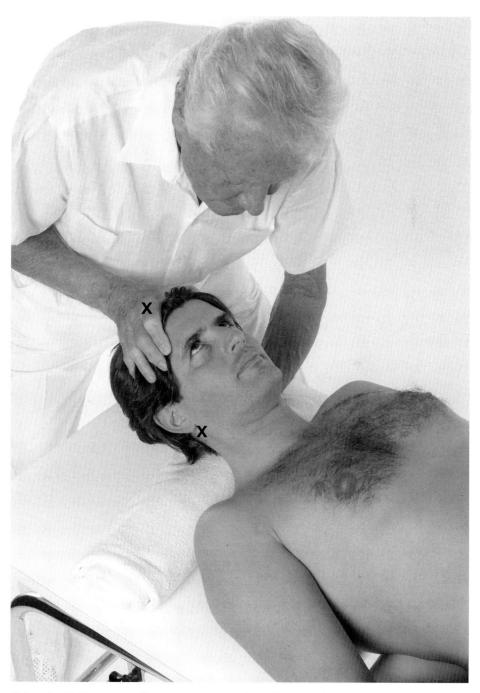

Abb. 156a: NMT einer Anteflexionsstörung zwischen Okziput und Atlas, isometrische Aktivierung.

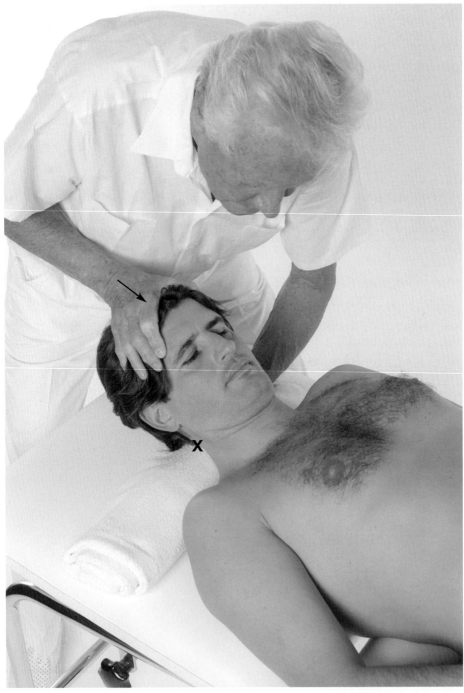

Abb. 156b: NMT einer Anteflexionsstörung zwischen Okziput und Atlas, Anteflexionsverstärkung.

Nach Abbau der muskulären Verspannung kann man ebenso durch rhythmisch angebrachten Druck auf die Stirn, bei Fixierung des Atlas mit der anderen Hand, die Gelenkfunktion anteflektorisch mobilisieren.

Zur **Testung und Behandlung der Retroflexion** wird der Kopf voll ausrotiert, um alle kaudal des Atlas gelegenen Segmente zu verriegeln. Die tischwärtige Hand erfasst das Kinn, führt diese Rotation aus und bringt dann den Kopf in Retroflexion, die andere Hand liegt mit der Radialkante des Zeigefingers über dem Gelenkbereich Okziput/Atlas. Beurteilt werden Bewegungsausmaß sowie das federnde Endgefühl oder dessen Fehlen als Zeichen der Störung (siehe Abb. 157).

Im Sitzen ist ferner noch die **Lateroflexion im Abschnitt Okziput/Atlas** beurteilbar. Dazu nehmen beide Mittelfinger an den Querfortsätzen des Atlas von schräg kranial kommend Kontakt, die anderen Finger stützen sich bei supinierter Handhaltung seitlich am Okziput und Oberkieferregion ab. Die Unterarme des Untersuchers weisen in die gedachte Verlängerung der Längsachse des Mittelfingers. Heben bzw. Senken der Ellbogen bedingt so eine Lateroflexion, bei der sich der Atlasquerfortsatz der Neigungsseite scheinbar dem tastenden Mittelfinger nähert (Abb. 158).

Im Liegen wird bei ausrotiertem Kopf das Seitnicken untersucht und behandelt.

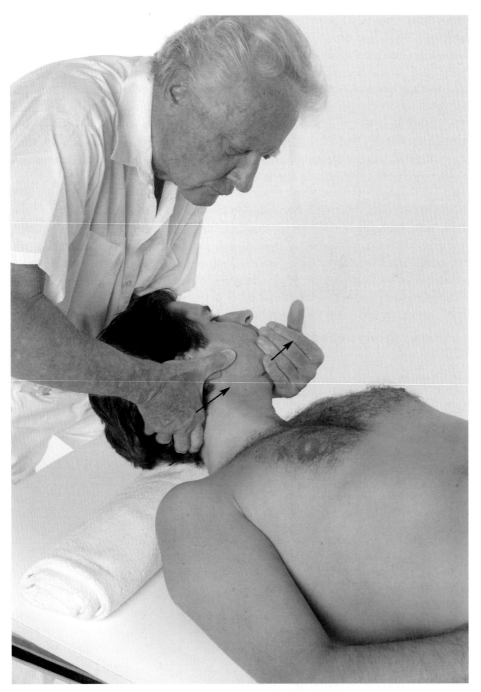

Abb. 157: NMT bei gestörter Retroflexion zwischen Okziput und Atlas. Isometrische Aktivierung – Blick nach unten – dann Blick nach oben!

Die Kopfgelenkregion **277**

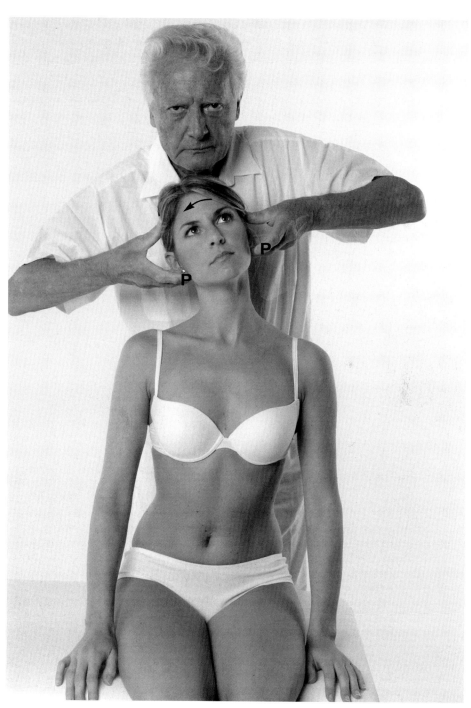

Abb. 158: Lateroflexionsprüfung im Abschnitt Okziput/Atlas.

Das **Seitnicken im Segment Okziput/Atlas** prüft man in Rückenlage bei ebenfalls voll ausrotiertem Kopf. Dieser wird mit beiden Händen in eine Seitnickbewegung gebracht, wobei sowohl der Seitenvergleich zwischen rechts und links als auch das Endgefühl zur Beurteilung dienen (Abb. 159).

Die dazu erforderliche Handhaltung ist dann korrekt, wenn die Ohrläppchen in der Zeigefinger-Daumengabel sichtbar sind.

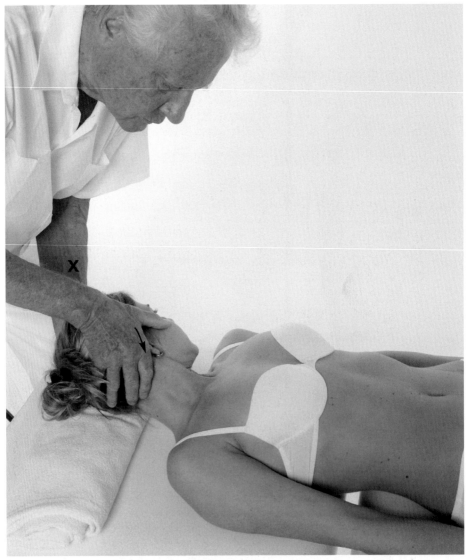

Abb. 159: Prüfung des Seitnickens im Abschnitt Okziput/Atlas bei voll ausrotiertem Kopf. Wiederholungen der Testbewegung wirken als Mobilisation.

Die dazu erforderliche Handhaltung ist dann korrekt, wenn die Ohrläppchen in der Zeigefinger-Daumengabel sichtbar sind.

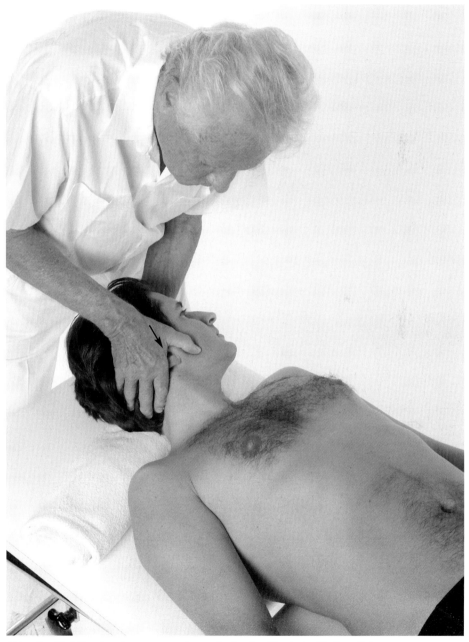

Abb. 160: Mobilisation der gestörten Lateroflexion im Abschnitt Okziput/Atlas.

**280** Vom Befund zur Behandlung

Im Sitzen prüft man das **rotatorische Joint play** zwischen Okziput und Atlas.

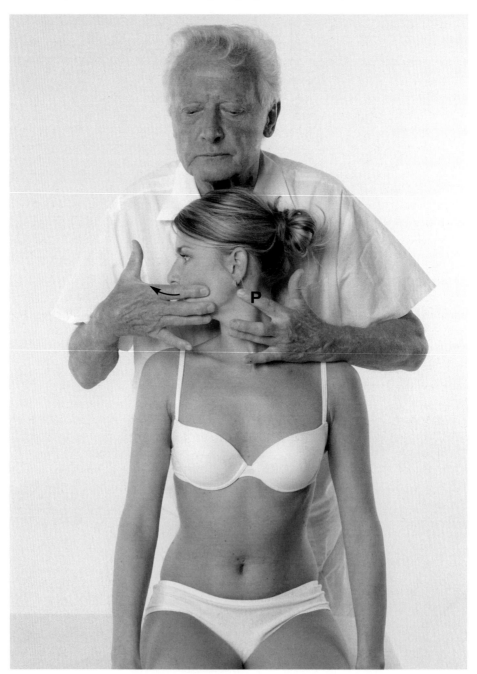

Abb. 161: Testung des rotatorischen Joint play zwischen Okziput und Atlas.

Hinter dem Patienten stehend wird der Kopf passiv voll ausrotiert. Diese Bewegung erfolgt mit flacher Handführung an Kinn und Unterkiefer bis zum Anschlag. Um eine Verriegelung zwischen Okziput und Atlas und damit verbundene falsche Testergebnisse zu vermeiden, darf dabei keine Seitneigung eingestellt werden. Der Zeigefinger der anderen Hand liegt mit der Fingerspitze am Processus transversus des Atlas, den man zwischen aufsteigendem Mandibularast und Processus mastoideus fühlen bzw. palpieren kann. Es ist darauf zu achten, dass dabei kein allzu großer Druck ausgeübt wird, um resultierende Reizzustände dieser sensiblen Stelle (Hustenauslösung, reflektorische Verspannung) zu vermeiden. Kleine wiederholte Rotationsverstärkungen mit der Führungshand können so vom palpierenden Zeigefinger als zartes Federn des Okziputs über dem Atlas (das Mastoid nähert sich dem Querfortsatz), wahrgenommen werden.

Dieser Test ist besonders verlässlich, aussagekräftig und gut beurteilbar. Fehlendes federndes Endgefühl kann man als sicheres Zeichen einer Atlasblockierung werten. Auch hier ist es möglich, unmittelbar ohne Positionsänderung zur Therapie überzugehen.

Als erstes, einmal mehr, erfolgt die **postisometrische Relaxationsbehandlung**: Halten des Kopfes im Wickelgriff, gabelförmiges Fixieren des rückwärtigen Atlasbogens mit der anderen Hand. Der Daumen liegt hinter dem Querfortsatz der Rotationsseite (siehe Abb. 162).

Blick zur Gegenseite der Rotation – einatmen – Widerstand.
Blick zur Rotationsseite – ausatmen – Verstärkung der Rotation.

Zur **Manipulation von Atlasblockierungen** ist allerdings ein Umgreifen erforderlich. Der Therapeut steht auf der Störungsseite und umfasst mit einer Hand das Kinn des Patienten. Der Kopf ruht am Unterarm, wird zur Gegenseite rotiert und zur Störungsseite geneigt. Die andere Hand sucht mit der Radialseite des Zeigefingergrundgelenkes Kontakt am mastoidnahen Okziput. Der Unterarm weist exakt in die Stoßrichtung, die streng kaudokranial parallel zur Körperlängsachse ausgerichtet sein muss (siehe Abb. 163).

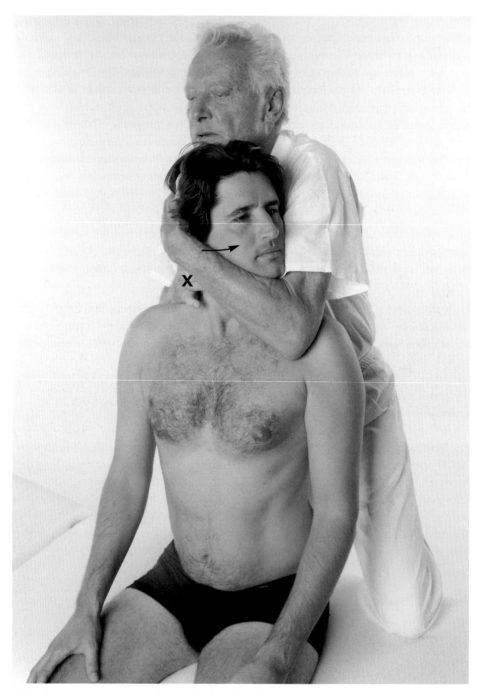

Abb. 162: Postisometrische Relaxationsbehandlung des gestörten rotatorischen Joint play. Isometrische Aktivierung.

Die Kopfgelenkregion **283**

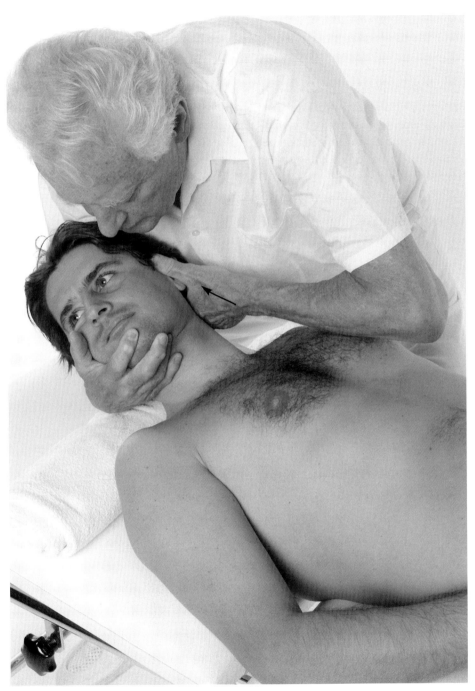

Abb. 163: Manipulation der Atlasblockierung in Rückenlage. Kontakt am mastoidnahen Okziput, der Unterarm weist exakt in die Stoßrichtung (parallel zur Körperlängsachse).

**Segmentale Diagnostik C 1/C 2.** Das Bewegungssegment C 1/C 2 bei Untersuchung und Therapie am sitzenden Patienten siehe Abbildung 164 und 165. Massive Blockierungen sind hier seltener, machen andererseits vor allem dann, wenn das Rotationsverhalten gestört ist, eine hartnäckige und quälende Symptomatik. Das Erkennen basiert gleichfalls auf dem Wissen um die funktionsanatomischen Gegebenheiten. Bewegt sich bei passiver Rotation des Kopfes der Axisdorn sofort mit (mindestens 20 Grad zu jeder Seite drehen Atlas und Okziput im Normalfall nur um den Axiszahn), weist dies genauso auf eine Blockierung hin wie ein Fehlen der Mitrotation bei der passiven Seitneigung (Seitneigung und Rotation zur gleichen Seite charakterisieren die Normalfunktion).

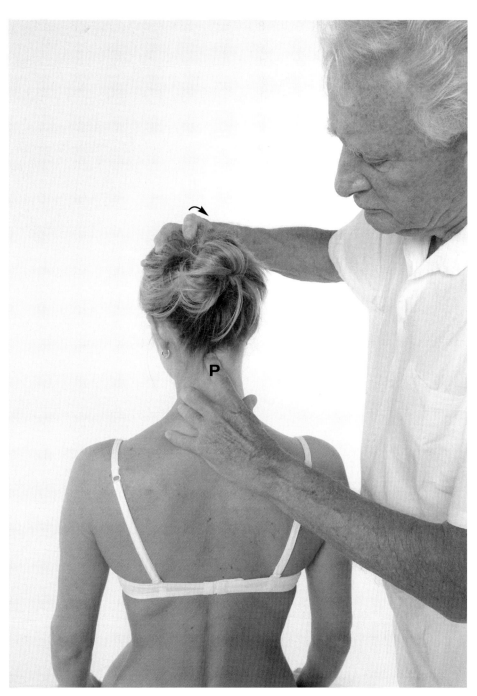

Abb. 164: Testung der Rotation zwischen Atlas und Axis (der Axisdorn darf erst nach 20 bis 25 Grad mitdrehen).

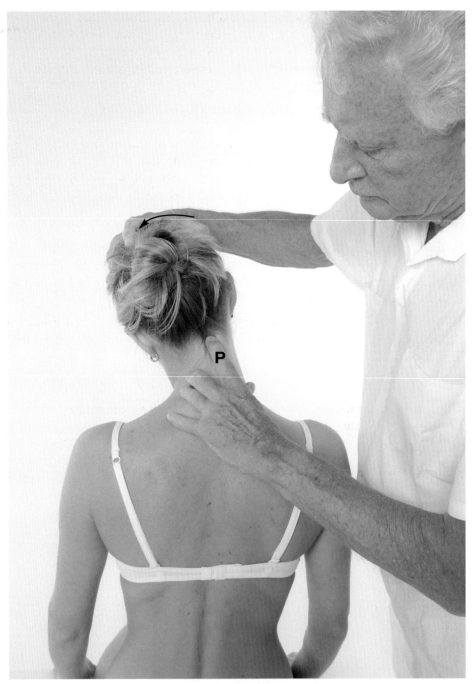

Abb. 165: Testung der Zwangsrotation von C2 bei passiver Seitneigung – der Axisdorn weicht zur Gegenseite ab.

Untersuchungsmäßig lassen sich diese Abläufe am besten so erfassen, dass mit der Führungshand der Kopf in Rotation bzw. Seitneigung gebracht und die Reaktion von C 2 entweder über Palpation des Axisdorns (es ist dies der erste unter dem Okziput fühlbare Dornfortsatz) oder durch gabelförmiges Fixieren des Axis beurteilt wird.

Die **positisometrische Relaxationsbehandlung** entspricht dem bei Okziput/C 1 geschilderten Vorgehen, lediglich der Gabelgriff fixiert C 2 (siehe Abb. 166a und 166b).

Bei der **Mobilisation** bleibt die Handhaltung ebenfalls unverändert. Es liegen die Ulnarkante der Hand und der Kleinfinger am rechten dorsalen Atlasbogen. Unter Fixierung von C 2 erfolgt die Rotation des Atlas bis zu Stop in der eingeschränkten Richtung. Durch leichtes Zurücktreten des Therapeuten kommt die Halswirbelsäule etwas in Seitneigung mit Verriegelung der kaudalen Segmente. Die Mobilisation sollte in diesem Bereich nur in die reine Traktion gesetzt werden.

Zur **Mobilisation des Bewegungssegmentes C 1/C 2** in Rückenlage eignet sich am besten wiederholtes Forcieren des Seitneigens, das klarerweise gleichzeitig eine rotatorische Komponente beinhaltet.

Nur hält man den Kopf dazu mit beiden Händen so am Hinterhaupt, dass die Finger tischwärts zeigen und die Zeigefingerradialkanten rechts und links als Hypomochlion seitlich im Bewegungssegment anliegen (siehe Abb. 167).

Anteflexionsstörungen zwischen Atlas und Axis lassen sich ergänzend auch in Rückenlage behandeln. Dazu umfasst eine Hand gabelförmig den Axis und stützt sich mit dem Handgelenk auf der Unterlage ab. Die andere Hand umgreift im Gabelgriff den dorsalen Atlasbogen und führt die Anteflexionsbewegung aus. PIR und Mobilisation lassen sich so sinngemäß ohne Griffänderung ausführen. Diese schonende Technik ist auch bei Anteflexionsstörungen von kaudaleren Bewegungssegmenten einsetzbar (siehe Abb. 168).

288 Vom Befund zur Behandlung

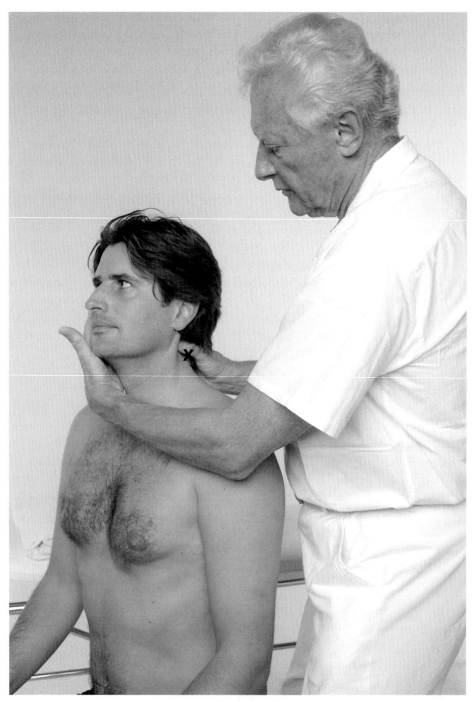

Abb. 166a: NMT einer Linksrotationsstörungen zwischen C 1 und C 2. Isometrische Aktivierung.

Die Kopfgelenkregion **289**

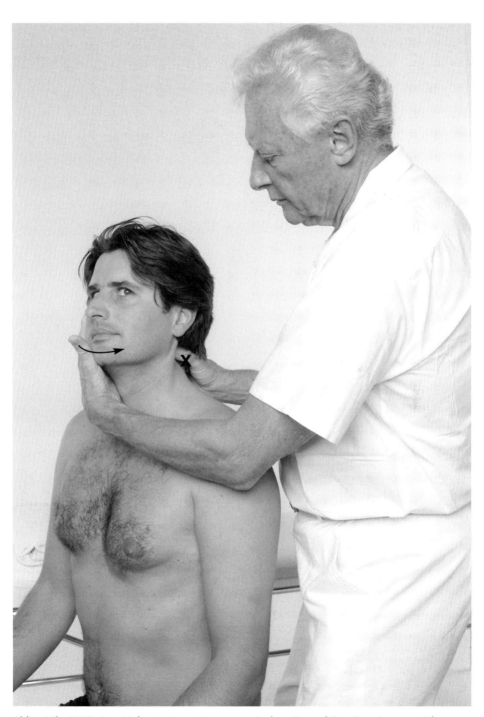

Abb. 166b: NMT einer Linksrotationsstörungen zwischen C 1 und C 2. Rotationsverstärkung.

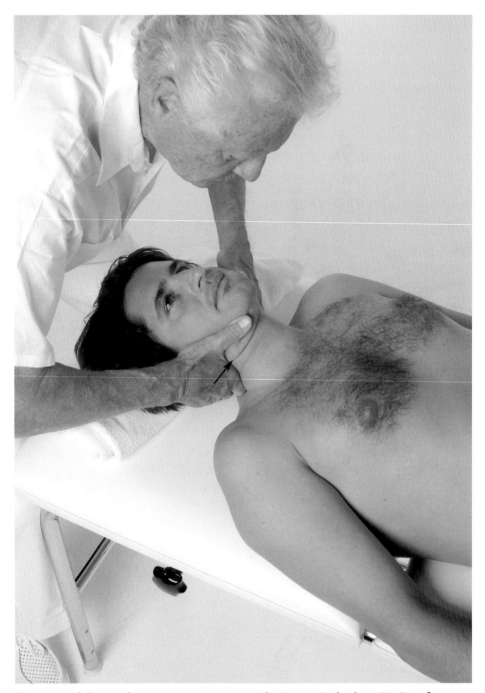

Abb. 167: Mobilisation des Bewegungssegmentes Atlas/Axis in Rückenlage. Die Zeigefinger-radialkante wirkt als Hypomochlion.

Die Kopfgelenkregion **291**

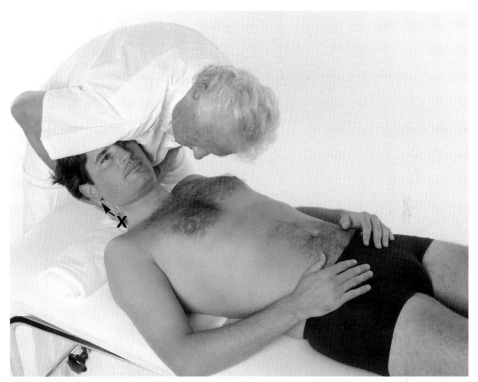

Abb. 168: Behandlung einer Anteflexionsstörung zwischen Atlas und Axis mittels PIR und/oder Mobilisation.

Für die **Manipulation von C 1/C 2** verwendet man eine ähnliche Ausgangshaltung wie für Okziput-C 1, der Kopf wird lediglich gering rotiert und seitgeneigt, der Kontakt der Stoßhand erfolgt am Querfortsatz des Atlas und die Stoßrichtung geht primär kaudokranial, eventuell schräg zur Körperlängsachse, nach kontralateral-kranial. Wiederum weist der Unterarm exakt in die Impulsrichtung (Abb. 169).

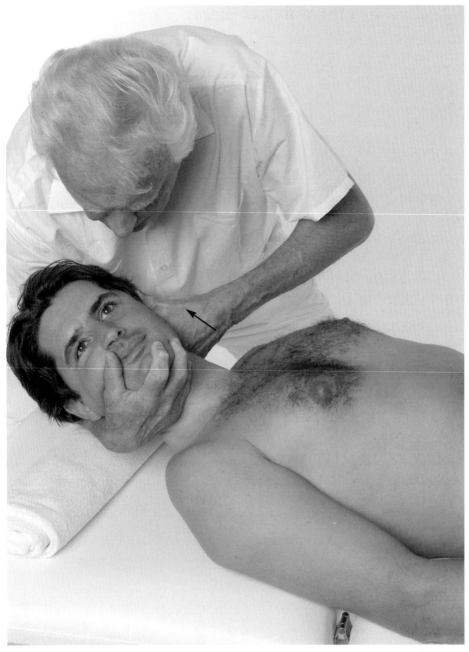

Abb. 169: Manipulation der Atlas/Axisblockierung. Kontakt am Querfortsatz des Atlas, die Stoßrichtung geht primär kaudokranial, eventuell schräg zur Körperlängsachse, nach kontralateral-kranial. Der Unterarm weist genau in die Stoßrichtung. Der Kopf wird leicht zurück gedreht, um C 1/C 2 aus einer Endstellung zu bringen.

# 8 Zur Chirotherapie der Extremitäten

Nachdem sich gezeigt hatte, dass manuelle Techniken an der Wirbelsäule in vielen Fällen noch dort erfolgreich eingesetzt werden können, wo andere Behandlungsverfahren versagten, war es eigentlich nur eine logische Konsequenz , die dabei gewonnenen Erkenntnisse auf den gesamten Bewegungsapparat zu übertragen und die muskulären sowie arthrogenen Störungen im Extremitätenbereich sowohl diagnostisch als auch therapeutisch unter diesen Gesichtspunkten zu betrachten. Tatsächlich bestehen ja auch beim Zustandekommen von Funktionsstörungen kaum Unterschiede zwischen solchen im Bereich des Achsenorgans und jenen der Extremitäten. Lediglich reflektorische Abläufe und ihre Auswirkungen auf die segmentale Ordnung sowie vegetative Begleitreaktionen sind bei Störungen im Wirbelsäulenbereich meist ausgeprägter, fehlen allerdings bei peripheren Gelenken keinesfalls vollständig, genauso wie es auch Wechselbeziehungen des Störungsgeschehens zwischen Extremitäten und Achsenorgan gibt. Als bekannte diesbezügliche Relation seien beispielgebend nur die Beziehungen Halswirbelsäule – Schulter, Kreuzdarmbeingelenk – Knie oder Hüftgelenk – Lendenwirbelsäule erwähnt. Bestehen solche pathologischen Verbindungen über einen längeren Zeitraum, kann sich, gleichgültig wo das Störungsprimat gelegen war, die Sekundärmanifestation so fixieren, dass sie einerseits eine autonome Krankheitswertigkeit bekommt, andererseits rückwirkend das Primärgeschehen negativ beeinflusst. Dies ist sicherlich gleichfalls ein triftiger Grund für eine ähnliche Behandlungsführung an Wirbelsäule und Extremitäten.

Darüber hinaus sind es am häufigsten Traumatisierungen akuter und chronischer Art bei Berufs- und Sportschäden, die Funktionsstörungen der Extremitäten nachziehen, wobei Bewegungseinschränkungen sowohl im willkürlichen als auch unwillkürlichen Bewegungsraum häufig über Instabilitäten dominieren. Während die klassische Orthopädie Bewegungseinschränkungen im willkürlichen Bereich schon immer mobilisierenden bzw. krankengymnastischen Behandlungen unterzogen hat, bieten chirotherapeutische Techniken darüber hinaus auch die Möglichkeit, den unwillkürlichen Bewegungsraum wieder zu erschließen und über die Normalisierung des für periphere Gelenke genauso wesentlichen Gelenkspiels noch bessere Behandlungsergebnisse zu erzielen.

> Die Rehabilitationserfolge bei Störungen peripherer Gelenke lassen sich durch den Einsatz der Chirotherapie noch deutlich verbessern.

Gleich wie zur Behandlung des Achsenorgans werden auch im Extremitätenbereich Weichteiltechniken, Mobilisationen, Isometrics und Manipulationen angewendet, im Unterschied zur Wirbelsäule aber mit geänderter Wertigkeit.

Während bei dieser nach wie vor gezielte Manipulationen die größte Effizienz zeigen, sind es die Mobilisationen, die bei peripheren Bewegungseinschränkungen die Führungsrolle im Therapieprogramm übernehmen. In bestimmten Fällen, und zwar immer dann, wenn muskuläre Verspannungen im Vordergrund stehen, kann die Mobilisationsbehandlung durch den Einsatz postisometrischer Relaxationen sinnvoll ergänzt bzw. erst ermöglicht werden. Die Manipulation ist im Extremitätenbereich nur selten notwendig, am ehesten noch bei Blockierungen der Handwurzelgelenke, des Radiusköpfchengelenks und eventuell der Fußgelenke.

Bezüglich der angebotenen Techniken wäre noch anzumerken, dass die sowohl in der Literatur als auch in den diversen Fortbildungskursen der differenten nationalen Schulen angebotene Vielfalt verwirrend wirkt und über die erreichbaren Ziele hinausschießt. Es bleibt das Credo der Autoren, dass auch Chirotherapie, wo und wie perfekt sie auch immer ausgeübt wird, nicht zum Selbstzweck entarten darf.

Prinzipiell sind weiterhin noch Bemerkungen zu den gelenkmechanischen Gegebenheiten, die Griffansatz und Mobilisationsrichtung bestimmen, notwendig. Mobilisationstechniken, die einen gestörten Bewegungsablauf von Gelenken normalisieren wollen, müssen sowohl die speziellen angulären als auch die translatorischen Mechanismen des jeweiligen Gelenks berücksichtigen. Obwohl die hauptsächlich zum Einsatz kommenden translatorischen Techniken vordergründig das Parallelverschieben der beiden Gelenkpartner beinhalten, haben auch die bei angulären Bewegungsabläufen gegebenen Mechanismen der **Konvex-konkav-Regel** (*Kaltenborn*) Gültigkeit. Diese Regel besagt, dass je nachdem, ob die proximalen oder distalen Gelenkpartner eine konvexe oder konkav geformte Gelenkfläche aufweisen, die Bewegungsrichtung der Mobilisation differiert. Im Bereich der Extremitätengelenke kann davon ausgegangen werden, dass in der Regel nur einer, meist der distale Partner bewegt, der proximale fixiert wird. Ist die proximale Gelenkfläche konkav angelegt und die distale folglich konvex gestaltet und soll diese gegen den fixierten proximalen Gelenkpartner mobilisiert werden, so muss der translatorische Schub gegensinnig zur eingeschränkten Bewegungsrichtung erfolgen. Im Falle der konvexförmigen Gestaltung der proximalen Gelenkfläche muss demzufolge der Mobilisationsschub in Richtung der Behinderung zur Ausführung kommen (Abb. 170).

Man merke sich:
**Distal konvexförmige** Gelenkflächen **gegen** die Einschränkungsrichtung mobilisieren, **distal konkavförmige** Gelenkflächen **in** die Einschränkungsrichtung mobilisieren.

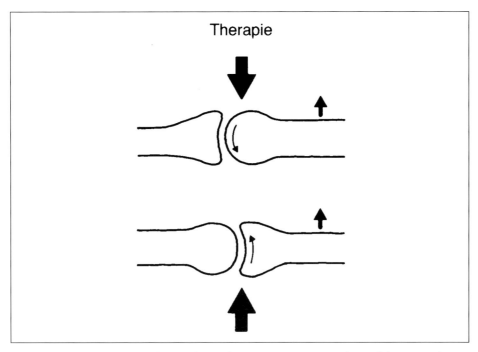

Abb. 170: Konvex-konkav-Regel: Kaltenbornschema zur Bestimmung der Mobilisationsrichtung (siehe Text). (Aus *Tilscher, Eder*: Reflextherapie).

Griffansatz und Mobilisationsrichtung sind des Weiteren von Akuität und Schmerzverhalten abhängig. Prinzipiell gilt auch hier: je akuter und schmerzhafter das Krankheitsbild imponiert, desto schonender muss die Behandlung erfolgen. Mobilisationen dürfen keinesfalls zur Schmerzverstärkung führen. Das heißt, dass in Akutfällen nur vorsichtig über die schmerzfreie Bewegungsrichtung behandelt werden darf, vielfach überhaupt nur zarte traktorische Maßnahmen möglich sind und erst später bei Beruhigung des Gelenkreizzustandes forciertere translatorische Mobilisationen eingesetzt werden dürfen.

Für alle Mobilisationen gelten des Weiteren folgende **Allgemeinregeln**:
- entspannte Lagerung der Extremitäten,
- reine Traktionsbehandlungen aus der Neutralstellung des Gelenks,
- translatorische Mobilisationen unter leichter Traktion,
- langsame rhythmische Mobilisationsausführung,
- nach acht bis zehn Mobilisationsbewegungen: Erfolgskontrolle.

Bei folgenden Störungen kann eine Indikation zur Chirotherapie der Extremitäten gegeben sein:

**Schulterregion**
- Insertionstendinopathie (Rotatorenmanschette!) – PIR der betroffenen Muskeln (Provokationstestung!)
- Akromioklavikuläre Irritationen (Provokation durch maximale Oberarmadduktion) – Mobilisation des Akromioklavikulargelenkes.
- Sternoklavikuläre Irritation (Druckschmerz, Insertion des M. sternocleidomastoideus!) – Mobilisation des Gelenkes, PIR des Muskels.

**Ellbogenregion**
- Epicondylitis radialis – Mobilisation und Manipulation des Radiusköpfchengelenkes, Dehnung der Handextensoren, der Fingerextensoren und des M. supinator.
- Epicondylitis ulnaris – Dehnung der Handflexoren.

**Hand- und Fingergelenke**
- Posttraumatische Bewegungseinschränkungen, Karpaltunnelsyndrom (Mediokarpalgelenke) – Mobilisationen und Manipulationen.

**Hüftgelenkregion**
- Leichte bis mittelschwere Koxarthrose – traktorische Mobilisation, Dehnungsbehandlung verkürzter Muskeln.

**Kniegelenkregion**
- Beschwerden nach Traumen, Operationen oder bei Gonarthrose (bei fehlender Reizsymptomatik!) – Mobilisationen.
- Schmerzhaftes Fibularköpfchen (M. biceps femoris!) – Mobilisation, PIR des M. biceps femoris.

**Fußregion**
- Unfallfolgen mit Bewegungseinschränkung im Bereich des oberen und unteren Sprunggelenkes – Mobilisationen und Manipulationen.
- Senk- und Spreizfußbeschwerden – Mobilisation der Tarsometatarsalgelenke und Metatarsophalangealgelenke.
- Fersenspornbeschwerden (Insertionstendinopathie der Plantarmuskulatur) – PIR.
- Achillodynie – Dehnung der Wadenmuskulatur (PIR).

Die Details der technischen Ausführung können den entsprechenden Veröffentlichungen entnommen werden (*Sachse*, *Kaltenborn* u. a. m.). Welche von den bereits erwähnten zahlreichen diesbezüglichen Varianten man im Einzelfall anwendet, ist bei der Extremitätentherapie weniger entscheidend als beim Achsenorgan. Im Extremitätenbereich können daher ohne weiteres jene Techniken, die der eigenen Hand am besten liegen, Verwendung finden. Wesentlich ist lediglich die Beachtung der eingangs aufgezeigten prinzipiellen Überlegungen und Vorbedingungen.

Darüber hinaus gilt auch hier die bereits getroffene Feststellung, dass auch die Technik der Extremitätenchirotherapie aus Büchern alleine nicht erlernt werden kann, sie sind bestenfalls ein Lernbehelf und ersetzten keinesfalls eine praktische Ausbildung und fleißiges Üben!

# 9 Viszerale Osteopathie

So wie Beweglichkeitsstörungen im Bewegungsapparat in Form von Hypo- oder Hypermobilitäten Krankheitsbilder auslösen können, kann im viszeralen System durch eine gestörte Organmotilität ein pathogener Faktor wirksam werden.

Die Verknüpfung im segmentalreflektorischen Komplex (SRK) macht es des Weiteren verständlich, dass sich sowohl vom viszeralen, als auch vom vertebralen System im Störungsfalle durch gegenseitige Beeinflussung oft schwer durchschaubare Symptome entwickeln.

Als **Beispiele** seien in Erinnerung gebracht:
- Leber-Gallenerkrankungen und ihr Einfluss auf die Entwicklung rechtsseitiger Schulterschmerzen, bis zum Bild der Frozen shoulder.
- Urogenitalerkrankungen stören den thorakolumbalen Übergang und in weiterer Folge die Beckenmechanik mit entsprechenden Schmerzsyndromen.
- Herzerkrankungen bedingen reflektorische Störungsmuster im Bindegewebe, Muskulatur und segmental zugehörigen Wirbelsäulenabschnitten, genauso aber können primäre Funktionsstörungen dieser Strukturen des Bewegungsapparates Pseudoherzbeschwerden anregen.
- Schluckbeschwerden sind sowohl blockierungsbedingt, aber auch über Motilitätsstörungen der Zungenbeinmechanik möglich.

Solche gegenseitigen Beeinflussungen verschiedener Systeme sind seit langem bekannt. Es ist daher naheliegend, entsprechende therapeutische Konsequenzen einzusetzen, ein Vorgehen, das sich unter dem Sammelbegriff der Reflextherapien längst etabliert hat, allerdings unter Bevorzugung peripherer Ansätze (Akupunktur, Bindegewebsmassage, Chirotherapie, therapeutische Lokalanästhesie, u. a. m.). Es war daher nur mehr ein kleiner Schritt erforderlich, um auch vice-versa Abläufe therapeutisch zu nützen. Diese grundsätzlichen Überlegungen führten dann auch zur Entwicklung eines darauf ausgerichteten Diagnostik- und Therapieprogramms der sogenannten viszeralen Osteopathie.

Der diagnostische Schwerpunkt liegt dabei hauptsächlich in einer subtilen Palpation mit vordergründiger Beurteilung der Spannungs- bzw. Verspannungsverhältnisse von Faszien und Muskulatur, der Beurteilung der Bindegewebsqualitäten sowie der aktiv und passiv überprüfbaren und vielfach atemführungsabhängigen Organbeweglichkeit. Wobei auch hier, wie überall im Bereich der Manuellen Medizin, anamnestische Angaben wertvolle Anhaltspunkte geben.

Das therapeutische Vorgehen versucht dann, die festgestellten Motilitätsstörungen einzelner Organe durch manuelle Dehnungs-, Druck- und/oder Vibrationstechniken wieder zu normalisieren. Wie überall im Bereich der Manuellen Medizin kann auch hier die Atemführung zur Fazilitierung eingesetzt werden.

Der **Indikationsbereich** der viszeralen Osteopathie umfasst:
- Funktionsstörungen der Organe ohne gravierende Pathomorphologie,
- Viszerale Spasmen als Folge neuraler Irritationen verschiedener Genese,
- Ptosen bei ligamentärer Störungsanfälligkeit im Sinne von Hypermobilität und Instabilität,
- Sekundärstörungen mit Verklebung viszeraler Gewebe nach entzündlichen Vorgängen oder operativen Eingriffen.

Kontraindikationen betreffen:
- Aktuelle Entzündungen und fieberhafte Zustände,
- Infektionserkrankungen (Tuberkulose),
- Hepatitis,
- Gallen- und Nierensteine,
- Thrombosen,
- Implantierte Fremdkörper (Schrittmacher, Spirale).
- Besondere Vorsicht ist geboten bzw. relative Kontraindikation besteht bei:
- Kardiovaskulären Erkrankungen,
- Asthenie,
- Obstruktionen,
- Hernien
- und während der Menstruation.

> Ziel ist die Aufhebung von Bewegungsstörungen.

Ziel der viszeralen Osteopathie ist die Aufhebung von Bewegungsstörungen betroffener Organe mittels Lösen von Verklebungen, Normalisierung muskulärer und faszialer Verspannungen und Auflösung viszeraler Spasmen.
Organfunktionen und das Gleichgewicht der differenten Systeme im SRK sollen durch diese Methode wieder hergestellt werden.

Als abschließendes und anschauliches **Beispiel** einer osteopathischen Organbehandlung soll die folgende Vorstellung der Vorgangsweise bei Leber-Gallenstörungen dienen.

Für die Gallenblasenbehandlung (nach *deCoster* und *Pollaris*) liegt der Patient auf dem Rücken. Der Behandler steht lateral, seine linke Hand umfasst die linke Flanke, der Daumen liegt direkt über der Gallenblase, die rechte Hand kaudal des Nabels über dem rechten Rippenbogen. Der Daumen der Kontakthand führt vibrierende im Uhrzeigersinn rotierende Impulse auf die Gallenblase aus (Abb. 171).

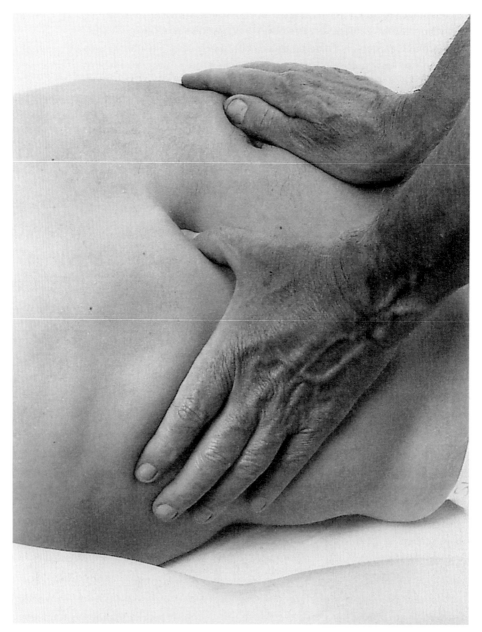

Abb. 171: Vibrierende und im Uhrzeigersinn rotierende Impulse auf die Gallenblase (aus *Eder, Tilscher*: Reflextherapie).

Die Leberbehandlung bassiert auf identer Patientenlagerung und Position des Therapeuten. Die linke Hand umfasst von lateral den Unterrand des rechten Rippenbogens, die rechte Hand setzt mit der ulnaren Handkante entlang des Rippenbogens so auf, dass die Fingerspitzen zum Darmbein zeigen. Während der Inspiration hebt die linke Hand den Rippenbogen, die rechte vibriert den Kontaktbereich, exspiratorisch muss der Vibrationsdruck vermindert werden (Abb. 172).

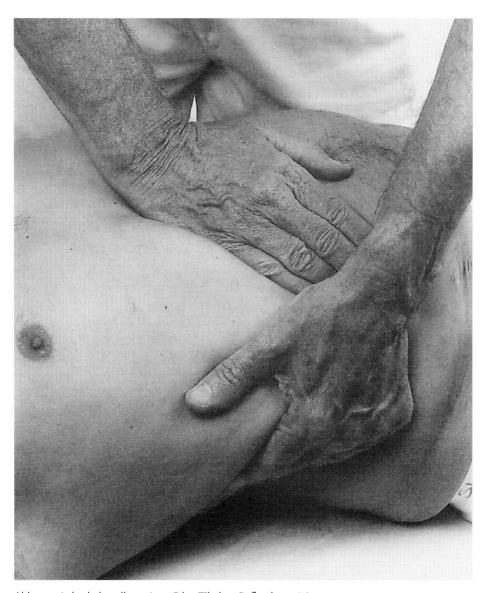

Abb. 172: Leberbehandlung (aus *Eder, Tilscher:* Reflextherapie).

## Viszerale Osteopathie

Die Vielzahl möglicher Therapieansätze für die einzelnen Organe und entsprechende Technikvarianten setzen selbstverständlich eine kursmäßige Ausbildung durch erfahrene Lehrer voraus. Der vorgestellte Überblick will nur Grundsätzliches vermitteln.

# 10 Kraniosakrale Osteopathie

W. G. Sutherland, ein Schüler von A. T. Still, des Begründers der Osteopathie und in weiterer Folge unserer Chirotherapie, übertrug die Gedankengänge Stills über die Bedeutung von Funktionsstörungen des Bewegungsapparates auf die Schädelstrukturen und postulierte, dass Störungen dieses Systems ebenfalls pathogenetisch bedeutsam seien. Die notwendige Voraussetzung für seine Annahme war die Möglichkeit von geringfügigen Bewegungen zwischen den einzelnen Schädelknochen.

Entgegen der von der klassischen Anatomie vertretenen Meinung, dass der Suturenbereich erwachsener Menschen verknöchert und unbeweglich sei, konnte Sutherlands Ansicht durch histologische Untersuchungen und experimentelle Tests über **rhythmische Schädeldacherweiterungen** untermauert werden (*Upledger, Karnie* et al.).

Die Synchondrosis sphenooccipitalis besitzt dabei als knorpelige Verbindung eine Schlüsselposition im angesprochenen kranialen Bewegungssystem. Des Weiteren fanden sich auch in den Suturen stets bindegewebige Elemente, wie kollagene und elastische Fasern sowie Blutgefäße und nichtmyelinisierte neurale Elemente, aber keinerlei Zeichen einer echten Ossifikation.

Die beobachteten rhythmischen Bewegungen einzelner Schädelknochen bedurften klarerweise der Frage nach dem treibenden Agens. Upedger entwickelte dazu das heute anerkannte Liquordruckmodel, das von einer rhythmischen Liquorproduktion und Resorption ausgeht. Der in den Plexus choroidei produzierte Liquor erhöht dabei den Schädelinnendruck und führt über die Vermittlung durch die Dura mater zu einer geringfügigen Weitung innerhalb der Grenzen der Flexibilität im Suturenbereich. Die in den Suturen situierten Dehnungsrezeptoren veranlassen dann über Feed-back-Mechanismen eine Abnahme der Liquorproduktion unter gleichzeitiger Ableitung ins venöse System, über die in die Sinus durae matris ragenden Pachionischen Granulationen. Der Gesamtablauf von Produktion und Resorption unterliegt einem Rhythmus von 6–10 Zyklen pro Minute. Beide Phasen sind normalerweise gleich lang, Störungen können sich sowohl durch Rhythmus- als auch Amplitudenänderung äußern.

Die angesprochene Rhythmik teilt sich des Weiteren dem gesamten Körper mit und führt in der Flexionsphase zur Außenrotation, in der Extensionsphase zur Innenrotation von Armen und Beinen. Die Druckschwankungen sind darüber hinaus in allen oberflächlichen Körperstrukturen mit feinfühliger Palpation erkennbar. Die notwendige Palpationstechnik verlangt nach minimaler Druckstärke, die etwa dem Gewicht eines 1-Euro-Stückes auf der Fingerkuppe entspricht.

Als Vermittler der Rhythmik kommt der Dura mater und dem verbundenen gesamten Fasziensystem eine übergeordnete Bedeutung zu. Die Körperfaszien bilden ein den ganzen Körper umfassendes, stützendes und schützendes elastisches System, dem auch die Dura mater encephali et spinalis angehören, die demzufolge auch in der Lage sind, peripherwärts Zugkräfte zu vermitteln. Vice versa zeigen Spannungsänderungen der Faszien eine zentripetale Ausrichtung und Wirkung auf die Liquordruckrhythmik. Die Dura mater selbst kleidet das Schädelgewölbe innen aus und ist fest mit dem Knochen verbunden. Ansteigender Liquordruck kann daher die Duradehnung nur auf die Suturen übertragen und diese erweitern. In der Resoptionsphase bewirken elastische Elemente die Rückführung der Weitung. Intrakranielle Faltungen der Dura, die Falx cerebri et cerebelli sowie das Tentorium cerebelli sind in die rhythmischen Abläufe eingebunden.

Der extrakranielle Duraverlauf findet nach der festen fibrösen Verbindung mit dem Foramen magnum, dann nur mehr im Bereich des 2. und 3. Halswirbels sowie des 2. Kreuzbeinsegmentes eine knöcherne Fixierung und ist ansonsten nur locker bindegewebig verankert. Im Hiatus canalis sacralis tritt die Dura dann aus dem Wirbelkanal aus und geht in das Periost des Steißbeines über.

Die ganze Duragestaltung und die Verknüpfung mit dem gesamten Fasziensystem mit Zentralpunkt an der Synchondrosis sphenooccipitalis sind in weiterer Folge für Funktionsverbindungen zwischen Kopf und Kreuzbein wesentlich. Dieser kraniosakrale Zusammenhang konnte über die Mitbewegung der Falx cerebri bei Gegennutation des Sakrums bestätigt werden.

Weitere Schlüsselstellen für die Funktionsgüte des kraniosakralen Systems sind die sogenannten Diaphragmen, die extrakraniell weitgehend den vertebralen Übergangsregionen entsprechen.

Als **intrakranielles Diaphragma** fungiert das Tentorium cerebelli, extrakraniell sind es der okzipitozervikale Übergang, die Region 3. Halswirbel – Hyoid, der zervikothorakale Übergang, der thorakolumbale Übergang und das Diaphragma urogenitale. Bei Gesunden sollen die Diaphragmen synchron funktionieren. Im Gegensatz zu den längsorientierten Dura- und Faszienstrukturen bieten die Diaphragmen eine Querausrichtung und schaffen des Weiteren mit den gegebenen Organbeziehungen sowohl diagnostische als auch therapeutische Verbindungen zur viszeralen Osteopathie.

Die im Störungsfall festgestellten minimalen Bewegungseinschränkungen im geschilderten Gesamtbereich werden in der Terminologie der Osteopathen als Restriktionen bezeichnet. Sie äußern sich in einer Spannungszunahme und Verquellung betroffener Abschnitte sowie auch der Störung des normalen Endgefühls innerhalb der Gleitflächen verschiedener Strukturen. Im Schädelbereich imponieren Restriktionen palpatorisch als Mobilitäts- und Rhythmusveränderungen. Länger bestehende Läsionen begünstigen morphologische Gewebsveränderungen und führen zu irreversiblen Funktionsverlusten. Restriktionen lösen darüber hinaus eine Stimulierung des Gammasystems, mit entsprechender Tonussteigerung der Muskulatur und allen damit verbundenen Konsequenzen aus.

Die Ursache für Störungen der kraniosakralen Ordnung sind multifaktoriell und entsprechen jenen, die generell für den Bewegungsapparat angenommen werden.

Therapeutisch stehen verschiedene Ansätze zur Verfügung, um die Entstörung, die sogenannte „Releasephase" zu erreichen:
- Das Arbeiten mit Faszien
- Das Einwirken auf die Rhythmik
- Das Ausnützen applizierter Druckwellen auf die Suturenweite
- Die sogenannte V-spread-Technik, die zufolge ihrer „Energie-Applikationstheorie" für den Schulmediziner schwer verständlich bleibt

Als Analogie zu den chirotherapeutischen Ausführungen ist anzumerken, dass auch im Bereich der kraniosakralen Osteopathie ein fließender Übergang zwischen Untersuchung und Behandlung besteht.

Eine dominierende Bedeutung im Gesamtsystem hat – und das entspricht ebenfalls chirotherapeutischen Erkenntnissen – der okzipitozervikale Übergang mit seinem Einfluss auf die Liquorzirkulation, wie sie etwa von Gutmann für den Stenosierungskopfschmerz beschrieben wurde („Störung der Windkesselfunktion").

Als grundsätzliches **Beispiel** der kraniosakralen Therapie sei deshalb auch die Technik des Okzipital-Release vorgestellt, eine Vorgangsweise, die über die Verspannungslösung der regionären, bis zu 4 cm dicken okzipitalen Muskelschichten wirksam wird (Abb. 173, 174).

Alle Behandlungspläne sollten die nachfolgend aufgelisteten Regeln einhalten und den Behandlungsaufbau entsprechend gestalten.

- Wiederherstellung des sphenobasilären Flexions-, Extensionsmusters,
- Wiederherstellung der Beweglichkeit der paarigen Schädelknochen,
- Wiederherstellung der Beweglichkeit der Gesichtsknochen,
- Gleichzeitige oder nachfolgende Behandlung des Sakrums und der Diaphragmen.

Die Methode erfordert, um erfolgreich angewendet werden zu können, eine entsprechende Ausbildung. Unabdingbar ist klarerweise konsequentes Üben, um die erforderliche Sensibilisierung des Tastsinns zu erreichen.

In einer abschließenden Gesamtschau kann die kraniosakrale Osteopathie als weiterer Baustein reflextherapeutischer Maßnahmen angesehen werden, bedarf aber als mögliche Ergänzung klassischer manualtherapeutischer Verfahren, einer weiteren wissenschaftlichen Überprüfung ihrer Grundlagen und der vielfach postulierten Effizienz.

# Kraniosakrale Osteopathie

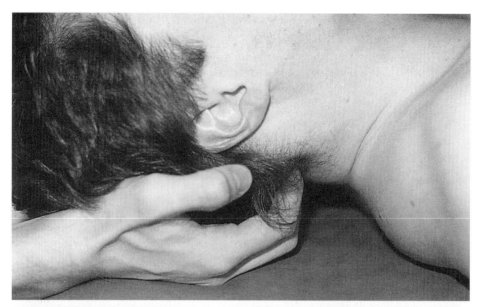

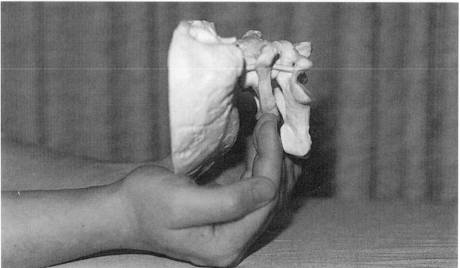

Abb. 173, 174: Am liegenden Patienten nehmen die auf der Unterlage abgestützten beiden Therapeutenhände mit den Fingerspitzen Kontrakt mit dem hinteren Atlasbogen. Durch den Druck des Kopfgewichtes auf die Fingerspitzen und unter Minitraktion des Behandlers entspannt die Region und die Finger dringen subokzipital tiefer ein. „Freischwimmen des Atlas".

# Literatur

Birkmayer, W. (1950): Das kritische Detail in der sinnlichen Wahrnehmung. Deutsche Zeitschrift für Nervenheilkunde 164, 76–79.
Bischoff, H. P., Moll H. (2007): Kurzgefaßtes Lehrbuch der Manuellen Medizin. 5. Auflage, Spitta Verlag GmbH.
Brügger, A., Rhonheimer, Ch. (1967): Pseudoradikuläre Syndrome des Stammes. Verlag Hans Huber, Bern.
Cyriax, J. (1982): Textbook of Orthopaedic Medicine. Bailliere, London.
Dejung, B., Gröbli, Ch., Colla, F., Weissmann, R. (2003): Triggerpunkt-Therapie. Die Behandlung akuter und chronischer Schmerzen im Bewegungsapparat mit manueller Triggerpunkt-Therapie und Dry Needling. Verlag Hans Huber, Bern.
Delank, H. W. (1981): Die Wirbelbogengelenke ausschließlich der Okzipito-Zervikalregion. In: Junghanns, H. (Hrsg.): Die WS in Forschung und Praxis. Hippokrates, Stuttgart.
Eder, M. (1977): Chirotherapie bei vertebragenen Schmerzsyndromen. Prakt. Arzt, Kongreßband, 175–178.
Eder, M. (1973): Grundsätzliches zur Therapie häufiger vertebragener Syndrome. Man. Med. 11/2, 25–28.
Eder, M., Tilscher, H. (1991): Schmerzsyndrome der Wirbelsäule. 5. Aufl., Hippokrates, Stuttgart.
Eder, M., Tilscher H. (1986): Interskapulovertebrale Schmerzen. Manuelle Medizin 24, 8–10, Springer, Heidelberg.
Eder, M., Tilscher, H. (1981): Zur Pathogenese und Klinik pseudoradikulärer Schmerzbilder. Man. Med. 19, 54.
Ernst, E. (Hrsg.) (2005): Praxis Naturheilverfahren. Springer, Berlin Heidelberg.
Evjenth, O., Hamberg, J. (1981): Muskeldehnung. Teil I und II. Remed Verlag, Zug.
Frisch, H. (1991): Programmierte Untersuchung des Bewegungsapparates. Springer, Berlin Heidelberg New York.
Göbel, H. (2004): Erfolgreich gegen Kopfschmerz und Migräne. 4. Aufl., Springer, Berlin Heidelberg New York.
Göbel H. (2001): Epidemiologie und Kosten chronischer Schmerzen. Schmerz 15, 92–98, Springer.
Göbel, H. (2001): Rückenschmerzen. Schmerz 95, 92–98, Springer.
Goethe, Faust I und II. Hrsg. u. kommentiert v. Erich Trunz, 15. durchgeseh. Aufl., 1993, Verlag C.H. Beck, München.
Graf, E., Tilscher, H., Hanna, M. (1994): Klinische und röntgenologische Befunde bei der Hypermobilität und Instabilität im Lendenwirbelsäulenbereich. Manuelle Medizin 32, 1–7, Springer.
Gutmann, G. (1984): Tl.2 Allgemeine funktionelle Pathologie und klinische Syndrome. Funktionelle Pathologie und Klinik der Wirbelsäule. Band 1, G. Fischer, Stuttgart New York.
Gutmann, G. (1981): Funktionelle Pathologie und Klinik der Wirbelsäule. Band I, Teil 1. G. Fischer, Stuttgart.
Gutmann, G. (1970): Klinisch-röntgenologische Untersuchungen zur Statistik der Wirbelsäule In: Wolff, H.-D. (Hrsg.): Manuelle Medizin und ihre wissenschaftlichen Grundlagen. Verlag für physikalische Medizin, Dr. E. Fischer, Heidelberg, 109–126.
Gutzeit, K. (1951): Wirbelsäule als Krankheitsfaktor. Dtsch. Med. Wschr. 76 (1/2).
Haus, W. H., Gerlach, W. (1966): Rheumatismus und Bindegewebe. Steinkopff, Darmstadt.

Hackett, G. S. (1958): Ligament and Tendon Relaxation. Thomas, Springfield.
Hansen, K., Schliack, H. (1962): Segmentale Innervation. Thieme, Stuttgart.
Hauptverband Österr. Sozialversicherungsträger (2003): Krankenstandtage, Krankenstandsfälle, Pensionen, Frühberentung.
Head, H. (1898): Die Sensibilitätsstörungen der Haut bei Visceralerkrankungen. Hirschwald, Berlin.
Heymann, W. v., Böhni, U., Locher, H. (2005): Grundlagenforschung trifft Manualmedizin. Ergebnisse der Bodenseekonferenz deutschsprachiger Manualmediziner. Manuelle Medizin 43, 385–394, Springer.
Hildebrandt, J., Pfingsten, M. (1998): Rückenschmerz – Diagnostik, Therapie und Prognose. Z. ärztl. Fortb. Qual. Sich. (ZaeFQ) 92, 13–22, Gustav Fischer Verlag.
Illi, F. (1953): Wirbelsäule, Becken und Chiropraktik. Haug, Saulgau.
Janda, V. (1979): Muskelfunktionsdiagnostik. VfM, E. Fischer, Acco, Belgien.
Junghanns, H. (1981): Die Wirbelbogengelenke. Die Wirbelsäule in Forschung und Praxis, Bd. 87. Hippokrates, Stuttgart.
Junghans, H. (1954): Das Bewegungssegment der Wirbelsäule und seine praktische Bedeutung. Arch. Orthop. 104.
Kabat, H. (1958): Therapeutic Exercise. Vol. III, Physical Med. Library, Licht, New Haven.
Kaltenborn, F. M. (1976): Manuelle Therapie der Extremitätengelenke. D. Norlis Bokhandel, Oslo.
Kabat, H. (1952): The role of central facilitation in restoration of motor function in paralysis. Arch. Phys. Med. 33, 521–533.
Kellgren, H. H. (1939): On the distribution of pain arising from deep somatic structures with charts of segmental pain areas. Clin. Sci. 4, 35.
Kibler, M. (1955): Segmenttherapie bei Gelenkerkrankungen und inneren Krankheiten. Hippokrates, Stuttgart.
Kielholz, P., Birkmayer (1973): Panalgesie und Depression. Depression in der täglichen Praxis. In: Kielholz, P. (Hrsg.): Die larvierte Depression. Verlag H. Huber, Bern Stuttgart Wien.
Kohlrausch, A. (1959): Reflexzonenmassage in Muskulatur und Bindegewebe. Hippokrates, Stuttgart.
Korr, J. M. (1978): The Neurobiologic Mechanism in Manipulative Therapy. Plenum Press, New York.
Klonoff et al. (1993): Appraisal and response to pain may be a function of its bodily location.
Krasny, Ch., Hanna, M., Tilscher, H. (2003): Klinische und röntgenologische Befunde beim chronifizierten Nackenschmerz im Vergleich zur Schmerztopik. Orthopädische Praxis 6, 348–353.
Krasny, Ch., Tilscher, H., Hanna, M. (2004): Nackenschmerzen – klinische und radiologische Befund im Vergleich zur Schmerztopik. Der Orthopäde 34, 65–74, Springer.
Lampert, H. (1965): Die Bedeutung der vegetativen Ausgangslage für die Therapie. Phys.-Diät. Therapie 2, 29–32.
Lavezzari, R. (1957): Die Osteopathie. Urban & Schwarzenberg, München Berlin Wien.
Lewit, K. (1992): Manuelle Medizin. 6., überarb. u. erg. Aufl., Barth, Leipzig Heidelberg.
Lewit, K. (1981): Muskelfazilitations- und Inhibitionstechniken in der Manuellen Medizin. Man. Med. 19, 12–22 und 40–43.
Lewit, K., Gaymanns, F. (1980): Muskelfazilitations- und Inhibitionstechniken in der manuellen Medizin. Man. Med. 18, 102–110.
Melzack, R., Wall, P. D. (1968): Gate Control Theory. In: Soulairac, A. S. et al. (Hrsg.): Pain Proc. Inst. Symp. Pain, Academic Press, London New York.

Menell, J. M. M. (1970): Joint Play. In: Wolff, H.-D. (Hrsg.): Manuelle Medizin und ihre wissenschaftlichen Grundlagen. Verlag für Medizin, Heidelberg.
Menell, J. M. M. (1964): Joint Play. Churchill LTD, London.
Menell, J. (1952): The science and art of joint manipulation. In: The spinal column. Churchill, London.
Mense, S. (2005): Muskeltonus und Muskelschmerz. Manuelle Medizin 43(3), 156–162.
Mitchell, F., Pruzzo, N. (1971): Investigation of Voluntary and Primary Respiratory Mechanisms. JAOA 70, 1109–1113.
Mitchell, F. L., Pruzzo, N., Moran, P. (1979): An evaluation and treatment manual of osteopathic muscle energy. ICEOP, Valley Park.
Mumenthaler, M. (1982): Neurologie. Ein Lehrbuch für Ärzte und Studenten. 7., überarb. u. erweiterte Auflage, Thieme Verlag, Stuttgart New York.
Neumann, H. D. (1999): Manuelle Medizin. Eine Einführung in Theorie, Diagnostik und Therapie. 5., überarb. und erg. Aufl., Springer, Berlin Heidelberg New York.
Nicholas, A. et al. (2007): Atlas of Osteopatic Techniques. Lippincoutt, Williams & Wilkins.
Peper, W. (1958): Technik der Chiropraktik. Haug, Ulm.
Platzer, W. (1991): Taschenatlas der Anatomie. Bd. 1: Bewegungsapparat. 6., überarb. Aufl., Thieme.
Rang, N. G., Höppner, S. (1983): CSO-Craniosacralosteopathie. Hippokrates, Stuttgart.
Reischauer, F. (1949): Untersuchungen über den lumbalen und zervikalen Bandscheibenvorfall. Thieme, Stuttgart.
Resch, H., Dobnig, H., Iglseder, P. (2005): Osteoporose. Verlagshaus der Ärzte, Wien.
Sachse, J. (2004): Die Formen der Hypermobilität und ihre klinische Einordnung. Manuelle Medizin 42(1), 27–32, Springer.
Sachse, J. (2004): Der gestufte Bewegungstest zur Beurteilung des Bewegungstyps. Manuelle Medizin 42(1), 41–51, Springer.
Sachse, J. (1992): Manuelle Untersuchung und Mobilisationsbehandlung der Wirbelsäule: Methodischer Leitfaden. 2.,überarb. Aufl., Berlin-Urstein-Mosby GmbH & CoKG.
Sachse, J. (1983): Manuelle Untersuchung und Mobilisationsbehandlung der Extremitätengelenke. G. Fischer, Stuttgart.
Sachse, J., Janda V. (2004): Konstitutionelle Hypermobilität. Eine Übersicht. Manuelle Medizin 42(1), 33–40, Springer.
Sachse, J., Lewit, K., Berger, M. (2004): Die lokale pathologische Hypermobilität. Eine Übersicht. Manuelle Medizin 42(1), 17–26, Springer.
Saulicz, E., Bacik, B., Saulicz, M., Guat, R. (2001): Asymetrie des Beckens und Funktionsstörungen von Iliosakralgelenken (Eine Studie an gesunden Probanden ohne Beschwerden an der Lendenwirbelsäule). Manuelle Medizin 39, 312–319, Springer.
Schattenfroh, S. (2003): Rückenschmerz am PC verhindern. Informationsdienst Wissenschaft 8.
Schöps, P., Siebert, U., Schmitz, U, Friedl, A. M., Beyer, A. (2000): Reabilität nichtinvasiver diagnostischer Untersuchungsmethoden zur Erfassung schmerzhafter Halswirbelsäulensyndrome. Manuelle Medizin 38, 17–32, Springer.
Schuhmacher, J., Brähler, E. (1999): Prävalenz von Schmerzen in der deutschen Bevölkerung. Ergebnis repräsentativer Erhebungen mit dem Gießener Beschwerdebogen. Schmerz 3, 375–384, Springer.
Sollmann, A. H. (1974): 5000 Jahre manuelle Medizin. Marczell, Puchheim.
Steinbrück, K. (2001): Geschichte der Manuellen Medizin. Vortrag geh. Kongress „30 Jahre Abteilung für konservative Orthopädie", Orthopädisches Spital Wien Speising, 01.2001.
Stoddard, A. (1961): Lehrbuch der osteopathischen Technik. Hippokrates, Stuttgart.

Streeck, U. et al. (2006): Manuelle Therapie und komplexe Rehabilitation. Band 1 und Band 2. Springer, Heidelberg.
Sutherland, A. S. (1959, 1962): With Thinking Fingers. The Story of W. G. Sutherland. K.O. Cranial Academy.
Sutter, M. (1975): Wesen, Klinik und Bedeutung spondylogener Reflexsyndrome. Schw. Rdsch. Med. 64, 42.
Telrich-Leube, H. (1983): Grundriß der Bindegewebsmassage. G. Fischer, Stuttgart.
Temml, Ch. (1999): Epidemiologie – neue Zukunft. Wr. Arzt 5, 44.
Terrier, J. C. (1958): Manipulativmassage im Rahmen der physikalischen Therapie. Hippokrates, Stuttgart.
Tilscher, H. (2007): Die Wirbelsäule der Frau. Verlagshaus der Ärzte, Wien.
Tilscher, H. (2007): Eine Analyse von klinisch-manualmedizinischen Untersuchungstechniken am Bewegungsapparat. Manuelle Medizin 45, 314–319, Springer.
Tilscher, H. (1979): Ursachen für Lumbalsyndrome. Der Rheumatismus. Steinkopff, Darmstadt.
Tilscher, H. (2000): Ändern sich Symptome und Ursache von Wirbelsäulenbeschwerden? Der praktische Arzt 54, Nr. 827.
Tilscher, H. (1976): Weichteil- und Artikulationstechniken der manuellen Medizin bei der Behandlung von Schmerzsyndromen des Bewegungsapparates. Zeitschr. f. angewandte Bäder- und Klimaheilkunde 4, 317–320.
Tilscher, H., Bogner, G. (1974): Schmerzsyndrome im Bereich des Bewegungsapparates als Ausdruck larvierter Depressionen. In: Kielholz, P. (Hrsg.): Depressionen in der täglichen Praxis. Verlag H. Huber, Bern Stuttgart Wien.
Tilscher, H., Eder, M. (2007): Infiltrationstherapie. 4. Auflage, Maudrich, Wien.
Tilscher H., Eder M. (2007): Wirbelsäulenschule aus ganzheitsmedizinischer Sicht, Verlagshaus der Ärzte, Wien, 2007
Tilscher, H., Eder, M. (1996): Reflextherapie. 3. Auflage, Hippokrates, Stuttgart.
Tilscher, H., Eder, M. (1993): Klinik der Wirbelsäule. Hippokrates, Stuttgart.
Tilscher, H., Hanna, M., Eder, M. (1988): Erfahrungen bei stationär aufgenommenen Patienten. In: Tilscher, H. et al. (Hrsg): Kopfschmerzen, zur Diagnostik und Therapie von Schmerzenformen außer Migräne. Springer.
Tilscher, H., Oblak, O. (1974): Untersuchungen von ehemaligen Jugendleistungssportlern. Orthopäd. Praxis 6, 339.
Tilscher, H., Schmidt, M. (2007): Interskapulovertebrale Schmerzen – eine Strukturanalyse. Manuelle Medizin 45, 117–122, Springer.
Tilscher, H., Steinbrück, K. (1980): Symptomatik und manualmedizinische Befunde bei der Hypermobilität. Orthop. Pr. 2, 16.
Tilscher, H., Steinbrück, K. (1979): Die Behandlung vertebragener Störungen durch die manuelle Medizin. Orthop. Pr. 5, 370–373.
Tilscher, H. Thomalske, G. (1990): Rücken- und Kreuzschmerz. VCH, Weinheim.
Tilscher, H., Volc, D. et al. (1984): Klinik und Befunde von Schmerzsyndromen des Bewegungsapparates bei Patienten mit gestörter Psyche. Orthopädie und ihre Grenzgebiete. Z. Orthop. F. 4, Bd. 122, 393–397, Enke Verlag, Stuttgart.
Tilscher, H., Wessely, P., Eder, M., Porges, P., Jenkner, F. L. (Hrsg.) (1988): Kopfschmerzen, zur Diagnostik und Therapie von Schmerzenformen außer Migräne. Springer, 147–152.
Tilscher, H., Wessely, P., Gerstenbrand, F. (1981): Erfahrungsbericht über 10 Jahre neuroorthopädische Ambulanz. Wr. Klin. Wochenschrift 93(12), 376–380 Springer.
Toldt-Hochstetter (1946): Anatomischer Atlas. 1. Band. Urban & Schwarzenberg, Wien.

Travell, J. G., Simons, D. G. (1996): Flipcharttriggerpunkte, Muskeltriggerpunkte und ihre Schmerzfelder.
Travell, J. G., Simons, D. G. (1983): Myofascial Pain and Dysfunction. The Trigger Point Manual. Williams & Wilkins, Baltimore London.
Walcher, W. (1969): Larvierte Depression. Hollineck, Wien.
Waller, U. (1975): Pathogenese des spondylogenen Reflexsyndroms. Schw. Rdsch. Med. 42, 127.
Ward, R. C., Sprafkas, S. (1981): Glossary of Osteopathic Therminology. JAOA 80, 552–567.
Wolff, H.-D. (1983): Neurophysiologische Aspekte der manuellen Medizin. 2. Aufl., Springer, Berlin Heidelberg New York.
Wolff, H.-D. (1979): Manuelle Medizin und ihre wissenschaftlichen Grundlagen. Kongreßband. VfM, Heidelberg.
Wolff, H.-D. (1978): Komplikationen bei Manueller Therapie der HWS. Man. Med. 4, 77–81.
Zimmermann, M. (1981): Physiologische Mechanismen von Schmerz und Schmerztherapie. Triangel 20, 1–2.
Zimmermann, M., Handwerker, H. O. (1984): Schmerz, Konzepte und ärztliches Handeln. Springer, Berlin.
Zuckschwerdt, L., Emminger, E., Zettel, H. (1960): Wirbelgelenk und Bandscheibe. Hippokrates, Stuttgart.

# Sachverzeichnis

Abduzensmotoneuronen 265
Achillessehnenreflex (ASR) 104f
Achillodynie 296
Adaptationssyndrom 30
Akromioklavikulargelenk 226, 296
aktive Triggerpunkte 28, 60
Aktualitätsdiagnose 55, 59, 73f, 76
Algesieverhalten 25
algetische Substanzen 23f
Amphiarthrosen 33
Anamnese 55, 57f, 61, 95
Anteflexionsprüfung 98, 126, 130
anulospirale Rezeptoren 41
Anulus fibrosus 48f
Arthron 17ff, 30ff, 51, 62
autochthone Muskulatur 36, 120, 226

Bandscheibe 17f
Bandscheibenprolaps 49
basiläre Impression 47
Bauchmuskeln 44, 164
Bauchmuskulatur 152, 164
Beckenverwringung 96, 102, 114, 133
Behandlungstisch 90f
Beinlängendifferenz 66, 96, 102, 133
Bell-Magendie-Gesetz 29
Beweglichkeitsprüfung 55, 59, 61ff, 102, 152, 169, 172, 269
Bewegungssegment 17f, 32, 34ff, 39, 49f, 77, 81, 86, 89, 94, 99, 129, 142, 145f, 149, 169, 172, 176, 184, 207, 210, 234f, 240f, 247, 250f, 266ff, 284, 287, 290
Bindegewebsmassage 74, 93, 117, 119, 139, 298
Bindegewebsschwäche 46, 51f
Bindegewebsveränderungen 51, 53
Bindegewebsverquellung 36, 52f, 139
Biomechanik 77f
Blockierung 37ff, 40, 63, 68, 77, 88ff, 95, 99, 102, 108, 123, 126, 129, 133, 151, 169, 184, 194, 249, 265, 269ff, 284, 294
Bradykinin 23
bradytrophes Gewebe 48
Brügger 26, 50
Brustwirbelsäule 34, 59, 102, 167ff, 176, 184f, 199, 201, 207

Chiropraxis 15

Cloward 26
Cyriax 14, 106, 220

Dehnungsrezeptoren 41, 303
Dehnungstechniken 81
De Kleijnscher Hängeversuch 87f
Dermatom 25, 60, 218
diskoligamentärer Spannungsausgleich 47ff
Diskotomie 51
Diskus 17, 48f, 68
Diskusprolaps 49f, 98
Divergenz 33, 62, 102, 133
Divergenzkriterien 77
Doppelnelsonmanipulation 210, 212
dreidimensionale Traktion 139, 141f
Dura mater 303f
Dysästhesien 25, 259, 265

Endgefühl 39, 62, 80, 192, 235, 241, 250, 270, 275, 278, 281, 304
Epicondylitis radialis 296
– ulnaris 296
Epicondylus medialis et lateralis 226
erste Rippe 189, 192ff, 195f

A-Beta-Fasern 21
A-Delta-Fasern 20
C-Fasern 20f, 29
Fasziensystem 303f
Fazilitieren 82, 213
Fazilitierung 40, 252, 299
FBA 98f
Federungstest 108f, 110f, 117, 123, 133
Fehlstereotypien 44, 57, 84, 94
Fersengang 99, 104
Finger-Boden-Abstand (FBA) 98f
Foramen intervertebrale 25, 49, 51, 216
Formatio reticularis 18, 21, 37, 41ff
Frozen shoulder 218f, 298

Gamma- Innervationen 46
Gammamotoneuronen 42
Gammaschleife 41f
Gammasystem 18, 27, 41, 43, 78, 265, 304
Gate-control-Theorie 21
Gegenhaltetechnik 176, 180f
Gesäßmuskeln 152, 164
Gezielte Polypragmasie 75

Gleichgewichtssystem 37
Gleitbewegung 32, 77, 207
Gonarthrose 296
Großzehenstreckerschwäche 105
Gutmann 14, 66ff, 69, 86, 305
Gutzeit 17
Gymnastik 94

Hackett 120, 226f
Halswirbelsäule 19, 34f, 47, 64, 68f, 84, 86ff, 90, 207, 210, 213, 216f, 220, 223ff, 229f, 234, 239ff, 246, 250, 254, 265f, 269, 287, 293
Haltungsprovisorium 51
Hartspann 27, 48
Hartspannbildung 45f
Head 20, 24
hinteres Längsband 49, 126
Hoff 20
hohes Assimilationsbecken 68
Horizontalbecken 68
hypalgetische Zonen 25
Hypermobilität 37ff, 46, 54, 62f, 73, 89, 99, 126, 129, 298f
Hypertonus 27, 256
Hypomobilität 38, 73, 98

Iliosakralgelenk 33, 64, 96, 99, 106, 117, 123ff, 132f, 136
Iliosakralgelenkblockierung 133, 135, 139
Iliosakralgelenkverschiebung 114, 133, 139
Ilium nach dorsal 96, 132, 139
Ilium nach ventral 137
Indikation 51, 89, 151, 206, 210, 213, 295
Inhibition 79, 93, 120
Inspektion 55, 58f, 61, 95f, 152, 216f, 268
Instabilität 38ff, 54, 89, 95, 99, 126, 129, 265f, 269, 293, 299
Instabilitätstest 126, 128, 267f
interskapuläre Muskulatur 203, 205f
interskapulovertebrale Druckpunkte (ISVD) 226
Interspinosussyndrom 122
Intrafusale Muskelfasern 41
ischiokrurale Muskulatur 98, 102f, 152, 162
Isometrics 82, 84f, 151, 162, 205, 217, 259, 262, 294
Joint play 38f, 80, 244, 269, 280, 282
Junghanns 16

Kabat 82, 84
Kaltenborn 294ff
Kapselmuster 102, 219f

Karpaltunnelsyndrom 25, 217, 296
Kellgren 26
Kennmuskeln 104, 217, 218
Kiblersche Hautfalte 93, 117f
Knetungen 256, 262
Kokzygodynie 122, 125, 165f
Kolbengelenke 32
Konstitution 46
Kontraindikation 89, 299
–, relative 89, 299
Konvergenz 33
Konvergenzkriterien 77
Konvergenzprinzip 21
Konvex-konkav-Regel 294f
Kopfgelenk 35, 37, 47, 65, 93, 225, 265
Kopfgelenkbereich 32, 35, 68f, 265, 269f
Kopfgelenkgebiet 47, 85
Kopfgelenkregion 37, 225, 234, 265, 267
Koxarthrose 68, 296
kraniosakrale Osteopathie 303, 305
Kreuzdarmbeingelenk 33, 59, 96, 106, 108f, 111, 122, 124f, 132, 293
kritisches Detail 55ff, 95, 220

Laminotomien 31
Laségue-Zeichen 98, 102f, 162
latente Triggerpunkte 28, 60
Lateroflexion 32ff, 61, 99, 101f, 237, 275, 277, 279
Legerscher Winkel 68
Leitsymptom 56
Lenden-Becken-Hüftregion 64, 66f, 95f, 129, 144
Lendenwirbelsäulenregion 34
Ligamenta alaria 266
ligamentäre Insuffizienz 122
ligamentär-muskuläre Insuffizienz 74
Ligamente 17, 46, 52, 55, 60, 75, 103
Ligamentum cruciatum 47
– transversum atlantis 35, 47, 266
limbisches System 43
Liquordruckmodell 303
Locus caeruleus 21
Lovett negativ 35
– positiv 35
Lovettsche Regel 240
Lumbago 49

Manipulation 13f, 74f, 78f, 84ff, 87ff, 90, 93f, 133, 135, 139, 148, 151, 176, 184, 187, 194, 201, 210, 213, 216, 246, 249f, 252, 254, 262, 268, 281, 283, 291f, 294, 296
–, Indikation

–, Kontraindikation
Massage 79, 93, 159
Meistertechnik 246, 254f
Melzack 21
Memorandum 87
Menell 14, 39
Mesenchymreaktion 52
MET 81f, 155, 167
Mitnehmertechnik 182ff, 210
Mobilisation 51, 74f, 78f, 80f, 86, 90, 93f, 133ff, 136, 139f, 176f, 179, 194ff, 197, 200, 210, 217, 240, 245, 248, 252, 254f, 262, 278f, 287, 290f, 294ff
motorische Stereotypien 44
Muskel-Energie-Technik 155
Muskeln 25, 43f, 46, 55, 60, 63, 74, 81, 94, 112, 140, 164, 169, 262f, 296
–, phasische
–, posturale
–, tonische
Muskelrelaxationstechniken 78
Muskelspindel 41f
Muskelsystem 40ff, 45, 265
Muskeltests 63f
muskuläre Dysbalance 45f, 74
M. Bechterew 47
M. biceps femoris 44, 296
M. glutaeus maximus 44, 140, 164ff
M. glutaeus medius 44, 99, 120, 164, 167
M. iliacus 112, 114, 132
M. iliocostalis pars cervicalis 169
M. iliopsoas 44, 117, 152, 159ff, 164
M. levator scapulae 44, 226, 256
M. pectoralis 44, 203, 218
M. piriformis 44, 120f, 132f, 152, 162f
M. psoas 112f, 114, 133
M. quadratus lumborum 44, 155ff
M. rectus femoris 44, 159f
M. sternocleidomastoideus 256, 259, 296
M. supraspinatus 226
M. trapezius 256ff, 259
Myofasziale Techniken 79
Myogelosen 82, 132, 226, 228
Myotom 25, 27

Nägeli, Otto 15
Neurologische Untersuchung 103, 217
Neuromuskuläre Therapien 81
NMT 81, 154, 157, 162f, 166f, 257f, 280f, 273f, 276, 288f
Normalbecken 68
Nozireaktion 26ff, 29f, 45, 88, 256
Nozizeption 20f, 23f, 26f, 29f, 94

Nozizeptoren 20f, 23, 36
A-Delta-Noziziptoren 20
Nucleus ruber 43
Nutation 33, 133

Okzipitalneuralgie 25
Okzipital-Release 305
Osteochondrose 49
Osteopathie 15, 303
Oxforder System 63

Painful arc 56, 219f
Palmer, David D. 14f
Palpation 53, 55, 59ff, 97, 112, 122, 167, 226, 230, 256, 287, 298, 303
paravertebrale Nackenmuskulatur 256, 262
paroxysmale Schmerzgestaltung 57
Patellarsehnenreflex 105
Patrick-Zeichen 105f, 117, 132f
pcP 47
Pektoralisdehnung 204
periaquäduktales Grau 21
Pharaonenhaltung 168, 176, 201
phasisch 43ff, 47, 164
postisometrische Relaxation 82, 84, 93, 243, 247, 252
– Relaxationsbehandlung (PIR) 51, 73, 75, 81, 82, 83, 161, 201, 205, 243f, 247f, 253, 287, 291, 296
posturale Muskeln 43f
Probebehandlung 56, 230
Processus coracoideus 226
– styloideus 226
– xiphoideus 114, 189
Propriozeption 32, 36f
Prostaglandin 23
Pseudo-Laségue-Zeichen 103, 132, 162
pseudoradikuläre Schmerzen 26, 55, 74
– Symptomatik 25f, 51
pseudoradikuläres Syndrom 26, 60
Pseudospondylolisthesis 49
Psoasverspannung 132f
A-, B-, C-Punkte 226f
D-Punkt 120

Quermassage 155f, 158, 203

radikuläre Läsion 25, 139, 217, 229
– Syndrome 25, 141
– Symptomatik 104, 117, 218
radikulärer Schmerz 25, 70, 74
Rami communicantes albi 28
– – grisei 28

Ramus dorsalis 28, 35
Raphekern 21
Reflexausfälle 25, 56
Reischauerblockaden 74
relative Kontraindikation 89, 299
Retroflexionsprüfung 99f, 129, 131
Rezeptorenschmerz 20, 26
Rippe, erste 189, 192ff, 195f
Röntgen 56
Röntgendiagnostik 56, 64
röntgenologische Darstellung 66, 68
Rotationsmanipulation 145, 147, 180, 182
Rückenstrecker 44, 98, 152ff, 155f, 164
Rütteltest 123, 132

Sakrum kaudal 137
Sandberg-Gutmann 68
Schmerzgedächtnis 23
Schmerzpalpation 48, 56, 59f, 95, 112, 122, 152,169, 262
Schulterkontraktur 218
Schwindel 37, 86, 88
segmentale Beweglichkeitsprüfung 172, 207
– Mobilisation 94, 144, 178
– Traktionsmobilisation 139, 141ff
segmentalreflektorischer Komplex (SRK) 18f, 298
Sehnenrezeptoren 41
Selye 30
Serotonin 23
Simons 28
Simulation 98
Skalenusgruppe 256, 259ff
Skoliosierungen 35, 102
Spannungsrezeptoren 41
Spondylose 49
Springing-Test 125ff, 129, 169
Stammhirnzentren 265
Stenosierungskopfschmerz 305
sternoklavikuläre Irritation 296
Sternoklavikulargelenk 226
Sternokostale Junktionen 226
Still, Andrew Taylor 14f, 303
Strukturdiagnose 55f, 59, 73
Strukturpalpation 59, 95
Stufenlagerung 51, 141
Stützmotorik 42, 44
Subluxationstheorie 15
Sutherland 303
Suturen 303f
Sympathikusaktivierung 29f
sympathische Kernsäule 28

sympathisches System 29
Synchondrose 48
Synchondrosis sphenooccipitalis 303f

Taillard 26
Tastpalpation 59, 112, 120, 152, 262
Terriersche Harfe 189f
3-Phasen-Test 125, 132
thorakolumbaler Übergang 99
tonisch 43, 164
tonische Muskeln 43ff
– Muskulatur 45
– Nackenreflexe 265
topische Diagnose 55f, 73, 76
Tractus spinoreticularis 22
– spinothalamicus 22, 24
traktorische Bewegung 39
– Techniken 75, 77, 80, 85, 230
translatorisches Gleiten 39, 62, 129, 207, 209
Travel 28
Trendelenburg-Phänomen 99, 164
Trigeminuskerngebiet 265
Triggerpunkte 28
Triggersituationen 57
Tuberculum majus et minus humeri 220, 226

Underberger'scher Tretversuch 87

Verriegelung 86, 88f, 145, 151, 207, 240, 249, 281, 287
Verreigelungstechniken 85
Vertebron 17f, 30ff, 51, 62
Vestivulariskern 37, 43
Vibration 79, 93, 120
viszerale Osteopathie 298f, 304
Vorlaufphänomen 96, 98f, 132f

Wall 21
Weichteiltechniken 75, 78f, 93f, 203, 262, 294
Wickelgriff 86, 207f, 210, 214, 226, 234, 249, 252, 270, 272, 281
Widerstandstestung 61ff, 152, 172f, 226, 262
Wirbelbogengelenke 32, 34f, 96, 151f, 169
Wurzelkompressionssyndrom 31, 51, 89, 99, 217

Zehengang 99, 104
Zervikothorakaler Übergang 207, 210, 213, 239, 304
Zielmotorik 42ff
Zwischenfallbilanz 86

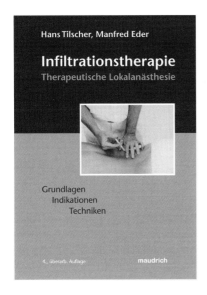

Hans Tilscher, Manfred Eder

## Infiltrationstherapie –
Therapeutische Lokalanästhesie

Grundlagen, Indikationen, Techniken

maudrich 4., überarb. Aufl. 2007, 226 Seiten,
zahlr. Abb., broschiert
EUR 39,90 (A) / EUR 38,80 (D) / sFr 64,–
ISBN 978-3-85175-849-8

Die Anwendung der Lokalanästhetika zu therapeutischen Zwecken (therapeutische Lokalanästhesie) kann nur dann erfolgreich sein, wenn die schmerz- bzw. reizauslösende Struktur erkannt wird und die Behandlung punktgenau dort ansetzt.

Die vorliegende Monographie zeigt gemäß diesem Leitmotiv, wie in der täglichen praktischen Arbeit vorzugehen ist, um befriedigende Behandlungsergebnisse zu erzielen. Grundlagen, Indikationsbereiche und die technische Ausführung der Infiltrationstherapie werden in systematisierter Form, unter Vorstellung fixer Regeln abgehandelt und durch die reichliche Bebilderung klar verständlich.

Die nicht fachgebundene Infiltrationstherapie ist sicherlich eine interdisziplinäre Methode der Schmerzbehandlung vor allem bei Erkrankungen des Bewegungsapparates und bei bestimmten Kopfschmerzformen und nicht nur für Orthopäden und Allgemeinmediziner von Interesse. Rheumatologen, Internisten, Rehabilitationsmediziner, aber auch HNO-Ärzte und Chirurgen finden für ihren Wirkungsbereich wertvolle Anregungen.

Die vorliegende 4. Auflage ist aktualisiert und überarbeitet.

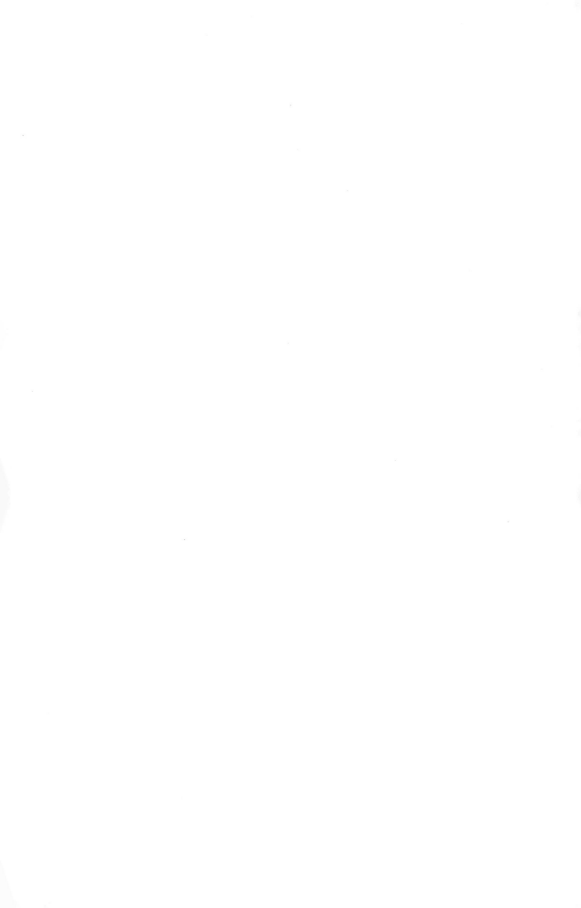